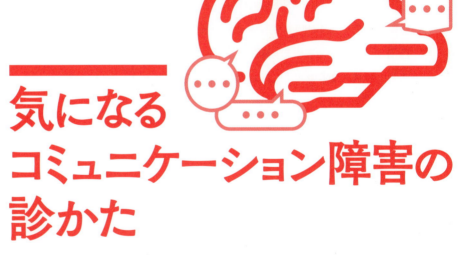

気になる
コミュニケーション障害の
診かた

The Hottest Topics on
Adult Communication Disorders

廣實真弓 編著

医歯薬出版株式会社

執筆者一覧

■ 編集

廣實　真弓（ひろざね　まゆみ）　帝京平成大学健康メディカル学部言語聴覚学科

■ 執筆

植田　恵（うえだ　めぐみ）　帝京平成大学健康メディカル学部言語聴覚学科
金子　真人（かねこ　まさと）　国士舘大学文学部教育学科教育学専攻
坂田　増弘（さかた　ますひろ）　国立研究開発法人国立精神・神経医療研究センター病院精神リハビリテーション部
相馬　有里（そうま　ゆり）　帝京平成大学健康メディカル学部言語聴覚学科
高橋真知子（たかはし　まちこ）　デイサービスファミリーケア厚木さくら物語
永井知代子（ながい　ちよこ）　帝京平成大学健康メディカル学部言語聴覚学科
長塚　紀子（ながつか　のりこ）　はさまレインボークリニック／上智大学国際言語情報研究所
廣實　真弓（ひろざね　まゆみ）　帝京平成大学健康メディカル学部言語聴覚学科
本多　留美（ほんだ　るみ）　元・県立広島大学保健福祉学部コミュニケーション障害学科
村田　佳子（むらた　よしこ）　国立研究開発法人国立精神・神経医療研究センター病院精神科
目黒　文（めぐろ　あや）　新潟県厚生農業協同組合連合会長岡中央綜合病院リハビリテーション科
吉田　敬（よしだ　たかし）　愛知淑徳大学健康医療科学部医療貢献学科言語聴覚学専攻
渡邉　修（わたなべ　しゅう）　東京慈恵会医科大学附属第三病院リハビリテーション科

（50音順）

This book was originally published in Japanese
under the title of :

Kininaru Komyunikēsyon Syōgai No Mikata
(The Hottest Topics on Adult Communication Disorders)

Editor :
Hirozane, Mayumi
　Professor
　Department of Speech-Language-Hearing Therapy
　Teikyo Heisei University

© 2015 1st ed.

ISHIYAKU PUBLISHERS, INC.
　7-10, Honkomagome 1 chome, Bunkyo-ku,
　Tokyo 113-8612, Japan

はじめに

　本書は，成人患者を対象とした診療科で働く言語聴覚士（ST）が出会うコミュニケーション障害について説明した書籍です．失語症はもとより，認知症患者や脳外傷患者，てんかん患者にみられるコミュニケーション障害について取り上げています．

　この書籍の構成について若干説明したいと思います．失語症に関する書籍は数多く出版されていますが，本書で改めて失語症の章を設けた理由は2つあります．1つには，認知症の言語療法において失語症の有無とタイプの診断が重要になっているためです（「第2章　認知症にみられるコミュニケーション障害」参照）．また，認知症や脳外傷，てんかんの領域では，非失語性のコミュニケーション障害がみられることがあり，失語症とは異なるアプローチが必要になります．そのため，まず失語症でないことを確認した上で評価，介入を進めます．これが失語症について復習する2つ目の理由です．本書では失語症の症状を再確認し，その後に続く章で非失語性のコミュニケーション障害について説明しています．

　本書は，これまでの研究報告や臨床の流れを受け，障害名でまとめた章（失語症，認知症）や，原因疾患でまとめた章（脳外傷，てんかん），損傷部位でまとめた章（右半球損傷・前頭葉損傷）で構成されています．本書は新人STを読者と考え，各章で特徴的な症状を確認することで，的確に問題点を評価し，介入を始められるように意図しています．例えば，「脳外傷により右半球を損傷した」という患者を診る場合には，「第3章　右半球損傷・前頭葉損傷にみられるコミュニケーション障害」と「第4章　脳外傷にみられるコミュニケーション障害」の2つの章を参照していただきながら，その患者のコミュニケーション障害の特徴を診ていただくとよいでしょう．

　非失語性のコミュニケーション障害の評価の流れについては，重複を避ける目的で「第4章　脳外傷にみられるコミュニケーション障害」で概説しました．脳外傷以外の原因疾患の場合でも，評価の流れは共通しているので参考にしてください．非失語性のコミュニケーション障害の領域は，研究者や臨床家の間で障害の機序や評価法について必ずしもコンセンサスが得られていないため，臨床家が互いの知見を共有する必要があります．そのため本書では市販されている検査や論文で紹介されている検査をできる限り用いて評価の流れを提案しました．

　初学者へのアドバイスという目的に加え，経験豊富なST間でも，臨床で得られた知恵を共有することを意図した章があります．検査名は知っているけれど，これまでの臨床では使ったことがない検査もあるのではないでしょうか．このように検査を使うと，こんなことが分析できる，あるいはこんな介入に役立つということを説明するために，「第6章　検査の特性を活かす診かた」はその検査を最もよく知る執筆者によって書かれています．

　近年，失語症だけでなく，非失語性のコミュニケーション障害の評価・介入においても，談話分析が重要性を増しています．談話分析は所要時間が長いため，日常の臨床では導入することに二の足を踏むことが多いかもしれません．しかし，談話分析なしには評価，介入できない問題点があります．「第7章　談話分析の特性を活かす診かた」には，どのようなコミュニケーション障害の，どのような問題を，どのように分析するとよいのか，という具体的な活用方法が説明されています．そのため，言語学や社会学で行う談話分析の説明ではなく，より言語臨床に即した分析方法，つまり実際に使ってみて有用であったという分析方法を紹介しました．

言語臨床でわれわれSTが最近よく見聞きする「気になるコミュニケーション障害の診かた」について，多くの著者の協力を得て本書は完成しました．これからの四半世紀に，われわれSTがどのように言語臨床や研究を行っていくのか，迷いながらも果敢に挑戦していく時の役立つ一書となることを願っています．

　最後になりましたが，たゆまぬお力添えをいただきました医歯薬出版株式会社の茂野靖子氏に心より感謝申し上げます．

2015年5月

編者　廣實真弓

はじめに ……………………………………………………… iii

第 1 章　失語症 …………………………………………… 1

第 1 節　医学的知識の整理 ……………………………… 2
 1. 失語症の定義と鑑別　2
 2. 失語症をきたす疾患　2
 3. 古典的失語分類　3
 4. 失語症をきたす脳領域と MRI 画像　4

第 2 節　失語症患者のコミュニケーション障害の診かた ……………… 7
 1. 発話の症状と評価のポイント　7
 2. 聴覚的理解と評価のポイント　9
 3. 復唱と評価のポイント　12
 4. 読み書きの症状と評価のポイント　12
 5. 古典的失語分類の特徴　13

症例 1　ブローカ失語 …………………………………… 16
 1｜情報収集〜初回面接の方針決定のプロセス　16
 2｜初回面接で観察されたこと　16
 3｜情報収集〜初回面接の問題点の整理と評価計画の立案　17
 4｜評価のまとめと介入プログラムの立案・実施　18

症例 2　ウェルニッケ失語 ……………………………… 22
 1｜情報収集〜初回面接の方針決定のプロセス　22
 2｜初回面接で観察されたこと　22
 3｜情報収集〜初回面接の問題点の整理と評価計画の立案　23
 4｜評価のまとめと介入プログラムの立案・実施　24

症例 3　健忘失語 ………………………………………… 27
 1｜情報収集〜初回面接の方針決定のプロセス　27
 2｜初回面接で観察されたこと　27
 3｜情報収集〜初回面接の問題点の整理と評価計画の立案　28
 4｜評価のまとめと介入プログラムの立案・実施　29

症例 4　全失語 …………………………………………… 32
 1｜情報収集〜初回面接の方針決定のプロセス　32
 2｜初回面接で観察されたこと　32
 3｜情報収集〜初回面接の問題点の整理と評価計画の立案　33
 4｜評価のまとめと介入プログラムの立案・実施　33

目　次

症例 5 Case1　超皮質性失語：超皮質性感覚失語 ……………………… 36
　　1｜情報収集〜初回面接の方針決定のプロセス　　　　　　　　36
　　2｜初回面接で観察されたこと　　　　　　　　　　　　　　　36
　　3｜情報収集〜初回面接の問題点の整理と評価計画の立案　　　37
　　4｜評価のまとめと介入プログラムの立案・実施　　　　　　　38

症例 5 Case2　超皮質性失語：超皮質性運動失語 ……………………… 40
　　1｜情報収集〜初回面接の方針決定のプロセス　　　　　　　　40
　　2｜初回面接で観察されたこと　　　　　　　　　　　　　　　40
　　3｜情報収集〜初回面接の問題点の整理と評価計画の立案　　　41
　　4｜評価のまとめと介入プログラムの立案・実施　　　　　　　41

第 2 章　認知症にみられる　コミュニケーション障害 ……… 45

第 1 節　医学的知識の整理 ……………………………………………… 46
　　1．認知症の定義　　　　　　　　　　　　　　　　　　　　　46
　　2．認知症の疫学　　　　　　　　　　　　　　　　　　　　　46
　　3．認知症の分類　　　　　　　　　　　　　　　　　　　　　47
　　4．認知症の臨床診断　　　　　　　　　　　　　　　　　　　48

第 2 節　認知症患者のコミュニケーション障害の診かた ……………… 52
　　1．認知症にみられるコミュニケーション障害の特徴　　　　　52
　　2．情報収集・観察のポイント　　　　　　　　　　　　　　　53
　　3．評価のポイント　　　　　　　　　　　　　　　　　　　　55
　　4．介入のポイント　　　　　　　　　　　　　　　　　　　　57

症例 1　アルツハイマー型認知症 ………………………………………… 59
　　1｜情報収集〜初回面接の方針決定のプロセス　　　　　　　　59
　　2｜初回面接で観察されたこと　　　　　　　　　　　　　　　60
　　3｜情報収集〜初回面接の問題点の整理と評価計画の立案　　　60
　　4｜評価結果のまとめと介入プログラムの立案・実施　　　　　61

症例 2　原発性進行性失語：意味障害型（semantic dementia：SD） …… 64
　　1｜情報収集〜初回面接の方針決定のプロセス　　　　　　　　64
　　2｜初回面接で観察されたこと　　　　　　　　　　　　　　　65
　　3｜情報収集〜初回面接の問題点の整理と評価計画の立案　　　65
　　4｜評価結果のまとめと介入プログラムの立案・実施　　　　　66

症例 3　原発性進行性失語：非流暢／失文法型 69
    1 ｜ 情報収集〜初回面接の方針決定のプロセス　　　　　69
    2 ｜ 初回面接で観察されたこと　　　　　　　　　　　　70
    3 ｜ 情報収集〜初回面接の問題点の整理と評価計画の立案　　70
    4 ｜ 評価結果のまとめと介入プログラムの立案・実施　　　71

症例 4　MCI：健忘型 74
    1 ｜ 情報収集〜初回面接の方針決定のプロセス　　　　　74
    2 ｜ 初回面接で観察されたこと　　　　　　　　　　　　74
    3 ｜ 情報収集〜初回面接の問題点の整理と評価計画の立案　　75
    4 ｜ 評価結果のまとめと介入プログラムの立案・実施　　　75

第 3 章　右半球損傷・前頭葉損傷にみられるコミュニケーション障害 77

第 1 節　医学的知識の整理 78
  A．右半球損傷 78
   1．側性化と右半球機能　　　　　　　　　　　　　　　78
   2．右半球損傷による症状　　　　　　　　　　　　　　78
   3．右半球症状をきたす脳部位と画像　　　　　　　　　79
  B．前頭葉損傷 81
   1．前頭葉の構造と機能　　　　　　　　　　　　　　　81
   2．前頭葉損傷による症状　　　　　　　　　　　　　　81
   3．いわゆる前頭葉症状をきたす脳部位と画像　　　　　82

第 2 節　右半球損傷患者のコミュニケーション障害の診かた 84
   1．右半球損傷にみられるコミュニケーション障害の特徴　　84
   2．情報収集・観察・評価のポイント　　　　　　　　　86
   3．介入のポイント　　　　　　　　　　　　　　　　　88
   4．模擬事例による介入の実際　　　　　　　　　　　　88

第 3 節　前頭葉損傷患者のコミュニケーション障害の診かた 91
   1．前頭葉損傷にみられるコミュニケーション障害の特徴　　91
   2．情報収集・観察・評価のポイント　　　　　　　　　93
   3．介入のポイント　　　　　　　　　　　　　　　　　95
   4．模擬事例による介入の実際　　　　　　　　　　　　96

第 4 章　脳外傷にみられるコミュニケーション障害 ... 99

第 1 節　医学的知識の整理 ... 100
1. 脳外傷の疫学　100
2. 脳外傷の病態と分類　100
3. 脳外傷の診断と重症度評価　101
4. 脳外傷の画像評価　101
5. 脳外傷の後遺症　103

第 2 節　脳外傷患者のコミュニケーション障害の診かた ... 105
1. 脳外傷後のコミュニケーション障害の種類と割合　105
2. 失語症　105
3. 非失語性のコミュニケーション障害　105
4. 運動障害性構音障害　116

第 5 章　てんかんにみられるコミュニケーション障害 ... 119

第 1 節　医学的知識の整理 ... 120
1. てんかんの定義　120
2. てんかんの疫学　120
3. てんかん発作症状の成り立ち　120
4. てんかんの分類　122
5. てんかんの診断　123
6. てんかんの画像評価　125
7. てんかんの治療　125
8. 抗てんかん薬の副作用と認知機能障害　126
9. てんかんにみられるその他の症状　127

てんかん発作時の対応と観察のポイント ... 128

第 2 節　てんかん患者のコミュニケーション障害の診かた ... 130
1. てんかん患者の評価・介入開始前に必要な情報　130
2. てんかん発作と言語症状　130
3. コミュニケーション障害・認知機能の評価と介入　131

第 6 章　検査の特性を活かす診かた　139

第 1 節　SALA 失語症検査（SALA）　140

1. 検査の特徴　140
2. 対象となる障害　142
3. 対象となる症状　142
4. 検査の使い方　142

症例　144

1 ｜ 言語所見　144
2 ｜ 介入プログラムの立案　145

第 2 節　実用コミュニケーション能力検査（CADL）　147

1. 検査の特徴　147
2. 対象となる障害　148
3. 対象となる症状　149

症例 1　149

1 ｜ 言語検査　149
2 ｜ 所見　150
3 ｜ 介入　150

症例 2　151

1 ｜ 言語検査　151
2 ｜ 所見　151
3 ｜ 介入　152

第 3 節　標準抽象語理解力検査（SCTAW）　153

1. 検査の特徴　153
2. 対象となる障害　153
3. 対象となる症状　154
4. 検査用紙とその解説　154

症例　156

第 4 節　文構成テスト　158

1. 検査の特徴　158
2. 対象となる障害　158
3. 対象となる症状　159
4. 検査の構成　159

症例 ··· 163
 1 ｜ 検査結果   163
 2 ｜ 検査から検出された問題点に対する介入法   163

第7章　談話分析の特性を活かす診かた ·················· 165

第1節　談話分析と言語臨床 ··· 166
 1. 談話の種類と課題の選択   166
 2. 談話分析で用いられる主な基礎用語とその意味   167

第2節　談話分析で一貫性（整合性）を診る ··················· 171
 1. 一貫性・結束性とは   171
 2. 方法   172
 3. 介入   174

第3節　認知症のための談話評定法 ································· 177
 1. 特徴，対象となる障害・症状   177
 2. 目的   177
 3. 評価手順   177
 4. 評価の方法   178
 5. 事例報告   179

第4節　認知症のための読み能力評価法 ························· 180
 1. 特徴，対象となる障害・症状   180
 2. 目的   180
 3. 評価手順   180
 4. 事例報告   181

第5節　医療コミュニケーション分析システム（RIAS）を用いた言語臨床 ·· 183
 1. 特徴   183
 2. 分析手順の紹介   184
 3. 先行研究   184

索引 ··· 188

第1章

失語症

第1章 失語症

第1節 医学的知識の整理

1. 失語症の定義と鑑別

　失語症とは，一度獲得された言語機能が，脳損傷により失われた状態をいう．したがって，精神発達遅滞により，もともと言語機能が十分に獲得されていない場合は，失語症とはいわない．また，意識障害や無言症によりコミュニケーション不能になった状態や，全般性の高次脳機能障害である認知症は失語症とはいわない．通常は左半球（言語優位半球）損傷で生じ，右半球損傷に伴う談話の障害なども失語症とは異なる．したがって，これらの状態の鑑別が必要である．

　失語症は発話の流暢性により大きく2つに分けられる．非流暢性失語（運動失語）は，発話，書字など言語の表出面の障害が顕著なものをいう．構音器官やその支配神経の器質的・機能的障害が原因となる構音障害の鑑別が必要である．一方，流暢性失語（感覚失語）は，一見流暢に話すが，聴覚理解，読解など言語の受容面の障害が顕著である．末梢性の聴覚障害（一次聴覚野より末梢の聴覚路障害）が鑑別として重要である．

　すなわち失語症は，発話や書字などの運動面に限局した障害や，目や耳などの感覚器を経た入力情報の処理に限局した障害ではなく，内言語（思考する時に使われる言語）の障害である．したがって，発話のみならず読み書き障害を伴うことが鑑別の際に重要である．

2. 失語症をきたす疾患（表1）

　大脳皮質や皮質下神経核（尾状核，被殻，視床など）の損傷があれば失語症が生じうる．中脳，小脳，脳幹の障害だけでは，言語障害は生じうるが，一般に失語は生じない．もっとも頻度が高い原因疾患は脳血管障害で，中でも左中大脳動脈領域の脳梗塞による場合が多い．脳出血による失語症も頻度が高いが，くも膜下出血では一過性であることが多い．脳腫瘍では，術前も術後も生じうる．前述のように認知症は失語症ではないが，全般的な認知機能は低下せずに，失語症状のみが徐々に進行する原発性進行性失語〔「第2章第1節（48頁）」参照〕という臨床像を呈する一群がある[1]．前頭側頭葉変性症など，様々な神経変性疾患が原発性進行性失語の原因疾患である．

　失語症は，脳全体の機能が低下する場合や，言語野以外の脳領域（後頭葉など）が主に障害される病態では生じにくい．代謝性脳症や脳外傷，くも膜下出血で比較的まれなのはこのためである．自己免疫性疾患や中枢神経感染症，ミトコンドリア脳筋症，プリオン病はあらゆる領域に複数の病巣を生じうるため，これが言語関連領域に生じた場合には失語症を呈する．

3. 古典的失語分類

　失語症の概念を初めて提唱したのはPaul Broca（1861）である．「タン」としか発話できない一方で，聴覚理解は比較的良好であった患者が，死後剖検で左下前頭回を中心とした領域の脳梗塞であったことを報告したのである．これが，現在でいうブローカ失語である．さらに，聴覚理解に強くかかわるのは上側頭回で，この2つの領域の連合により言語が営まれている，と提唱したのがCarl Wernicke（1874）である．現在では，下前頭回後方（弁蓋部，三角部）がブローカ野，上側頭回後方1/3がウェルニッケ野であり，それぞれ前方言語野，後方言語野と呼ばれる（図1-A）[2,3]．ウェルニッケ野の損傷では，発話は流暢だが聴覚理解障害が顕著なウェルニッケ失語を呈する．

【表1】 失語症をきたす疾患

頻度の高いもの
脳血管障害（脳梗塞，脳出血）
脳腫瘍
神経変性疾患（前頭側頭葉変性症，大脳基底核変性症，進行性核上性麻痺，アルツハイマー型認知症など）
しばしばみられるもの
自己免疫性疾患（全身性エリテマトーデス，多発性硬化症，神経ベーチェット病など）
中枢神経感染症（脳炎）
ミトコンドリア脳筋症（MELAS）
プリオン病（クロイツフェルト・ヤコブ病）
比較的まれなもの
頭部外傷
くも膜下出血
代謝性脳症（アルコール・薬物中毒による脳症，電解質異常，ビタミン欠乏，肝性脳症，尿毒症性脳症など）
てんかん

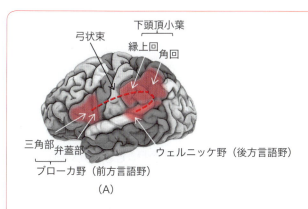
(A)

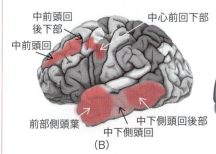
(B)

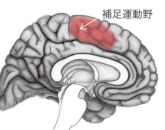
＜内側面（左）＞

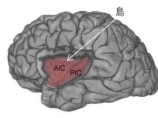
＜外側面（左，弁蓋をはずしたところ）＞

【図1】 古典的言語野（A）と口頭言語関連領域（B）[2]　　　（永井知代子，2013より一部改変）
（A）は左半球外側面のみ．点線は弓状束を指す．
（B）左は外側面，中央は内側面，右は外側面の弁蓋をはずして内部をみたところを表す．

この2つの言語野をそれぞれ運動言語中枢（M），感覚言語中枢（A）とし，さらに概念中枢（B）を仮定して健常者の言語活動を説明し，そこから様々な種類の失語が起こりうることを明解に示したのが，Wernicke-Lichtheimの図式（1884）である（図2）。

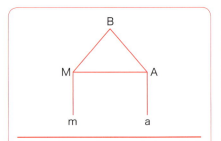

【図2】 Wernicke-Lichtheimの図式
M：運動言語中枢　A：感覚言語中枢
B：概念中枢　a：聴覚入力　m：構音運動

ここでは，「中枢」を大脳皮質に想定しており，線で示されるのは皮質下の線維連絡である。図2で，言語理解の働きはa（聴覚入力）→A→Bの経路，言語表出の働きはB→M→m（構音運動）の経路で表される。また，復唱（他者の言う単語や文を模倣してその通りに言う能力）はa→A→M→mである。

この時，中枢Aが障害されるとウェルニッケ失語に，中枢Mが障害されるとブローカ失語になる。もし，中枢ではなく中枢間の経路が離断された場合にはどうなるか。A→Mが保たれた状態でB→Mが障害されると，復唱のできる運動失語である超皮質性運動失語になる。同様にA→Mが保たれたままA→Bが障害されると，復唱のできる感覚失語である超皮質性感覚失語になる。B→MもA→Bも障害されているがA→Mは保たれているという場合には超皮質性混合失語（言語野孤立症候群）になり，復唱だけができるという奇妙な状態になる。このように，皮質損傷がなく，皮質と皮質を結ぶ皮質下領域の損傷で，脳内の情報伝達に「離断」が生じるために起きる失語とされたのが，3種類の超皮質性失語である。逆にA→Mだけが障害された状態が伝導失語である。すべての中枢が障害されてしまうと全失語になる。

このようにして説明される，古典的失語分類を表2に示した。この古典的失語症の分類では，読み書きの能力は考慮されていないことに注意が必要である。また，健忘失語は，唯一この図式では説明できない失語型であり，呼称障害が目立つものをいう。伝導失語は，2つの言語野を結ぶ皮質下線維束である弓状束（図1-A）の損傷による離断症候群と考えられている。ただし，伝導失語は縁上回（弓状束の上にある頭頂葉皮質）病変でも生じ，超皮質性失語も実際には皮質病変で生じる。このように図式ですべてを説明できるものではないが，脳内情報処理を概念的に捉えた優れた古典モデルである。

4. 失語症をきたす脳領域とMRI画像（図1, 図3）

失語症を生じる領域には，前述の古典的言語野であるブローカ野とウェルニッケ野，下頭頂小葉（縁上回，角回）のほか，超皮質性失語をきたす皮質病巣として中前頭回や中下側頭回，前頭葉内側面にある補足運動野などがある（図1）。また，前部側頭葉はことばの意味や名前と関係する領域である。この領域の損傷では，古くから語義失語として知られる，単語の意味理解障害を主体とする失語症が生じる。これは超皮質性感覚失語の一種であり，変性疾患によるものは意味性認知症をきた

【表2】 古典的失語分類

失語型		自発話(流暢性)	聴覚理解	復唱	呼称	音読	読解	書字	主な病巣
非流暢性失語	全失語	×	×	×	×	×	×	×	ブローカ野・ウェルニッケ野を含む広範な領域
	超皮質性混合失語	×	×	○	×	×	×	×	ブローカ野・ウェルニッケ野・下頭頂小葉を除く広範な領域
	超皮質性運動失語	×	△	○	×	×	△	×	補足運動野／背外側前頭葉／側脳室前角周囲白質
	ブローカ失語	×	△	×	×	×	△	×	ブローカ野／中前頭回後方, 中心前回中下部／島（発語失行）
流暢性失語	ウェルニッケ失語	○	×	×	×	×	×	×	ウェルニッケ野
	超皮質性感覚失語	○	×	○	×	×	×	×	中下側頭回〜角回／前部側頭葉, ブローカ野
	伝導失語	○	○	×	×	×	○	○	縁上回／弓状束／側脳室三角部周囲白質
	健忘失語	○	○	○	×	○	○	○	種々（側頭頭頂葉に多い）

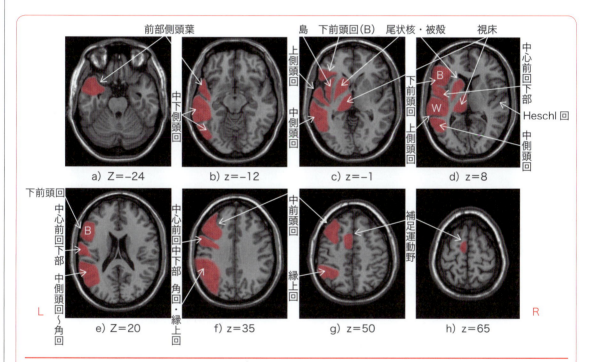

【図3】 失語をきたす脳領域のMRI水平断面[2]　　　　　　　　　　　　　　　　（永井知代子, 2013）

a)-h)は, 前交連-後交連を結ぶ線（AC-PCライン）を基準とした頭部MRI水平断面で, この順に上位レベルを指す. Z値は, AC-PCラインからの上下方向の距離（mm）を表す.
B：ブローカ野　W：ウェルニッケ野

す[1]. 皮質下で失語症をきたす重要な領域として大脳基底核（尾状核, 被殻）と視床がある. また, 失語症ではないが, 非流暢性失語の発語面の特徴である発語失行をきたすのは, 中心前回下部と島である.

以上の部位が, MRI水平断面でどの領域にみられるのかを, 図3に示した.

> **次に読むとよいお勧めの文献**
> Alexander MP, Hillis AE: Aphasia. In Handbook of Clinical Neurology, vol.88 (3rd series) Neuropsychology and behavioral neurology, Goldenberg G, Miller BL (eds), Elsevier, 2008, pp289-309.

文献
1) Gorno-Tempini ML, et al.: Classification of primary progressive aphasia and its variants. *Neurology*, 76: 1006-1014, 2011.
2) 永井知代子：Q33　MRIのどのスライスをみると失語症・失読・失書があるとわかりますか？　Q&Aでひもとく高次脳機能障害（廣實真弓，平林直次編），医歯薬出版，2013, pp84-87.
3) Mai JK, Assheuer J, Paxinos G: Atlas of the human brain. 2nd ed. Elsevier, 2004.

▎執筆：永井知代子

第2節 失語症患者のコミュニケーション障害の診かた

第1章 失語症

1. 発話の症状と評価のポイント

　発話の症状には様々なものがあるが，失語症のタイプ分類の観点からは発話の流暢性の評価が重要である．まずこの点について触れた後，発語失行，単語レベルでの症状，文・会話レベルでの症状を紹介する．

1────発話の流暢性

　発話の流暢性は，構音レベル，言語学的レベルにまたがった様々な要因が複合することによって規定されると考えられる．しばしば流暢性の評価として引用される，ボストン失語症鑑別診断検査（BDAE）[1]の「発話特徴の評定尺度プロフィール」には，構音能力（構音の素早さ），句の長さ，文法形態，メロディライン（プロソディ），発話中の錯語，喚語（流暢性と比較した上での情報性），文の復唱，聴覚的理解の評価項目が含まれている．文の復唱と聴覚的理解を除き，発話サンプルをもとに7段階で評定される．例えば句の長さは，時折みられる最も長い発話に含まれる単語の数で評価し，段階1は1語，段階7は7語となっている．詳しくは吉野[2]を参照してほしい．これらのすべての尺度が必ずしも発話の流暢性の判断に直接関わるものではないことには気をつけたい．BDAEの版によって検査用紙のサマリープロファイル中の大項目「流暢性」の欄に含まれる項目が異なっており，注意が必要である．最近の版である第3版で「流暢性」に含まれているのは，メロディライン，句の長さ，文法形態である．構音能力は，別の大項目「構音」の一部として扱われている．研究者によって流暢性の捉え方は様々であり，読者にとってわかりにくくなるかもしれないが，本節では，「流暢性は必ずこれでのみ捉えられる」という記述をすることは避けたい．その上での話であるが，紺野[3]は，複数の流暢性の評価を概観した上で，①発語失行の有無と②発話単位の長さと発話量の2点を発話の流暢性を左右する主要な要因としているが，流暢性の評価のポイントを簡潔に示しており，初学者にとっては流暢性に関する考え方の入り口として参考になるだろう．ただし，これらの現象が常に出揃うわけでないことには注意したい．例えば，古典的失語症分類における超皮質性運動失語では発話が非流暢であるとされるが，発話量が減少しているものの，発語失行は伴わない．流暢性の判断に迷う場合は，個々の症状の記述をした上で流暢性の判断が困難である理由を示すとよい．

　また，発話の流暢性の評価は普段の会話に基づくとよい．課題場面で流暢性の判断をしても構わないが，その場合は注意が必要である．課題の難易度が高くなると，喚語困難などによる言い淀みが生じたり，錯語やその自己修正が生じたりすることが多くなり，失語症タイプを問わず普段の会話以上に非流暢性が増す可能性があるからである．また，発話の流暢性の評価と絡むが，大まかにどの程度の言語学的単

位の発話が可能か（単語レベル，短文レベル，談話レベル）把握するとよい．

2 ── 発語失行

発語失行は「構音運動のプログラミングの障害」によって生じるとされる．発話するには，抽象的な音韻の表示が形成された後，その音韻情報に対応する構音の運動に変換しなければならない．ごく単純な音の表出であっても，個々の構音器官の運動を統合したものとして遂行することは大変複雑な作業となる．構音運動のプログラミングは音韻情報に基づいた構音運動の指令を指す．発語失行そのものは言語学的なレベルの障害である失語症とは異なる．また，dysarthriaはこの指令に基づいた構音器官の運動の実行過程の障害を指す．ここでは一般的に紹介されている特徴（長谷川[4]，吉野[5,6]など）を**表1**に示す．

発語失行，dysarthria，音韻性錯語の違いを**表2**を示す．oral diadochokinesisでは，単音節の繰り返しの様子と複数音節（パタカ）の繰り返しの様子を比較するとよい．また，誤りの一貫性をみるには，同じ語を数回繰り返すとよい．

3 ── 単語レベルの症状：呼称障害

呼称障害は単語が何らかの点で適切に表出されない状態を指す．呼称障害の種類を**表3**に示す．喚語の様子を通して背景となる問題点を推測するには，①誤りの種類に着目するとよい．意味性錯語は意味レベルの障害を，喚語困難や迂回反応は語彙の選択の障害を，音韻性錯語は音韻の選択・配列の障害をそれぞれ示唆する．意味性錯語，音韻性錯語とも語彙の障害によることもある．また，②心理言語学的な変数の影響もみるとよい．心像性の影響がみられる場合，主として意味処理に問題があるとされ，親密度／頻度の影響が大きい場合，主として語彙に問題があるとされる．語の長さの影響は，単語にアクセスした後の音韻の配列に問題がある場合にみられうる（これら変数の説明は「第6章第1節」参照）．

自らの言い誤りに対して自己修正がされることもある．自己修正は自分の発話が不適切であるという自覚のもとになされ，聴覚的理解と関連する．伝導失語におい

【表1】 発語失行の主な特徴[4,5,6]

①音の誤りに一貫性がみられない
同一の音であっても正しく表出されることもあれば誤って表出されることもある．また，誤って表出される場合は誤り方がその都度異なりうる 例）「じどうしゃ」を3回表出しようとして[dido:ɕa]，[dʑido:ɕa]，[dʑidʑo:tja]
②歪みや置換などの音の誤りがみられる
音の誤りの種類は歪み，置換，省略，付加など様々なものがみられるが，音韻性錯語による音の誤りと区別をする上では歪みに着目することが重要である．置換においては，構音点，構音様式，有声無声の誤りのいずれもありうるが，目標音と大きく異ならないことが多い 歪みの例）仮名文字で書き表しにくい音の誤り，①の例（じどうしゃ）においては[di]における[d]や[tja]における[tj]が歪みに相当する
③プロソディの障害，とりわけリズムの障害がみられる
とつとつとした，たどたどしい話し方となる
④発話に「負荷」がかかると誤りがみられやすくなる
oral diadochokinesis（口腔の交互反復運動）において複数音節の繰り返しが非常にたどたどしくなり，時に音節の順序を誤る 例）「パタカパタカ…」→「…パ，タ，カ，パ，カ，タ…」

【表2】 発語失行（ブローカ失語），dysarthria（特に痙性），音韻性錯語（伝導失語）の違い[7]

		発語失行 （ブローカ失語）	dysarthria （特に痙性）	音韻性錯語 （伝導失語）
基本的な特徴		構音の問題	構音以外に，呼吸，発声，共鳴にも問題がある．発声時間・声量の低下，嗄声，開鼻声といった症状がみられる．嚥下障害を伴うこともある	音韻の選択・配列の問題
音の誤り	音の歪み	あり	あり	なし
	同じ語を繰り返した際の誤りの一貫性	なし	あり	なし
oral diadochokinesisにおける特徴		単音節では出だしでつまずくことはあっても，その後は比較的正常に行える．3音節では出だしでつまずくのみならず，その後も非常にたどたどしく，音節の順序を誤ることがある	単音節と3音節との間に誤りの違いはみられない．出だしの困難さや順序の誤りはあまりない	たどたどしさ，音の置換，順序の誤りがみられうるが，いったん，正しい語音・順序が把握できれば，比較的スムーズに繰り返す．構音自体のぎこちなさはない

【表3】 呼称障害の種類と「急須」/kju:su/に対する誤りの例

喚語困難（失名辞）	本来表出されるべき単語が表出されず，無音の区間がみられる 例）無言，あるいは「何だったっけ…わかりません」 ＊失語が軽度である場合には喚語困難に迂回反応[注1]が伴うこともある
錯語	本来表出されるべき単語が表出されず，誤って表出される
音韻性錯語	音韻レベルでの誤り 例）「きゅうる」/kju:ru/（/s/が/r/に置換）
意味性錯語	意味的に関連する別の単語への誤り 例）「茶碗」（同じ意味カテゴリに属する別の単語に置換）
新造語	目標語と類似しない非語への誤り 例）「てんほんぷーほん」

注1）**迂回反応**：目標語を表出する代わりに迂遠な言い回しをする現象．多くはその語が指し示すものの性質を表現する．例）「えっと…こうもってお茶を入れるんですよね」

ては，自己修正を繰り返し，しばしば正答に至る（アルバム→「あぬばる，あるばる，あるばむ」）．これは接近行為と呼ばれる．

4——文・会話レベルの症状

表4に文・会話レベルにおける症状を示す．例えば，再帰性発話も保続も同じ表現を繰り返すという点では共通しているが，発話の状況は大きく異なり，症状の把握のためには対象者の発話のみならず，対話者の発話も含めた前後の発話状況についても注意する必要がある．

2. 聴覚的理解と評価のポイント

聴覚的に提示された言葉が意味理解に至らない理由はいくつかありうるが，単語の意味理解の障害に限っては，大まかに音韻の認知の障害によるものと意味処理の障害によるものを区別する必要がある．まずこれらの処理に触れた後，聴覚的把持力と文の理解について述べる．

1 | 失語症

【表4】 文・会話レベルの症状と例

失文法	文法形態素（助詞や活用語尾）が脱落し，文構造が単純化する一方，内容語，特に名詞の表出は比較的保たれている 例）「お爺さん，山，芝刈り…お婆さん，洗濯」 ＊発話の様子は電報の文体に似ていることから「電文体発話」と呼ばれる．動詞の表出にも問題がみられることが多い	
ジャルゴン （ジャーゴン）	会話において何を話そうとしているのか意味が捉えられない発話を指す．一般的にジャルゴンは流暢性失語でみられる．ジャルゴンを呈する者はしばしば聴覚的理解が重度で病識に欠ける．ジャルゴンが失語症の改善とともに消失することもあれば，持続することもある．以下はジャルゴンの一つである新造語ジャルゴン[注2]の例である 例）「イチジカンハ，シシンリョウケイガネ，ヒジョウニ，ヨクナッタヨウデスネ，コノジブワンワンハ，ハンガ，ヒジョウニ，オオロネ，チッコリワンガ，ヨカッタヨウナ，カンジウケテマスネ」（文献8の例を引用）	
再帰性発話 （言語常同症／残語）	特定の表現が場面にかかわらず永続的に表出される現象を指す．有意味語が表出される場合もあれば，意味のない言語音が表出される場合もある．失語症タイプをどのように判定するかは注意を要する．再帰性発話を呈する者は，特定の表現を多様なイントネーションを伴って「流暢に」表出することが多いが，意図的な発話を流暢に表出できないという意味では，発話は非流暢であると判断することもできる 例）「こんにちは」→「だばだばだば」 　　「はい，それではこれは何ですか」（りんごの絵を提示）→「だばだばだばだば…」 　　「これは」（机の絵を提示）→「だばだばだば」 ＊一方で，全失語のうち再帰性発話がみられるものを「流暢型全失語」と呼ぶ立場もある（文献9を参照）	
保続 （発話における意図性保続）	保続は一度賦活された心理状態が不適切に持続する状態を指す．保続は脳損傷者全般にみられ，失語症状そのものではない．典型的な様子は，呼称課題で一度正しく表出できたものの，その後別の単語の表出が求められているにもかかわらず，当初表出された語を再び表出するというものである 例）下線部の発話が保続に該当する 　　「こんにちは」→「どうもこんにちは」 　　「それではこれは何ですか」（りんごの絵を提示）→「りんご」（正解） 　　「これは」（机の絵を提示）→「りんご」 　　（しばらくの休憩の後） 　　「これは」（机の絵を提示）→「机」	
反響言語	相手の発話に対して適切に応答せずに，相手の発話を自動的にそのまま繰り返す現象を指す．相手の発話の一部を取り入れて反応することもある 例）「こんにちは」→「こんにちは」 　　「はいそれでは，これは何ですか」（りんごの絵を提示）→「…これは何ですか」 　　「これは」（机の絵を提示）→「これは」 ＊反響言語が表出される場合，意味理解を伴っているとは限らない ＊反響言語を呈する者にはしばしば相手の部分的な発話を補う補完現象[注3]がみられる	

注2）**新造語ジャルゴン：** 内容語が新造語となり文意が捉えられないが，文の構造らしきものはかなり保たれている．

注3）**補完現象：**例）「犬も歩けば」→「棒に当たる」

1　音韻（音素）の認知

音韻の認知ができているかどうかは，臨床的には語音の異同弁別によってある程度推測することができる（詳しくは「第6章第1節」参照）．音韻の認知が不良であると，結果として単語を正しく把握することができず，意味理解も不良となる．

2　単語の意味理解

単語の意味理解を問う課題として，単語と絵のマッチング（提示された単語に該当する絵を複数の中から選択する）と類似性判断（提示された2つの単語が類義語であるかどうか判断する．「第6章第1節」参照）がある．これらの課題の成績が不良である場合，①音韻の認知が不良であり，その後の意味処理も結果として十分になされない場合と，②音韻の認知が良好である一方で，意味処理そのものに障害がある場合がある．語音異同弁別の成績が良好であるにもかかわらず，単語と絵のマッチングや類似性判断の成績が不良である場合に意味処理の障害が示唆される．単語の意味理解に関わる課題では，使用される単語の属性に注意したい．心像性の影響を大きく受ける場合，意味処理の障害が疑われる．また，単語と絵のマッチングの課題では，図版の構成の仕方も成績に影響を及ぼすことに注意したい．正解以外の選択肢の数が少なく，正解と他の選択肢との間の意味的な類似性が低い場合，難易度が下がるといわれる．

表5に語音認知の問題と意味処理の問題について，各課題の成績の様子を示す．語音認知が可能であれば（また表出面の問題がなければ），原則として復唱は可能となる．また，意味処理が不良である場合，心像性の影響が大きくみられうる（心像性が低い語の理解が大きく低下する）．ただし，意味処理障害が重篤である場合は，心像性に関わりなく成績は低下する．意味処理の障害がある場合，聴覚的理解のみならず文字理解も不良となり，表出においては意味性錯語がみられることもある．

3　聴覚的把持力

聴覚的把持力は聴覚的に提示された語を一定時間保持しておく能力のことである．聴覚的（言語性）短期記憶に関連する．通常，聴覚的把持力の測定にはARS（auditory retention span）検査〔複数の物品（複数の絵が掲載されている図版）を用意し，例えば「茶碗，新聞，眼鏡」と音声提示し，提示された順序通りに物品を指さしてもらう〕が用いられる．数詞を用いることもある．指さしが可能であった単語の数がARS（聴覚的把持が可能なスパン数）となり，ARSが4以上であると非常によいとされる[10]．聴覚的把持力の評価に当たっては，そこで用いられる個々の単語が単独で理解が可能か確認しておく必要がある．

【表5】　語音認知の問題と意味処理の問題による違い

障害のレベル	語音異同弁別	単語と絵のマッチング 類似性判断	復唱
語音認知	×	×	×
意味処理（語音認知良好）	○	×	○

4──文の理解

　文の理解を確かめるには，文と絵のマッチング（文を聴覚的に提示し，それに該当する絵を複数の中から選択する）や口頭命令が用いられる．文の理解は，当然文に含まれる内容語（名詞や動詞）に影響されるが（親密度や心像性が低い「難しい単語」が含まれていれば文の理解も難しくなる），それ以外に文レベルにおける文の理解を左右する要因がある（**表6**）．文の長さのみならず，可逆性や態といった要因の影響も確かめるとよい．また，文理解の評価に当たっては文内の個々の内容語が単独で理解可能か確認しておく必要がある．

3．復唱と評価のポイント

　復唱は入出力のいずれにおいても言語音の処理が良好でないと十分に遂行できない．その一方で，意味理解は復唱に必ずしも必要とされない．これらを確かめるには復唱課題の正答数を数えるだけでは不十分である．**表7**に復唱の評価のポイントを示す．

4．読み書きの症状と評価のポイント

　発話での誤りと同様に，音読と書字においても，無反応と不適切に表出される誤り（錯読・錯書）がある．錯読・錯書の中には，口頭表出における錯語と共通する現象がみられる誤りがある．意味性錯読・錯書がある場合，意味性錯語を伴うことも多く，背景に共通する意味処理の障害が存在することが示唆される．さらに文字言語特有の錯読・錯書もある．また，書字には字形態の誤りもある．さらに文レベル，文章レベルでの誤りもあるが，ここでは，錯語・錯書を中心とした単語レベル

【表6】 文の理解を左右する要因

	比較的容易	比較的困難
項の数	少ない 例）男の子が走る	多い 例）お父さんが子どもにりんごをあげる
可逆性	なし（非可逆文） 例）男の子がりんごを食べる	あり（可逆文） 例）女の子が男の子を押す
語順	典型語順 例）女の子が男の子を押す	非典型語順 例）男の子を女の子が押す
態	能動態 例）女の子が男の子を押す	受動態など 例）男の子が女の子に押される
蓋然性[注4]	高い 例）お母さんが子どもを褒める	低い 例）子どもがお母さんを褒める

注4）**蓋然性**：事態が生起する確実さの度合い．

【表7】 復唱の評価のポイント

・復唱ができない場合，入力側の問題か出力側の問題か調べる
・意味の理解をしているかどうか確認する
　⇒他のモダリティでの課題の成績と比較する
　　例）復唱が不良かつ聴覚的理解が不良→入力側の問題により復唱が不良である可能性
⇒反応の様子を観察する
　例）「時計」→「と，かけい，とかい」という反応であれば出力面での問題による可能性

における音読と書字の誤りの種類を**表8**に示す.

　読み書きの評価のポイントを**表9**に示す.このようなことを通して把握すべきは,これまで述べた発話などにおける評価と同様に,背景となっている個々の処理過程の障害の有無である.

5. 古典的失語分類の特徴

　古典的失語分類における各失語症タイプの特徴を**表10**に示す.このうち出現頻度が高いのはブローカ失語,ウェルニッケ失語,全失語,健忘失語である[11].失語症患者にアプローチするには,様々な現象から背景にある言語処理過程の問題を把握することが必要であり,タイプ分類自体が目的となるとは限らない.しかし,そもそも経験上特定の症状が共起しやすいことがわかっていることから,このようなタイプが提唱されているのであり,もし特定のタイプに当てはまるのであれば,そのタイプ名で表現することは大いに意味がある.特定のタイプ名を用いることで

【表8】 単語レベルにおける音読と書字の誤りの種類

口頭言語での誤り（錯語）と共通する現象がみられる誤り（錯読・錯書）	音韻性錯読／錯書	音韻レベルの誤り 例）急須→「きゅうる」／きゅうる
	意味性錯読／錯書	意味的に関連する別の単語への誤り 例）椅子→「つくえ」／机
文字言語特有の誤り（錯読・錯書）	類音性錯読／錯書	漢字単語の読み書きにおいて,漢字単語の意味を無視し個々の漢字の音を組み合わせる.音韻処理が良好であるのに対し,意味処理が不良であることを示す 例）土産→「どさん」,「がっこう」→学工
	視覚性錯読／形態性錯書	視覚的・形態的に類似した文字への誤り 例）入門→「にんげん」／人間
字形態の誤り	新造文字	書字において日本語には存在しない文字を表出する

【表9】 読み書きの評価のポイント

- 病前の読み書き能力の把握（特に書字）
- 書字において非言語面の障害（麻痺,失行,構成障害など）による影響の把握
　⇒写字,描画などによる評価
　　例）自発書字のみならず,写字や描画でも不良→非言語面での障害の関与が示唆される
- 課題間の区別・比較①：音読と読解の区別,書称と書き取りの区別
　⇒各課題における処理経路を把握しておく
　⇒それぞれの成績が異なりうることに注意
　　例）音読は良好だが,読解は不良→言語音の入出力に関わる処理は良好だが,意味処理が不良
　　例）書称は良好だが,書き取りは不良→言語音の入力に関わる処理が不良である可能性
- 課題間の区別・比較②：仮名文字と漢字の成績の区別
　⇒仮名文字と漢字の特性とそれぞれが関与しやすい処理経路を把握しておく
　　例）仮名文字が不良→音韻処理が不良,漢字が不良→意味処理が不良
- 誤りや心理言語学的変数の影響の分析
　⇒発話,聴覚的理解,復唱の項を参考に
　　例）書字において意味性錯書がみられ,心像性の影響がある→意味処理が不良である可能性,さらに他のモダリティにおいても意味性の誤りや心像性の影響がみられる可能性

1 | 失語症

【表10】 古典的失語分類における各失語症タイプの特徴

発話の流暢性	復唱	聴覚的理解	失語症タイプ	表出 発話	表出 書字	理解 聴覚的理解	理解 読解	ポイント
非流暢	不良	不良	全失語	有意味な発話は困難．再帰性発話が生じる場合もある	漢字，仮名ともに重度の障害	重度の障害	重度の障害	言語機能の障害は重篤だが，失語のみであればコミュニケーション態度（アイコンタクトなど）は良好
非流暢	不良	良好	ブローカ失語	非流暢な発話．発語失行を伴い，失文法的．復唱は不良だが，自発話よりよい傾向	仮名よりも漢字の方が良好	日常会話の理解は比較的よい．構造が複雑な文の理解が不良であることも	聴覚的理解と同程度．仮名より漢字の方が良好であることも	通常発語失行を伴う．不良な仮名文字操作
非流暢	良好	不良	超皮質性混合失語	自分から話すことはほとんどなく，反響言語で応答することがある．復唱のみ良好	漢字，仮名ともに重度の障害	重度の障害	重度の障害	発話はほとんどない．反響言語で応答することがあるが，意味理解を伴っていない
非流暢	良好	良好	超皮質性運動失語	発話量は少なく，自分から話すことはほとんどない．復唱は自発話よりも良好	漢字，仮名ともに重度の障害	比較的良好	比較的良好	発話量が少ないものの，発語失行は伴わない
流暢	不良	不良	ウェルニッケ失語	発話量は健常者と同様かそれよりも多い．錯語（音韻性・語性）が目立つことが多い．重度例ではジャルゴンがみられることもある．復唱も重度の障害あり	漢字，仮名ともに重度の障害	重度の障害あり．音韻の認知，意味処理の双方が不良であることが多い	聴覚的理解と同程度かやや良好	不良な聴覚的理解，錯語が目立つ
流暢	不良	良好	伝導失語	音韻性錯語が目立つ．自己修正のため（接近行為），発話が途切れがちだが，発語失行はなく発話は流暢	仮名で音韻性錯書がみられうる	比較的良好	比較的良好	表出面で音韻性の誤りやその修正が目立つ
流暢	良好	不良	超皮質性感覚失語	流暢に話すが，語性錯語が多いため，空疎な内容になる．反響言語がみられる．復唱は自発話よりも良好	漢字，仮名ともに重度の障害．類音性錯書がみられることがある	重度の障害あり．音韻の認知は良好だが，意味処理が不良	重度の障害	音韻処理が良好であるのに対し，意味処理が不良．復唱では意味理解を伴っているとは限らない
流暢	良好	良好	健忘失語	他の症状に比べ，相対的に喚語困難が目立ち，迂回反応が出現することがある	症例により異なる	比較的良好	比較的良好	軽度の失語．相対的に喚語困難が目立つ

他者に失語症状を伝達しやすくなるからである．また，分類する過程で症状を吟味するきっかけにもなる．分類に当たっては，発話の流暢性，聴覚的理解，復唱の様子のみならず，各失語症タイプの特徴的な症状や病巣部位（「第1章第1節」参照）にも着目することが重要である．

> **次に読むとよいお勧めの文献**
> 竹内愛子，河内十郎（編）：脳卒中後のコミュニケーション障害，改訂第2版，協同医書出版，2012.

文献
1) Goodglass H, Kaplan E, Barresi B: The assessment of aphasia and related disorders, 3rd Ed, PRO-ED, 2000.
2) 吉野眞理子：発話の「流暢性」と「非流暢性」についていくら教えていただいてもよくわかりません．ポイントをきちんと説明してください．高次脳機能障害Q&A症候編（河村満編），新興医学出版社，2011, pp36-39.
3) 紺野加奈江：失語症言語治療の基礎 診断法から治療理論まで，診断と治療社，2001, pp28-32.
4) 長谷川和子：発語失行．脳卒中後のコミュニケーション障害（竹内愛子，河内十郎編），改訂第2版，協同医書出版，2012, pp88-97.
5) 吉野眞理子：発語失行（apraxia of speech）．神経研究の進歩，38：588-596, 1994.
6) 吉野眞理子：「発語失行 apraxia of speech」というのはどのような症状なのですか．診断の仕方を教えてください．高次脳機能障害Q&A症候編（河村 満編），新興医学出版社，2011, pp33-35.
7) 綿森淑子：発語失行．JOHNS，3：1135-1142, 1987.
8) 進藤美津子・他：Neologistic Jargon Aphasiaの2症例 病巣とJargonについての検討．神経心理学，6：118-128, 1990.
9) 波多野和夫：失語の理解．言語聴覚士のための失語症学，医歯薬出版，2002, pp31-197.
10) 竹内愛子：失語症．脳卒中後のコミュニケーション障害（竹内愛子，河内十郎編），改訂第2版，協同医書出版，2012, pp5-73.
11) 失語症全国実態調査委員会：失語症全国実態調査報告．失語症研究，22：241-256, 2002.

■執筆：吉田　敬

1 失語症

症例1　ブローカ失語
46歳，男性

医学的診断名：脳出血（左被殻）（図1）
発症からの経過：駅伝大会に参加し，走り終えた後に右片麻痺が出現したため，救急車で当院に搬送された．入院3日目にリハビリテーション（リハビリ）の指示が出された．

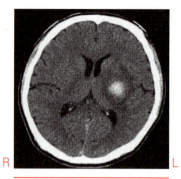

【図1】　CT画像（発症当日）

1　情報収集〜初回面接の方針決定のプロセス

初回面接の前に，ある程度の患者に対する情報を得ておくことが必要である．それは医学的な情報のほか，個人に関する基本的な情報である．医学的な情報は，発症時の状態，その患者の診断名，脳病変の位置や大きさ，重症度や現在の全身状態，安静度，既往歴などが含まれる．個人に関する基本的な情報には，住所，年齢，職業，家族構成，キーパーソンなどが含まれる（表1）．これらの情報をもとに，初回面接の前に，どのような患者であるかをある程度予想して，観察すべき重点項目を整理しておくことが必要である．

【表1】　情報収集したことと初回面接の方針

	情報収集したこと	推測される障害と初回面接の方針
情報1	**発症からの経過**：救急車で搬送され，入院3日目	①急性期のため全身状態を確認しながら介入する必要がある ②症状の変化が著しい時期なので，日々の変化に着目する必要がある ③スクリーニングを実施し，他職種に早急に言語所見を報告する必要がある
情報2	**指示箋**：「構音障害の評価および訓練」「嚥下障害の評価と訓練」依頼	①主治医は構音障害と診断しているが，失語症の可能性もあるため，鑑別診断を行う
情報3	**CT所見**：左被殻出血（最大で29.4×27.4 mm）を認める	①上肢に強い右片麻痺があると予想される．病巣部位から構音障害の他に皮質下性失語症の可能性もある
情報4	**安静度の指示**：血圧は高めだが，ベッド上で積極的なリハビリが可能な状態である	①血圧に注意して，介入する必要がある
情報5	**家族構成**：両親，妻，子どもとの7人家族	①家庭の大黒柱の存在で，家族の不安も大きいと思われ，家族にも受容的に接する
情報6	**職業**：小売店経営	①小売店経営の様子を家族から聴取する

2　初回面接で観察されたこと

初回面接は，患者との「出会い」であり，この時の印象が，その後の評価や介入を円滑に進めることができるかどうか，大きく影響を与える．STは患者や家族の様子に気を配り，敬意を払いながら，丁寧に接することが重要である．

初回面接の主な目的は，質問に対する患者の反応から，失語症やそのほかの言語障害があるかどうか，高次脳機能障害はどうか，失語症があるとすればそのタイプと重症度はどうか，コミュニケーション能力はどの程度か，自己の障害に対する気づきはあるかなどを大まかに捉えることにあ

る．そのために，著者は別紙のようなインテーク・シート〔**資料1**（21頁参照）〕を用いている．

情報収集したことから，本患者は構音障害か大脳基底核損傷による失語症があることが推察された．そのため，初回面接では構音障害なのか失語症なのかを鑑別することを主目的に観察と評価を行った（**表2**）．

【表2】 初回面接（第3病日）で観察されたことと所見

	観察されたこと	所見
面接1	**コミュニケーション態度**：表情はぼんやりしているが，名前を呼ぶと視線を向け，挨拶に応じる	①意識は清明だが，一般的精神機能の低下があると考える
面接2	**心理面**：面接中に涙ぐむ様子がみられた	①急な発症を受け止めきれない様子がみられる
面接3	**言語面の評価（発話面）**：発話は努力性で，構音の歪み，モーラ化された構音，プロソディの障害を認める．しかし，挨拶語や「そうですね」などのあいづちは構音のひずみやプロソディの障害はなく流暢である．年齢の質問で，「28」と答え，誤りに気づいて自己修正する．固有名詞の喚語に時間がかかる	①発話面の症状は，自動的発話と意図的発話に乖離があり，運動障害性構音障害ではなく，発語失行によると考える ②数字の言い間違いは錯語であり，喚語困難もあることから，失語症があると考える ⇒①②の所見は，ブローカ失語の特徴と一致する
面接4	**言語面の評価（理解面）**：指示理解や質問の理解は良好である	①聴覚的理解は，会話レベルまでは良好である
面接5	**麻痺の有無**：上肢に強い右片麻痺を認める．顔面は中枢性の右片麻痺があり，口唇は左側に引かれる．しかし，口腔内視診では，軟口蓋の下垂や左右差はなく，挙上は良好で，舌にも麻痺はない	①顔面の麻痺はあるが，口腔内の運動障害はなく，構音障害はないと考える
面接6	**嚥下機能**：改訂水飲みテスト，フードテストで嚥下機能に大きな問題はない	①嚥下機能に大きな問題はなく，食事を開始することができる

3 ｜ 情報収集～初回面接の問題点の整理と評価計画の立案（表3）

ブローカ失語に限らず，失語症が疑われる場合には，言語の各側面を総合的に評価できる失語症検査を実施する必要がある．ブローカ失語は右片麻痺を合併することが多いので，Dysarthriaテストを行うことも必要である．さらに，発語失行が疑われる場合には，口部顔面失行検査を行う．失語症の予後の判定や治療効果の予測をするためには，Kohs立方体組み合わせテストやレーヴン色彩マトリックス検査（RCPM）などの非言語的な知的能力の検査も実施する．さらに，失語症以外の高次脳機能障害についても適宜検査を実施する．問題点を整理し，障害構造についての仮説を立てる．その際には，近年提唱されているロゴジェンモデルなどを利用して，障害仮説を立てるとよい．

【表3】 情報収集〜初回面接の問題点の整理と評価計画の立案

	問題点	根拠となった所見	評価計画
#1	ブローカ失語がある	情報3-① 面接3-①②	●主治医に構音障害ではなく失語症であることを伝え，早期にSLTAを実施する ●失語症の予後の判定や治療効果の予測をするため，Kohs立方体組み合わせテストを実施する
#2	口部顔面失行と発語失行がみられる	面接3-② 面接5-①	●口部顔面失行検査を実施する ●構音障害との鑑別診断のためのDysarthriaテストを行う
#3	上肢に強い麻痺があり，利き手交換が必要になると思われる	情報3-①	●左手での書字を積極的に行う
#4	急な発症で心理的に不安定である	面接2-①	●信頼関係を気づき，心理的安定を図るため，受容的態度で評価を進める
#5	若年で，一家の経済的担い手である	情報5-① 情報6-①	

4 │ 評価のまとめと介入プログラムの立案・実施

ブローカ失語の介入について，各モダリティ別に簡単に述べる．

①**聴く**：比較的聴覚的理解が保たれているが，障害がないわけではない．重度の場合には，単語の意味理解障害を示すことも多いし，軽度であっても統語構造や談話理解に障害を示す．重症度に合わせて，聴覚的理解に対する介入が必要である．

②**話す**：発語失行が重度の場合にはまず発語失行への介入が必要である．また，呼称能力や音韻能力の改善のためには，喚語訓練が必要であるが，比較的保たれる漢字単語の書称や音読から呼称へと導入する方法もある．統語障害が目立つ場合には，動詞の喚語訓練や文構成の課題を用いる．さらに4コマまんがや状況画の説明，テーマに沿って自分の考えをまとめる，などのように課題の難易度を上げていくとよい．

③**読む**：聴覚的理解と同程度に保たれている場合が多いが，重度の場合には聴覚的理解よりも高頻度語の漢字単語の読解が保たれていることが多い．「聴く」と同じように，単語の意味理解から始めて，重症度に合わせて難易度を上げていくとよい．

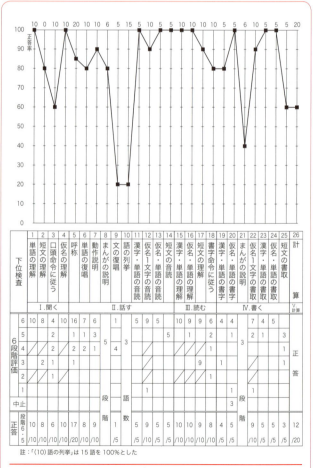

【図2】 SLTAプロフィール[1]

④**書く**：書字は利き手交換が必要になるため，簡単な写字から始めることが多い．漢字の想起困難がある場合には，書称や書き取り課題を行う．音韻を表記する仮名文字の障害が目立つ場合には，漢字単語にふりがなをつけることや仮名単語の書き取りが有効である．単語レベルから始めて，単文の書き取り，動作絵・4コマまんがの説明などへ進める．

症例の標準失語症検査（SLTA）プロフィール（第10病日）（図2）と，評価のまとめと介入方法（表4）を示す．

【表4】 評価のまとめと介入プログラムの立案・実施

評価のまとめ	介入対象となる問題点	介入方法
非流暢な発話で，努力性，モーラ化された構音（面接3）	発語失行	●構音器官の矢状断面図を示して，正しい舌の位置や動きを理解させながら，母音と子音＋母音の組み合わせによる構音訓練を行う[*1]（図3） 目的）視覚的モダリティを用いて，正しい構音動作を再獲得させる
聴覚理解〔1, 2, 3, 4〕，読解〔15, 16, 17, 18〕ともに障害は軽度である．ただし統語構造の理解は不十分〔2, 3〕	統語構造の理解が不十分	●可逆文の動作絵カードを4枚から6枚提示して，その中から1枚を選択させる[*2]（例えば「男の子を女の子が追いかける」など）．誤った場合には，文章を文字で提示して音読させる
呼称課題では低頻度語で喚語困難〔5〕	喚語困難	●属性を条件文として提示して音読させた後，低頻度語を想起させる 目的）比較的良好な音読と読解を利用して，意味システムから音韻能力に働きかけ，低頻度語の喚語能力を高める
構音障害はない（面接3）(Dysarthriaテスト：顔面は右側下顔面に麻痺を認め，口唇の運動障害がある．口腔内は口蓋垂の偏位もなく，軟口蓋の挙上も良好で，舌の形状や運動にも問題を認めない)	右顔面神経麻痺	●ミラーフィードバックをさせながら，顔面や構音器官の運動をさせる 目的）右顔面神経麻痺のための運動障害を改善させる 目的）視覚的に運動をフィードバックさせる
軽度の口部顔面失行あり（口部顔面失行検査：運動が拙劣）	口部顔面失行	
抽象的思考力の低下（Kohs立方体組み合わせテスト：得点57，IQ79．性急さが目立ち，積み木の構成や数が変わると戸惑う様子がみられた）	抽象的思考力の低下	●言語的な課題を通して，思考力の改善を図る 目的）[*1, 2]の課題を通じて，自己の誤りへの気づきを促すことができる
急な発症で将来への不安もあり，心理的に不安定である（#3, 4）	心理面	●心理的な訴えがある時には傾聴に重点をおく 目的）若年で将来への不安が大きいため，不安な気持ちを表現できるように援助する 目的）回復には時間がかかることを本人や家族に説明し，家族の協力を求める

〔　〕内はSLTAの下位検査の番号を示す

本症例は，中等度のブローカ失語で，発語失行と低頻度の喚語困難，統語構造の意味理解障害に対する介入を中心に行った．書字から音韻能力の低下もあると考え，書字訓練には仮名文字を積極的に用いた．

そのほかのアプローチ方法について知りたい時に

①ブローカ失語のアプローチ方法について
- 竹内愛子編：失語症臨床ガイド，協同医書出版社，2003，pp68-76.
- 堀田牧子：失語症言語治療の進め方．脳卒中後のコミュニケーション障害（竹内愛子・河内十郎編），改訂第2版，共同医書出版社，2012，pp320-331.
- 種村　純編：失語症Q＆A，新興医学出版社，2013，pp127-130.

②発語失行のアプローチ方法について
- 吉野眞理子：発語失行の治療．失語症臨床ハンドブック（濱中淑彦監修），金剛出版，1999.
- 竹内愛子編：失語症臨床ガイド，協同医書出版社，2003，pp64-67.
- 小嶋知幸編：失語症の評価と治療，金原出版，2010，pp91-92.
- 種村　純編：失語症Q＆A，新興医学出版社，2013，pp158-161.

③喚語訓練のアプローチ方法について
- 小嶋知幸編：失語症の評価と治療，金原出版，2010，pp88-91.

④仮名文字訓練のアプローチ方法について
- 竹内愛子編：失語症臨床ガイド，協同医書出版社，2003，pp283-286.
- 種村　純編：失語症Q＆A，新興医学出版社，2013，pp70-75.

⑤構文の理解と産生のアプローチ方法について
- 竹内愛子編：失語症臨床ガイド，協同医書出版社，2003，pp142-146.
- 小嶋知幸編：失語症の評価と治療，金原出版，2010，pp86-88.
- 種村　純編：失語症Q＆A，新興医学出版社，2013，pp83-92.

I．口の運動

アパ・エパ・オパ
アペ・エペ・オペ
アポ・エポ・オポ

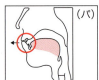（パ）

アタ・エタ・オタ
アテ・エテ・オテ
アト・エト・オト

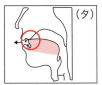（タ）

アカ・エカ・オカ
アケ・エケ・オケ
アコ・エコ・オコ

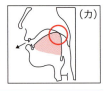（カ）

【図3】　構音器官と構音訓練

文献
1)　日本高次脳機能障害学会（旧日本失語症学会）編：標準失語症検査，新興医学出版，1997.

■執筆：目黒　文

【資料1】 インテーク・シート

言語聴覚療法インテーク評価

患者氏名：＿＿＿＿＿＿＿＿　（　歳）M・F　　　利き手：右・左・両　　　　年　月　日実施

安静度	絶対安静・ベッド上安静・ギャッジアップ（　度）・車椅子可・歩行可・日常生活可・センター可
リスク管理	点滴・モニター・フォーレ・経鼻・気切・ドレーン・抑制・O_2　　ℓ（マスク・カヌラ）
意識レベル	JCS
全身状態	
Com態度	良好・応答的・多弁・NR　　表情・アイコンタクト（　　　　　　　　　　　　）
主訴	
基本情報	name　　　　　　　　　age　　　　　　　　　birth add　　　　　　　　　　fam
見当識	place　　　　　　　　　day　　　　　　　　　病識（＋・－）
病前生活	job　　　　　　　　　　drive（＋・－） 基本動作・ADL
自由会話	
音声・発話	発話明瞭度（1・2・3・4・5） 発話特徴（　　　　　　　　　　　　　　　　　　　） 構音器官視診 口唇（ 安静時 右 左　開口 右 左　引き 右 左　突出 右 左 ） 舌　（ 安静時 右 左　挺舌 右 左　左右 右 左　挙上　　下制　 ） 軟口蓋（ 安静時 右 左 ） 　　　（ /a/持続発声時 右 左　　/a/断続発声時 右 左 ） 義歯（有・無）　口腔内乾燥（＋・－）　舌苔（＋・－） 喚語困難・錯語（語・音）・発語失行・ジャルゴン・迂言・保続・その他（　　　　　） 必要に応じてnaming・復唱などを実施
理解	（聴覚的理解・文字提示必要・模倣） 会話理解 離握　　挙手　　窓の方をみてください　　今日の天気は○ですか？（No反応 ＋・－）
身体機能	聴覚障害　視覚障害　麻痺
精神・高次脳機能	USN（右・左）・注意障害・失行（　　　　　　）・危険行動
食事	経口摂取（　　　　　　　　　　）・禁食・禁飲食　　　　※嚥下機能は別に評価する

まとめ

　意識障害（＋・－）　　　精神機能（年齢相応・軽度・中等度・高度）　　高次脳機能障害（＋・－）
　失語症（＋・－）　　　　dysarthria（＋・－）　　　　　　　　　　　　嚥下障害（＋・－）

ST ＿＿＿＿＿＿＿＿

症例2 ウェルニッケ失語
86歳, 男性

医学的診断名：脳梗塞（左側頭葉〜頭頂葉）（図1）
発症からの経過：近所の人が本人の様子がおかしいことに気づき, 遠方に住む家族に連絡した. 家族が様子を見に行って異常と判断して救急車を要請し, 当院に救急搬送された. 入院3日目にリハビリの指示が出された.

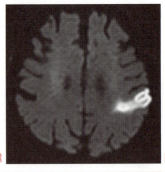

【図1】 MRI画像（発症当日）

1 │ 情報収集〜初回面接の方針決定のプロセス（表1）

【表1】 情報収集したことと初回面接の方針

	情報収集したこと	推測される障害と初回面接の方針
情報1	**発症からの経過**：救急車で搬送され, 入院3日目	①急性期のため全身状態を確認しながら介入する必要がある ②症状の変化が著しい時期なので, 日々の変化に着目する必要がある ③スクリーニングを実施し, 他職種に早急に言語所見を報告する必要がある
情報2	**指示箋**：「失語症の評価および訓練」依頼	①主治医も失語症と診断している
情報3	**MRI所見**：左側頭葉から頭頂葉にかけてと左前頭葉（小病変が散在）に病変を認める	①MRI所見から, 失語症はウェルニッケ失語と推察される. 頭頂葉にも病巣が及んでいることから, 観念性失行も疑われる
情報4	**安静度の指示**：リハビリ室でのリハビリが可能	①全身状態は安定している
情報5	**家族構成**：一人暮らし	①自立した生活を送っており, 近所づきあいも良好と考える
情報6	**元職**：教師	①元の職業から, 学歴は大学卒以上で, 知的にも高く, 読書や書字習慣もあったと推察される. 目上の方への敬意が現れるように, ことば使いや態度に留意する

2 │ 初回面接で観察されたこと

　情報収集したことから, 本患者はウェルニッケ失語であることが推察された. そのため, 初回面接ではコミュニケーションがどの程度とれるのか, 補助手段は確立しているのか, 自己の言語障害に対する気づきはあるのかなど生活上の問題点を把握し, 積極的なリハビリ介入ができるかどうかを評価する視点から観察を行った（表2）.

【表2】 初回面接（第3病日）で観察されたことと所見

	観察されたこと	所見
面接1	**コミュニケーション態度**：礼節は保たれているが、多弁で一方的に話す。挨拶に対し、「ごくろうさんでした」と応答する	①元の職業柄、礼儀正しく、年下の相手には、年長者らしい余裕をみせる
面接2	**言語面の評価（発話面）**：発話は流暢で、構音はスムーズでプロソディーの障害もなく、多弁である。しかしほとんどが錯語で、新造語ジャルゴンとなることが多く、発話内容は伝わらない（表3）。氏名もジャルゴンとなるが、本人の名札をみせると正確に表出できる	①流暢な発話で、話す速度やイントネーションの異常はないが、喚語困難が強く新造語ジャルゴンが多発し、空虚な発話である ②ウェルニッケ失語の特徴と合致する
面接3	**言語面の評価（理解面）**：挙手、閉眼などの簡単な指示には正確に応じることができるが、「窓の外をみてください」は繰り返さないと応じることができない。キーワードを漢字で示すことやジェスチャーを使うことで理解が促進される。「はい—いいえ」で答えられる質問には、それらしく答えることができるが、内容を推察して確認する必要がある	①聴理解は簡単な質問内容や言語指示がわかる程度で、重度の障害がある。ウェルニッケ失語の特徴と合致する ②キーワードを漢字で示すことやジェスチャーを使うことで理解が促進される
面接4	**言語面の評価（書字）**：氏名は書けるが、住所は錯書となり、錯書に気づいて直そうとするが正答にいたらない	①書字の障害も重度であるが、自分の誤りに気づくことがある
面接5	**麻痺の有無**：明らかな麻痺は認めない	①ウェルニッケ失語の場合には麻痺はないか、あっても軽度の場合が多い
面接6	**自己の言語障害に対する気づき**：口元を押さえて「こっちが、だめ」とうまく話せないという素振りをする。しかし、自己の発話の誤りや理解障害には気づいていない。また、歩行の際にはナースコールを押して、見守り下で移動するということが理解できず、勝手に歩いてしまう	①ウェルニッケ失語の場合には喚語困難の自覚はあるが、その他の障害には気づきにくい ②治療の内容やその必要性が理解できない

【表3】 発話の様子

「体の調子はいかがですか」と尋ねると、「アノ、ドコモスキナオキナコデモヒヨリノ、ヒヨリノ、ナンカスルカダケド、ドンコイサノヒノコイドモイマリスルケド、アア、コノキニクタイニデスヨ、ヤッパリ、ナンカアノルホノヒノコトコトモネ、コッチガ、コッチガ、ドコデモナンカノヘンカトモネ、モンカニキッケルナベツダメデス」と口元を押さえながら話す

3 ｜ 情報収集〜初回面接の問題点の整理と評価計画の立案（表4）

　重度のウェルニッケ失語の場合には、失語症検査を施行できない場合がある。そのような場合には、簡単な動作指示に従えるか、「はい—いいえ」で答えられる質問に答えられるか、などで聴覚的理解の程度を評価する。また、失行や失認を合併しやすいので、失行失認の有無を行動観察から推察することが必要である。

　コミュニケーション障害が著しいと、周囲の人たちとの間で大きな混乱を生じやすい。特に発症初期には、自分のコミュニケーション障害についての病識が欠如しており、さらに失行や失認の影響で病院生活の環境に慣れることができず、強い不安を示す症例も多い。機能的な介入に進める前に、周囲の家族やスタッフに失語症状を説明し、失語症患者の不安を軽減するような対応を指導することが求められる。また、心理的に寄り添ってラポールを成立させること、コミュニケーション手段を確保することが必要となる。

1 | 失語症

【表4】 情報収集〜初回面接の問題点の整理と評価計画の立案

	問題点	根拠となった所見	評価計画
#1	自己の言語障害に対する気づきだけでなく，脳梗塞の症状に対する病識に乏しい	面接6-①②	●信頼関係を築き，心理的な安定を図る ●ラポールが成立し，易疲労が軽減した時期にSLTAを施行する
#2	聴理解不良で，治療に必要な事柄を理解できない	面接3-①② 面接6-②	●病棟内でのコミュニケーションを円滑にするためにコミュニケーションノートを作成し，補助手段として積極的に使用してもらう
#3	指示が理解できないために病院生活に適応しにくい	面接3-①② 面接6-①②	●状況を手がかりに，できる限り内容を推察して，キーワードを漢字で示し，それでよいかどうか確認する
#4	ジャルゴンが多く，本人の意思が相手に伝わらない．そのことに本人は気づいていない	面接2-①② 面接6-①②	

4 | 評価のまとめと介入プログラムの立案・実施

ウェルニッケ失語の介入について，各モダリティ別に簡単に述べる．

①聴く：聴覚的理解の障害が大きいので，単語の絵カードのポインティングも難しいことがある．その場合には絵カードと文字のマッチングなど，できる課題から始める．意味理解がある程度改善してから，音韻処理に働きかけるのが一般的である．

②話す：発話能力の改善に対する意欲が高いことが多いが，復唱や音読が困難な場合には，まず語音弁別を促進する課題から始める方がよい．音読が比較的保たれている場合には，漢字や仮名単語の音読を利用する．単語から始めて動詞を入れた短文へと進めるのが一般的であるが，呼称よりも動作説明の方がよい場合には，動作絵カードを使って動詞や形容詞の表出を促す方がよい．

③読む：聴覚的理解と同程度に障害されている場合が多い．「聴く」と同じように，単語の意味理解から始めて重症度に合わせて難易度を上げていくとよい．漢字と仮名文字を併記したカードを使用することもある．仮名文字があれば音読や復唱が改善するようなら，仮名文字を利用して発話課題へと展開させることもできる．

④書く：書字は氏名や住所など，使用頻度の多い漢字の写字から始めることが多い．絵カードと文字を結

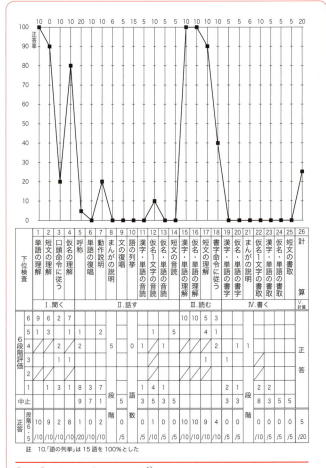

【図2】 SLTAプロフィール[1]

びつけながら写字させることがポイントである．構成障害を伴っている場合には，数字や仮名文字から始める．発話課題と書字課題は一体的に進めると効果的である．

⑤**その他の高次脳機能障害について**：右半側空間無視，観念性失行，構成障害など，ADLを阻害する要因が多いので，作業療法士（OT）と情報交換をしながらチームアプローチをすることが求められる．

症例のSLTAプロフィール（第25病日）（図2）と，評価のまとめと介入方法（表5）を示す．

【表5】 評価のまとめと介入プログラムの立案・実施

評価のまとめ	介入対象となる問題点	介入方法
多弁で流暢な発話で，新造語ジャルゴンが多く，発話内容が伝わらないが自己の誤りに気づかず，自己修正はみられない（面接2）	会話が制限されるが，本人に困り感がない	●コミュニケーションノートを作成する 目的）治療に必要な情報や本人にとって必要な情報などを一緒に考えながら，使いやすいコミュニケーションノートを作成し，病院生活で使えるようにする
聴覚理解〔1, 2, 3, 4〕，読解〔15, 16, 17, 18〕ともに単語レベルの理解は良好だが，「短文の理解」になると意味や統語構造の理解障害が目立つ〔2, 3, 17, 18〕	意味や統語構造の理解が不十分	●**単語の意味理解訓練**：聴覚的に2つの単語を提示して，絵カード6枚の中から選択させる
復唱も重度に障害されている〔6〕が，自己の誤りに気づかない	語音弁別能力の障害	●**語音弁別訓練**：母音1音の斉唱をさせ，自分の音がSTの音と合致しているかどうかをフィードバックさせる．斉唱から復唱へと徐々にレベルを上げる．また，同一母音を断続的に2つ，3つと発声して，斉唱や復唱をさせることで難易度を上げていく
音読は漢字，仮名ともに重度に障害されている〔11, 13〕が，仮名1文字の音読能力がいくらか残存する〔12〕	意味から音韻へアクセスできない	●**音読訓練**：1音節単語の漢字カード（例えば目や木などの漢字）に，仮名文字カードでふりがなをつけさせ，1文字の音読をさせる（図3）．仮名1文字の音読能力，音韻抽出へとつなげる
呼称では「時計」を「メセンプノ」というような新造語ジャルゴンが著明で，語頭音ヒントは無効である〔5〕	ジャルゴン	●語音弁別能力がある程度改善するまでは，呼称訓練は行わない
書字も重度に障害されている〔19〜25〕	書字障害	●**書字訓練**：自発書字・書き取りは困難なため，漢字・仮名単語の写字をさせる
計算も重度に障害されているが，1桁同士の加減算が可能である〔26〕	計算障害	●**計算**：正答できる1桁同士の加減算をさせる

〔　〕内はSTLAの下位検査の番号を示す

本症例は，重度のウェルニッケ失語で，周囲とのコミュニケーションが困難であるが，それに気づかない．病院生活を円滑に進めるために，コミュニケーション手段を確保することを第一に考え，コミュニケーションノートを作成した．介入には残存能力を活用するようにした．

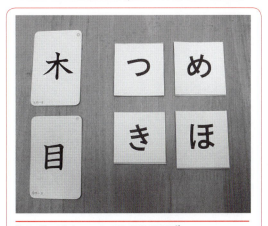

【図3】 漢字のふりがな選択課題[2]

（竹内愛子，2003）

そのほかのアプローチ方法について知りたい時に
①ウェルニッケ失語のアプローチ方法について
- 堀田牧子：失語症言語治療の進め方．脳卒中後のコミュニケーション障害（竹内愛子・河内十郎編），改訂第2版，共同医書出版社，2012，pp331-336．
- 竹内愛子編：失語症臨床ガイド，協同医書出版社，2003，pp108-114．
- 種村　純編：失語症Q＆A，新興医学出版社，2013，pp121-126．

②意味理解のアプローチ方法について
- 種村　純編：失語症Q＆A，新興医学出版社，2013，pp76-81．

文献
1) 日本高次脳機能障害学会（旧日本失語症学会）編：標準失語症検査，新興医学出版，1997．
2) 竹内愛子編：失語症臨床ガイド，協同医書出版社，2003，pp112-114．

■執筆：目黒　文

症例3　健忘失語
67歳，女性

医学的診断名：脳出血（左側頭葉内側）（図1）
発症からの経過：10日くらい前から物忘れが出現し，体調も悪かったが放置していた．少し体調がよいため，開業脳外科医を受診し，CTにて脳出血が発見され，当院へ救急搬送され入院となった．
既往歴：8年前に未破裂動脈瘤のクリッピング術施行，4年前に脳梗塞（両側大脳白質部に多発）があるが後遺症はなく，社会生活を送っていた．

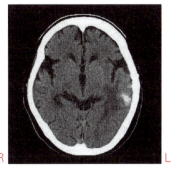

【図1】　CT画像（入院当日：推定第12病日）

1 ｜ 情報収集～初回面接の方針決定のプロセス（表1）

【表1】　情報収集したことと初回面接の方針

	情報収集したこと	推測される障害と初回面接の方針
情報1	**発症からの経過**：本人が受診を拒否していたため，脳出血後10日ぐらい後に入院となった	①亜急性期ではあるが，血圧の変動に注意する必要がある ②病棟カルテには，医師や看護師が氏名や住所を質問すると「私は馬鹿になったんだから」と怒った口調で言い返し，質問に答えないと記載がある ③本人は失語症状を「認知症」ではないかと勘違いしている可能性がある
情報2	**指示箋**：「失語症の評価および訓練」依頼	①主治医は失語症と診断している
情報3	**CT所見**：左側頭葉に周囲に浮腫を伴った血腫，時間のたった亜急性期の血腫を認める	①CT所見から，ウェルニッケ失語か健忘失語が疑われる
情報4	**安静度の指示**：リハビリ室での積極的なリハビリが可能な状態で，歩行も可能である	①リハビリ室での訓練が可能な状態である
情報5	**家族構成**：夫，長男夫婦，孫との6人家族で，主婦の役割を果たしていた	①受診を拒否していた間のことを家族がどのように思っていたか，慎重に聴取する必要がある
情報6	**職業**：夫と農業に従事し，運転もしていた	①前回の未破裂脳動脈瘤のクリッピング術施行後も積極的に活動を続けていることから，自立心が強いと考える

2 ｜ 初回面接で観察されたこと

　情報収集したことから，本患者は失語症があるが，本人が自分は認知症であると思い込み，リハビリや検査に拒否的であると推察された．そのため，初回面接では本人の症状が失語症によるものであることを説明して，介入に対する拒否感を取り除くことを目的とした（表2）．

1 | 失語症

【表2】 初回面接（入院2日目）で観察されたことと所見

	観察されたこと	所見
面接1	**コミュニケーション態度**：挨拶には応じるが，不安そうな表情である．質問に対し，「頭がおかしくなってるんだから」と拒否的な態度をみせることもある	①自分の症状を認知症だと思い込んでいる様子がみられ，不安が強い
面接2	**言語面の評価（発話面）**：発話は流暢で，構音の歪みやプロソディの障害は認めない．基本情報や見当識の質問には正答するが，固有名詞の喚語困難があり，「ほらあそこの，川を渡ったところの先生が」というような迂言もみられる	①会話レベルの理解は良好だが，喚語困難が認められ，迂言もある ②健忘失語の特徴と一致する
面接3	**言語面の評価（理解面）**：指示理解や質問の理解は良好である	①聴覚的理解は，会話レベルまでは良好である
面接4	**麻痺の有無**：著明な麻痺はない	①病棟内の移動は独歩可能である
面接5	**病識**：喚語困難の自覚があり，「物忘れがひどい」と表現する．そのほかに，「バカになって計算もできない」という訴えも聞かれた	①喚語困難，計算障害に対する自覚がある

3 | 情報収集〜初回面接の問題点の整理と評価計画の立案（表3）

　健忘失語の場合には，流暢であるが，名詞の喚語困難が目立つ，聴覚的理解は比較的よいとされるが，SLTAの「口頭命令に従う」のように複数の名詞が出てくると，その物品をみつけることができないというような名詞に理解低下がみられることがある．書字では，漢字の想起困難を示すことが多い．健忘失語は比較的軽度の失語なので，SLTAでは十分に問題点を検出できないこともある．その場合には，標準失語症検査補助テスト（SLTA-ST）[3] を行うとよい．

【表3】 情報収集〜初回面接の問題点の整理と評価計画の立案

	問題点	根拠となった所見	評価計画
#1	自分の症状について不安が強い	面接1-① 面接5-①	●受容的態度で接するとともに，言語症状について本人と家族に具体的に説明し，不安を取り除く ●主治医や看護師にも不安が強いことを報告し，受容的態度で接してもらうようにする
#2	名詞の喚語困難がある	面接2	●失語症について精査を行う

4 ｜ 評価のまとめと介入プログラムの立案・実施

健忘失語の介入について，各モダリティ別に簡単に述べる．

①**聴く**：聴覚的理解は比較的良好であるが，「口頭命令に従う」のような複数の名詞が出てくる複雑な文課題では名詞の認知を誤る傾向がある．そのような場合には名詞の理解の改善を図る必要がある．

②**話す**：喚語困難は意味システム内部の障害であると考えられるため，意味システムの活性化を図る必要がある．呼称よりも語想起課題の方が難易度が高い．

③**読む**：聴覚的理解の場合と同程度に保たれている場合が多い．

④**書く**：漢字の想起困難がみられることが多い．仮名は比較的保たれているため，高頻度の漢字単語の書取から始め，短文の書取に進むとよい．

症例のSLTAプロフィール（入院3日目）（図2）と，評価のまとめと介入方法（表4）を示す．

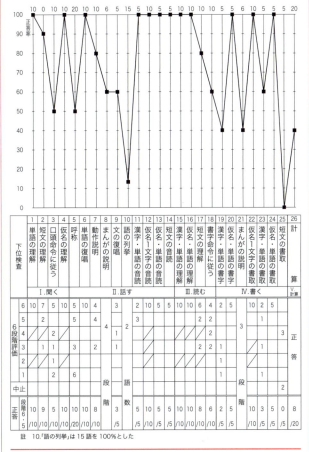

【図2】 SLTAプロフィール[1]

1｜失語症

【表4】 評価のまとめと介入プログラムの立案・実施

評価のまとめ	介入対象となる問題点	介入方法
聴理解，読解ともに，複数の名詞が出てくると，名詞の理解に混乱が起こる〔3, 18〕	意味理解障害	●**単語の意味理解訓練（図3）**[*1]：聴覚的に2つの単語を提示して，中頻度から低頻度語の絵カード12枚のうちから選択させる．絵カードは同一カテゴリーの中から2枚ずつ，合計5カテゴリーとする（例えば，「野菜：レタス，ほうれんそう」「動物：ねずみ，きつね」） 目的）複数提示された名詞の理解を改善する 目的）意味的距離の近いカテゴリー内の単語の理解を改善する
呼称では，自発語よりも名詞の喚語困難が著しく認められ，「こま」では「これはね，うーんとね，最近ではあまりみない，昔は男の子がよく遊んだ，ひもでこうやって回して」と迂言がみられた〔5〕．語の列挙も2語と少ない〔10〕．動作説明やまんがの説明でも指示代名詞や非特定語，迂言が多く認められる〔7, 8〕	名詞の喚語困難	●**名詞の喚語訓練**：[*1]で使用した絵カードの眼前呼称をさせる．ついで，同じ単語の属性を条件文として聞かせて，物品名を想起させる（例えば「サラダに入れて生で食べる葉っぱの野菜」）
書字は漢字の想起困難が認められ〔19, 23〕，文章レベルでは仮名の障害も目立つ〔21, 25〕	書字障害	●**短文の書き取り訓練**：[*1]で使用した絵カードを使った，3文節文の書き取りをさせる（例えば「レタスのサラダを食べる」） 目的）自発書字よりも書き取りの方が誤りを指摘しやすい
計算も障害されている（面接5）	計算障害	●**計算**：正答できる1桁同士の加算と九九レベルの乗算を自習させる
抽象的思考力の低下があり，この年齢の平均よりも軽度の低下がある（Kohs立方体組み合わせテスト：得点23，IQ 60，斜めの構成になるとできない）	精神機能低下	目的）エラーレスでできる問題を数多くさせる．自習させることで，家族も計算ができることを認識すると考える

〔　〕内はSTLAの下位検査の番号を示す

　本症例は，中等度の健忘失語で，喚語困難の自覚があり，それを本人は「物忘れ」と捉えていた．失語症状について本人と家族に説明して不安を取り除きながら介入した．喚語訓練だけでなく，意味理解についても介入し，意味システムの活性化を図った．

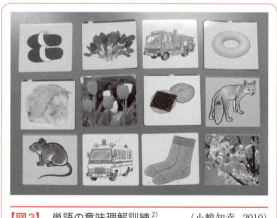

【図3】 単語の意味理解訓練[2]　　（小嶋知幸，2010）

そのほかのアプローチ方法について知りたい時に
①喚語能力へのアプローチ方法について
- 小嶋知幸編：失語症の評価と治療，金原出版，2010，pp88-89，103-106．

②意味システムへのアプローチについて
- 中村光：意味セラピー．よくわかる失語症セラピーと認知リハビリテーション（鹿島晴雄，大東祥孝，種村　純編），永井書店，2008，pp225-235．
- 種村　純編：失語症Q＆A，新興医学出版社，2013，pp76-77．

文献
1) 日本高次脳機能障害学会（旧日本失語症学会）編：標準失語症検査，新興医学出版，1997．
2) 小嶋知幸編：失語症の評価と治療，金原出版，2010，pp84-86．
3) 日本高次脳機能障害学会Brain Function Test委員会：標準失語症補助テスト，新興医学出版社，1999．

執筆：目黒　文

症例4　全失語
76歳，男性

医学的診断名：脳梗塞（左中大脳動脈領域），両側前頭葉に脳挫傷の跡がある（図1）．

発症からの経過：妻が自宅で倒れている夫を発見し，救急車を要請し，当院に搬送された．

既往歴：1年前に脳挫傷．麻痺はなかったが，要支援2の認定で，デイサービスを週に1回利用していた．自宅では，入浴以外のADLは自立している．

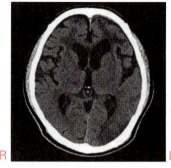

【図1】　CT画像（発症当日）

1｜情報収集～初回面接の方針決定のプロセス（表1）

【表1】　情報収集したことと初回面接の方針

	情報収集したこと	推測される障害と初回面接の方針
情報1	**発症からの経過**：救急車で搬送され，入院2日目．肺炎を合併している	①脳梗塞だけでなく肺炎もあるため，全身状態を確認しながら介入する必要がある ②症状の変化が著しい時期なので，日々の変化に着目する必要がある
情報2	**指示箋**：「失語症の評価および訓練」「嚥下障害の評価と訓練」依頼	①失語症のほか，嚥下障害もある
情報3	**CT所見**：左半球のMCA領域に広範な病変があり，腫脹もある	①右片麻痺や失語症のほか，意識障害もあると考える
情報4	**安静度の指示**：ベッド上安静で，酸素吸入をしている	①全身状態に注意して，介入する必要がある
情報5	**家族構成**：妻と2人暮らし	①妻の介護で，在宅復帰が可能かどうか検討する必要がある
情報6	**病前のADL**：身辺動作は自立，独歩も可能だった．要支援2で，週に1回デイサービス利用	

情報収集した項目から，患者は意識障害のほか，全失語があることが推察された．

2｜初回面接で観察されたこと

初回面接では意識障害の状態と積極的な介入ができるかどうかを観察し，できる範囲で評価を行った（表2）．

【表2】 初回面接（第3病日）で観察されたことと所見

	観察されたこと	所見
面接1	**コミュニケーション態度**：閉眼しているが名前を呼ぶと開眼する．開眼は短時間で，またすぐに閉眼してしまう	①意識障害はJCS Ⅱ[注1]で，日内変動がある．覚醒を持続することが難しい
面接2	**言語面の評価（発話面）**：発声はうなり声のみで，随意的な発声はみられない	①発話面は重度に障害されている
面接3	**言語面の評価（理解面）**：ごく簡単な指示を身振りを混じえて何度か繰り返すと，応じることができる．「はい―いいえ」で答えられる質問をしても，意思表示はみられない	①聴理解は重度に障害されている ②面接1-①，面接2-①，面接3-①の所見より，全失語の特徴と一致する
面接4	**麻痺の有無**：顔面・上肢・下肢ともに右片麻痺を認めるが，上肢の麻痺が重度である	①右顔面神経麻痺はあるが，口腔内の視診では，両側の軟口蓋の下垂を認め，仮性球麻痺と考えられる
面接5	**嚥下機能**：改訂水飲みテストで，嚥下直後の強いむせを認めたため，中止した	①嚥下障害があるため，当分経口摂取は難しい

3 | 情報収集～初回面接の問題点の整理と評価計画の立案（表3）

　全失語の場合には，発声はできるが，自発話のない例も多く，すべての言語様式が最重度に障害されている．嚥下障害や運動障害性構音障害を合併することも多い．また，一般的精神機能も重度に低下しており，そのほかにも失行や失認，注意障害，遂行機能障害，意欲・発動性の低下などが合併していることが多い．SLTAなどの失語症検査を施行することは困難であるが，重度失語症検査で，残存能力を言語・非言語の両領域にわたって調べることができる．また，コミュニケーション場面での観察も重要である．

【表3】 情報収集～初回面接の問題点の整理と評価計画の立案

	問題点	根拠となった所見	評価計画
#1	意識障害がある	面接1-①	●声かけ，他動運動などで覚醒を促す
#2	重度の失語症がある	面接2-① 面接3-①	●SLTAなどの失語症検査を施行することが困難なため，重度失語症検査を実施する ●言語指示を与えながら他動運動を行ったり，物品のやりとり行動をしたりすることで，理解面に働きかける
#3	嚥下障害がある	面接5-①	●口腔ケアや顔面のマッサージ，他動運動を行いながら，唾液の嚥下を観察する

4 | 評価のまとめと介入プログラムの立案・実施

　全失語の場合には，言語的な機能訓練の前に，精神機能や認知機能に対する介入が必要である．反応の乏しい全失語の場合には，コミュニケーションを成立させるための基本である「他人を意識させる」ことから始める．お手玉や輪投げの輪など，つかみやすい物を受け取ったり渡したりする「やりとり」の練習から始めるとよい．介入時間は短くし，行う課題も少なくして，疲労に注意しながら進める．介入時刻はできるだけ毎日同じ時刻に設定し，課題も毎日同じに行うようにする．「やりとり」ができるようなら，物品の操作や分類など，状況判断を促すような課題に進み，徐々に言語課題を導入していくとよい．症例は意識障害が改善し，全身状態も安定してきて，食事は3回とも経口摂取ができるようになった．車椅子にも乗れるようになり，リハビリ室での治療が可能

注1) JCS Ⅱ：刺激すると覚醒する状態[1]．

となった．しかし，注意の持続時間は短く，耐久性も低いため，SLTAは施行できないと考え，堀田（2013）[2]の観察シートを使用して実際のコミュニケーション場面での行動を観察し（**表4**），さらに言語，認知/行為，コミュニケーション能力を重度失語症検査（導入部）とPart1で評価した（**図2，表5**）．

【表4】 コミュニケーション場面での観察

観察領域	観察のポイント	観察されたこと
コミュニケーションへの参加	自発的行為の有無	自発的に何かを訴える様子はみられない
	応答的行為の有無	挨拶には視線を向けて頷く，握手に応じる
基礎的なコミュニケーション能力	視線	アイコンタクトがとれるが，視線は正中部より右側へは向かない．室内の物には共同注視が可能
	表情	表情に乏しく，苦痛の表情が多い
集中力・注意の持続		5分程度の課題には応じることができるが，周囲の物音で注意が転導する
理解面	理解度の程度	「はい―いいえ」の質問にはすべて頷く，車椅子をみせるなどの状況を手がかりとして，指示に従うことができる
	補助手段の導入の効果	実物やジェスチャー，漢字単語をみせることで，理解が促進される
表出面	言語手段	随意的な発声はうなり声のみ．偶発的に「そうそう」ということがある
	非言語手段	頷きはあるが，首を横に振って否定の意思を示すことはない．自ら指さしたり，ジェスチャーで示したりすることもない
コミュニケーションの図りやすさ		意思を読みとるためには，常に受け手側が状況に応じて質問を工夫したり，実物をみせたりして確認する必要がある

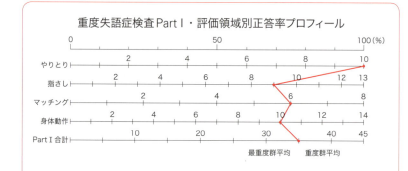

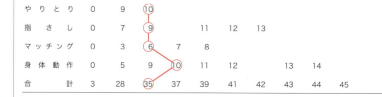

【図2】 重度失語症検査プロフィール[3]

第2節｜失語症患者のコミュニケーション障害の診かた

【表5】 評価のまとめと介入プログラムの立案・実施

評価のまとめ	介入対象となる問題点	介入方法
●自発的な意思表示は，言語手段・非言語手段ともみられず，応答的である（面接3）〔やりとり〕	自発的な意思表示の欠如	●物品の操作や指さしなどを通じて，周囲への自発的な働きかけができるようにする 簡潔なことばかけと，操作や指さしが行えた時の正のフィードバックが重要である
●発声はうなり声や偶発語で，随意的な発声はみられない．挨拶語の斉唱を促すと語尾のみ，口型模倣をすることができる（面接2）〔身体動作〕 ●指さしは模倣することはできるが，自ら指さすことはない（指さし） ●「はい―いいえ」の質問にはすべて頷き，「いいえ」の反応ができない（面接3）〔やりとり〕	意図的な発声困難	●口型模倣がしやすい母音や「おーい」「おはよう」などの斉唱ができるようにする ●リハビリ室の方向や自分のベッドなどの指さしを促していく 目的）机上課題よりも，実際の場面での指さしを促し，日常生活場面で使えるようにしていく 目的）故意に間違った方向に車椅子を押す，食事の時の声かけで，甘いものに「しょっぱいね」と声をかけるなどのSTの誤りに「いいえ」の反応を引き出す
●指差しやジェスチャーを理解して，簡単な指示に従うことができる（指さし）	重度の理解障害	●言語理解が重度に障害されているため，多種の感覚入力を利用しながら，意味システムに働きかける 目的）図形の型はめ，絵カード分類などの非言語課題を通じて，概念の操作をさせる
●右側へ注意が向かず，外界への興味も乏しい．働きかけに対しては5分程度，注意が持続する（面接1）	精神機能高度低下 右半側空間無視 注意障害	目的）非言語的な認知課題を通じて右側へ注意を向けることや課題を遂行する集中力に働きかける
●全粥ととろみのついた刻み食を3食全介助で食べている．水分はとろみをつけて，吸飲みから介助で飲むことができる（面接5-①）	嚥下障害	●嚥下障害があるが，食形態を工夫することで経口摂取可能である．今後は自力摂取へ働きかけていく 目的）左手で持って食べられるバナナやお菓子を使って，自発的に「食べる」行為ができるように働きかける 目的）妻に食べ物を用意してもらい，妻から「おやつ」を食べるように働きかけてもらう．妻を共同援助者と位置づけることで，妻の効力感を高める

〔　〕内は重度失語症検査評価領域を示す

　本症例は，精神機能も高度に低下しており，右半側空間無視や注意障害も合併しており，最初から言語課題を導入することは困難であった．したがって，精神機能や認知機能に対する介入から行った．その際に，摂食嚥下機能への働きかけが有効であった．

そのほかのアプローチ方法について知りたい時に
①重度失語症へのアプローチ方法について
- 鈴木　勉編：重度失語症の言語訓練，三輪書店，2013．
- 竹内愛子編：失語症臨床ガイド，協同医書出版社，2003，pp68-76．
- 鈴木　勉編：失語症訓練の考え方と実際，三輪書店，2010．

文献
1) 太田富雄・他：急性期意識障害の新しいgradingとその表現法（いわゆる3-3-9度方法），第3回脳卒中の外科研究会講演集，1975，pp61-69．
2) 堀田牧子：回復期病棟における訓練，重度失語症の言語訓練（鈴木　勉編），三輪書店，2013，pp73-97．
3) 竹内愛子・他：重度失語症検査，協同医書出版社，1997．

■執筆：目黒　文

症例5 Case1　超皮質性失語：超皮質性感覚失語
69歳，女性

医学的診断名：脳腫瘍（左側頭葉〜頭頂葉）（図1）
発症からの経過：1か月くらい前から物の名前がいえないことがあることに家族が気づき，脳外科医院を受診した．MRIで脳腫瘍を疑われ，当院を紹介され，手術目的で入院した．脳腫瘍摘出術前は中等度の健忘失語を認めた．摘出術後，失語症の悪化を認め，術後2日目にリハビリ再開の指示が出された．

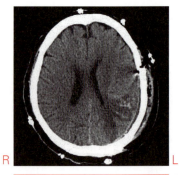

【図1】　CT画像（術後2日目）

1 ｜ 情報収集〜初回面接の方針決定のプロセス（表1）

【表1】　情報収集したことと初回面接の方針

	情報収集したこと	推測される障害と初回面接の方針
情報1	**発症からの経過**：脳腫瘍摘出術後，2日目	①術後のため，全身状態を確認しながら介入する必要がある ②失語症の悪化があるため，術前と比較しながら介入する必要がある ③スクリーニングを実施し，医師に早急に言語所見を報告する必要がある
情報2	**指示箋**：「失語症の評価および訓練」依頼	①主治医も失語症の悪化を認めている
情報3	**CT所見**：左側頭葉から頭頂葉にかけて腫瘍摘出後のスペースを認める	①失語症はウェルニッケ失語か超皮質性感覚失語と推察される
情報4	**安静度の指示**：ベッド上安静．ギャッジアップは90度まで許可	①ギャッジアップしての会話や動作は可能
情報5	**家族構成**：長男夫婦と孫との4人家族	①家庭内でも役割をもって自立した生活を送っていた
情報6	**元職**：会社員で経理を担当 **家庭内役割**：主婦	

2 ｜ 初回面接で観察されたこと

　情報収集したことから，症例はウェルニッケ失語か超皮質性感覚失語であることが推察された．そのため，初回面接ではどの程度会話を理解できるのか，超皮質性感覚失語の特徴である反響言語や補完現象はあるのか，自己の言語障害に対する気づきはあるのか，など失語症の特徴を把握する視点から観察を行った（表2）．

【表2】 初回面接（術後3日目）で観察されたことと所見

	観察されたこと	所見
面接1	**コミュニケーション態度**：礼節は保たれているが、表情はぼんやりしており応答的に話す	①まだ軽度の意識障害があると考える
面接2	**言語面の評価（発話面）**：発話は流暢であり、構音もスムーズでプロソディの障害もなく、文レベルの発話が認められる．しかし、自ら話し出すことは少なく、質問に対し応答的に答える 基本情報は氏名のみ正答する．「お体の具合はいかがですか」の質問に対し、「お体の具合はいいです」と答えるなど、補完現象が認められる	①流暢な発話で話す速度やイントネーションの異常はない．発話量は多量ではなく、むしろ少ないくらいである．喚語困難や質問の一部を取り込んだ補完現象を認める ⇒①の所見は、超皮質性感覚失語の特徴と一致する
面接3	**言語面の評価（理解面）**：挙手や閉眼などの口頭指示に従える．STをみて起き上がろうとするので、「まだ安静ですよ」と静止すると、「安静って…何でしたか」と戸惑ったように尋ねる．また、話題を転換すると理解が困難になり、同じ話題や質問を繰り返す必要がある	①聴覚的理解は簡単な質問内容がわかる程度で、中等度以上の障害がある ②単語の語義理解の障害が認められる．話題の転換で、理解障害が明らかになる ⇒①②の所見は、超皮質性感覚失語の特徴と一致する
面接4	**言語面の評価（書字）**：氏名は書けるが、住所は都市名を書くこともできない．都市名をヒントとして与えても続けて書くことはできない	①書字の障害も重度であり、自分でも文字が書けないことがわかる
面接5	**麻痺の有無**：明らかな麻痺は認めないが、筋力低下、耐久性の低下を認める	①易疲労があると考える
面接6	**自己の言語障害に対する気づき**：「これがだめになりました」と口を押え、話せないことを訴える	①超皮質性感覚失語の場合には喚語困難の自覚はあるが、理解障害には気づきにくい

3 | 情報収集〜初回面接の問題点の整理と評価計画の立案（表3）

　超皮質性感覚失語は、意味理解障害が著明で、発語も喚語困難が強く復唱のみが良好で、反響言語や補完現象がみられることが特徴である．重度の場合にはSLTAの「単語の理解」も中止基準になることもあるが、復唱がどの程度できるか調べることは必要である．

【表3】 情報収集〜初回面接の問題点の整理と評価計画の立案

	問題点	根拠となった所見	評価計画
#1	超皮質性感覚失語があり、状況理解はよいが、話題転換があると理解できなかったり、単語が理解できなかったりする	面接3-①②	●状況理解がよいが、確実に理解してもらうため、ジェスチャーやキーワードを漢字で示してもらうように治療スタッフに話す ●安静度に合わせて、失語症検査を施行する
#2	喚語困難が強く、自分の意思を伝えることができない	面接2-①	●治療スタッフには、状況から要求を推察して「はい―いいえ」で答えられる質問をしてもらう
#3	手術後に言語障害が悪化したことに気づいており、悲観的である	面接6-①	●受容的に接することで、心理的な安定を図る ●文字や絵などを提示しながら身近な話題に関する自由会話を行う

4 │ 評価のまとめと介入プログラムの立案・実施

超皮質性感覚失語の介入について，各モダリティ別に簡単に述べる．

①**聴く**：意味システム自体の障害が重度であり，聴覚的理解が不良である．はじめに絵カードの分類など非言語的な意味理解課題を行って，次第に言語を中心とした意味理解訓練を実施するとよい．

②**話す**：呼称課題は困難なことが多いので，前刺激として保たれている復唱や音読を利用するとよい．

③**読む**：読解は漢字単語が仮名単語よりもよいことが多い．漢字単語の理解がよいとコミュニケーション補助手段として利用できるので，まず漢字単語の理解の改善を図るとよい．

④**書く**：漢字・仮名ともに障害が重度のことが多いので，簡単な写字から始める．

症例のSLTAプロフィール（術後15日目）（**図2**）と，評価のまとめと介入方法（**表4**）を示す．

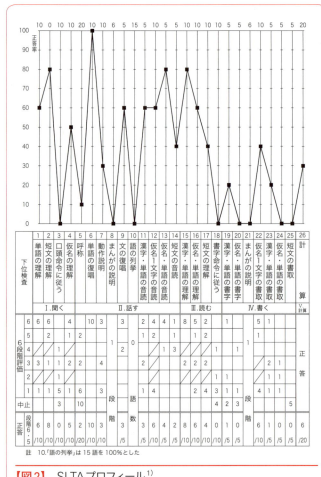

【図2】　SLTAプロフィール[1]

【表4】 評価のまとめと介入プログラムの立案・実施

評価のまとめ	介入対象となる問題点	介入方法
高頻度語の単語でも理解できないことがあるが，文脈を手がかりとして理解がよくなる〔1, 2〕	理解障害	●**単語の意味理解訓練**[*1]： ・異なるカテゴリーの高頻度の絵カード6枚のうちから聴覚的に提示した単語1つを選択させる ・理解できない場合には，属性や条件などを含んだ文章（例えば「赤くて小さい苺」）をヒントとして与える
名詞の喚語困難が強く，動作説明も困難である〔5, 7〕が，復唱が良好で〔6, 9〕，補完現象も認められる	喚語困難	●**喚語訓練**[*2]：呼称できない場合には，#1でヒントとして用いた文章を再度ヒントとして利用する（例えば「赤くて小さい？」），それでも正答できない場合には，文字カードを示して音読させる
読解も漢字・仮名ともに単語レベルで障害がある〔15, 16〕が，仮名単語の音読は読解よりも良好である〔11, 13〕	読解障害	●**読解訓練**[*3]：[*1, 2]で使用した絵カードと文字カードをマッチングさせる
書字も自発書字・書き取りともに重度の障害がある〔19〜25〕	書字障害	●**書字訓練**：自発書字・書き取りは困難なため，[*1, 2, 3]で使用した漢字・仮名単語の写字をさせる
計算も重度に障害されている〔26〕	計算障害	●**計算**：正答できる1桁同士の加算と九九レベルの乗算をさせる
右半側空間無視があるための数値の低下で，平均的な知的機能は保たれていると考える（Kohs立方体組み合わせテスト：得点28，IQ 64，右側の構成に時間がかかった）	右半側空間無視	●**書字訓練**：自発書字・書き取りは困難なため，[*1, 2, 3]で使用した漢字・仮名単語の写字をさせる 目的）右側の漢字を左側に書き写すことで視空間の認知を促す
手術後に症状が悪化したこと，喚語困難が強く意思を伝えられないことで，悲観的な訴えが強い（情報1-②，面接6）	不安感	●**自由会話**：訴えの傾聴を行いながら，本人の気持ちを家族やほかのスタッフに伝えていく 目的）本人の趣味や生活歴などを話題にした自由会話により，気分転換を図るとともに，会話の成立による達成感を与える

〔　〕内はSTLAの下位検査の番号を示す

　本症例は重度の超皮質性感覚失語で，脳腫瘍の摘出術後に失語症状が悪化した．本人にも症状の悪化についての自覚があって，不安感を強く訴えたため，心理面に配慮しながら介入した．障害は各モダリティにおよんでいるため，残存能力を活用するように配慮した．

症例5 Case2 超皮質性失語：超皮質性運動失語
55歳，男性

医学的診断名：脳梗塞（左前頭葉内側面）（図1）
発症からの経過：仕事中に右上下肢の麻痺が出現し，救急車で当院に搬送された．

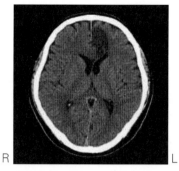

【図1】 CT画像（発症当日）

1 | 情報収集〜初回面接の方針決定のプロセス（表1）

【表1】 情報収集したことと初回面接の方針

	情報収集したこと	推測される障害と初回面接の方針
情報1	**発症からの経過**：発症後，3日目	①急性期のため全身状態を確認しながら介入する必要がある ②症状の変化が著しい時期なので，日々の変化に着目する必要がある
情報2	**指示箋**：「失語症の評価および訓練」依頼	①主治医も失語症を疑っている
情報3	**CT所見**：左前頭葉内側面に梗塞巣認める	①失語症は超皮質性運動失語と推察される
情報4	**安静度の指示**：トイレまでは歩行可	①ギャッジアップしての会話や動作は可能
情報5	**家族構成**：夫婦と長男の3人家族	①家族の不安も大きいと思われ，家族にも受容的に接する
情報6	**職業**：工場勤務	①職場復帰ができるかどうかを見極める必要がある

2 | 初回面接で観察されたこと（表2）

【表2】 初回面接（第3病日）で観察されたことと所見

	観察されたこと	所見
面接1	**コミュニケーション態度**：礼節は保たれているが，表情はぼんやりしており応答的に話す	①まだ軽度の意識障害があると考える
面接2	**言語面の評価（発話面）**：構音の歪みやプロソディの障害もないが，自発語は単語から句レベルの短い発話で，自ら話し出すことはほとんどない．「おはようございます」との挨拶に「おはようございます，ございます」と答える	①話す速度やイントネーションの異常はないが，自発話は非常に少なく非流暢な発話である ②反響言語や質問の一部を取り込んだ補完現象を認める ⇒①②の所見は，超皮質性運動失語の特徴と合致する
面接3	**言語面の評価（理解面）**：質問には応答的に答えるが，正答する．簡単な指示にも従える	①聴覚的理解は会話レベルまで保たれている印象を受ける ⇒①の所見は，超皮質性運動失語の特徴と合致する
面接4	**言語面の評価（書字）**：住所・氏名は誤りなく書くことができる	①書字は精査が必要である
面接5	**麻痺の有無**：右上下肢に軽度の麻痺を認める．右手は常に何かを掴んでいる	①右手に本態性把握反応がある
面接6	**自己の言語障害に対する気づき**：「特に困らない」と答える	①軽い意識障害もあるためか，病識に乏しい

3 | 情報収集〜初回面接の問題点の整理と評価計画の立案（表3）

超皮質性運動失語の場合には，発話量の減少に注目することが必要である．呼称能力は比較的保たれるため，SLTAなどの検査成績と自発話の解離が大きいことを見逃さないようにすることが重要である．

【表3】 情報収集〜初回面接の問題点の整理と評価計画の立案

	問題点	根拠となった所見	評価計画
#1	超皮質性運動失語があり，自発語が少ない	面接2-①②	● 治療スタッフには，「はい―いいえ」で答えられる質問をしてもらう ● 安静度に合わせて，失語症検査を施行する
#2	意識障害がある	面接1-①	● 活動を促し，精神機能賦活を図る

4 | 評価のまとめと介入プログラムの立案・実施

超皮質性運動失語の病像は均質でないことが指摘されており，その患者の病像に合わせた介入が必要である．その際には，山鳥[2]が指摘した3つのタイプ，①基底に全般的な発動性の低下があるもの，②発動性は保たれているが，発話を開始するメカニズムに障害があるもの，③文法の障害が目立つもの，という分類を参考にするとよい．

症例のSLTAプロフィール（第10病日）（図2）と，評価のまとめと介入方法（表4）を示す．

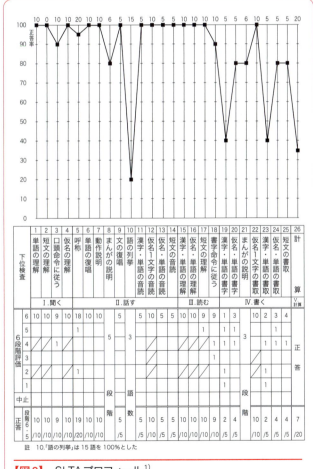

【図2】 SLTAプロフィール[1]

【表4】 評価のまとめと介入プログラムの立案・実施

評価のまとめ	介入対象となる問題点	介入方法
●呼称課題では喚語困難を示さない〔5〕が，語想起では3語と著しい障害を示す〔10〕．まんがの説明では，発話開始に時間がかかり，パターン化された発話形式の利用が認められる〔8〕（表5） ●自由会話では補完現象や反響言語，保続を認める（面接2-①②）	言語発動性低下としての表出能力の低下	●**4コマまんがの並べ替えと説明**：4コマまんがをバラバラに切り取って提示し，ストーリーを考えさせて，コマを並び替えさせる．そのあとで説明させる（図3） ●**喚語訓練（しりとり）**：STと交互にしりとりをする．カテゴリーや語頭音を提示しての語の列挙は難しいため，負担の少ない課題にした
●書字では，複雑な漢字の想起困難を認める〔19, 23〕	漢字の想起困難	●**書字訓練**： ・仮名文字で提示した漢字を書かせる ・中卒で工場勤務であり，難しい漢字は使わなかったことも考えられるので，日常よく使用する漢字を問題として選ぶ
●精神機能は軽度低下があると考える（Kohs立方体組み合わせテスト：得点31，IQ 66．右手にもった積み木を離すことができず，左手で積み木をとろうとする行動がみられた）	精神機能低下	●パズルや迷路など，非言語的な課題をさせることで，注意・認知・行動面に働きかける 目的）エラーレス課題にして，達成感をもたせる
●発動性が低下しており，日中は臥床していることが多く，働きかけにはゆっくりと応じる（面接1）	発動性の低下	

〔　〕内はSTLAの下位検査の番号を示す

【表5】 症例の「まんがの説明」でみられた反応

・・・・・男の人がいます．・・・・・散歩，さんさんさんと散歩して・・・・・そしたら突然風が吹いてきて，帽子を飛ばされて・・・・・ころころころころころと転げて海へ落ち・・・・・持っていた杖で海の中から帽子を拾っておしまい，<u>めでたしめでたし，いきがポーンとさけたとさ</u>（下線部はこの症例の出身地の民話の終わりの決まり文句）

本症例は，SLTAの成績に比して，自発語が非常に少ないだけでなく，生活全般で自発性の低下が認められた．錯語や統語構造の障害を認めなかったことから，Luriaの力動性失語に近いと考え，認知・注意課題を中心に介入した．

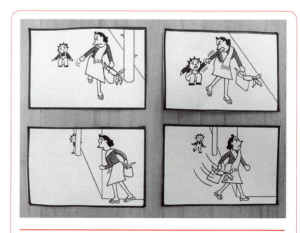

【図3】 4コマまんがの並べ替えと説明[3]

（鈴木 勉，2010）

そのほかのアプローチ方法について知りたい時に
①超皮質性感覚失語のアプローチ方法について
- 堀田牧子：失語症言語治療の進め方．脳卒中後のコミュニケーション障害（竹内愛子・河内十郎編），改訂第2版，共同医書出版社，2012，pp336-341．
- 種村　純編：失語症Q＆A，新興医学出版社，2013，pp137-139．

②意味理解へのアプローチ方法について
- 竹内愛子編：失語症臨床ガイド，協同医書出版社，2003，pp118-121．

③語産生のアプローチ方法について
- 竹内愛子編：失語症臨床ガイド，協同医書出版社，2003，pp90-94．

文献
1) 日本高次脳機能障害学会（旧日本失語症学会）編：標準失語症検査，新興医学出版，1997．
2) 山鳥　重：神経心理学入門，医学書院，1985．
3) 鈴木　勉編著：失語症訓練の考え方と実際─新人STへのヒント─，三輪書店，2010，p32．

▌執筆：目黒　文

第2章

認知症にみられるコミュニケーション障害

第2章 認知症にみられるコミュニケーション障害

第1節 医学的知識の整理

1. 認知症の定義

　認知症とは，特定の疾患ではなく，症候群あるいは状態像を指す用語であり，その定義は，「一旦正常に発達した知的機能（記憶・言語・行為・認識・遂行機能など）が，後天的な脳の障害により，複数の領域にわたって持続的に低下し，そのために日常生活や社会生活上に支障をきたしている状態」と表現される．国際的に頻用される診断基準としては，世界保健機関による『国際疾病分類 第10版』（ICD-10）や，米国精神医学会による『精神疾患の診断・統計マニュアル 第5版』（DSM-5[注1]）があり，それらにおける認知症の定義も，大筋では上述のものに一致している．ただし，現実の臨床場面においては，認知症の診断と，認知症を呈する疾患（認知症疾患）の診断については乖離が生じうる．例えば，定義によれば，知的障害者は認知症と診断しえないことになるが，実際には知的障害者もアルツハイマー型認知症などの認知症疾患を発症することがある．また，認知症疾患により発症の様式が異なっており，ごく病初期においては，記憶障害や言語障害など単一の領域の認知機能障害にとどまる場合や，歩行障害などの身体症状から発症する場合もありうる．さらに，個人がもともと社会や家庭内においてどのような役割を果たしていたかによって，どの程度の認知機能の障害でそこに支障が生じてくるのかが異なる．このように，前述の認知症の定義を満たしていなくても，認知症疾患の罹患が疑われる状態があり，認知症疾患の早期診断が重要視される中，認知症の前駆状態を表す概念が複数提唱されてきている．

　認知症の前駆状態に相当する概念として代表的なものが，軽度認知障害（mild cognitive impairment：MCI）である．その具体的な定義や概念については変遷があったが，「本人あるいは周囲の人間から認知機能低下に関する訴えがあり，それが検査により客観的に確認されながらも，基本的な日常生活機能は正常である状態」を指すと考えてよい．現在MCIは，記憶障害の有無によりamnestic MCIとnon-amnestic MCIに，そしてそれぞれがsingle domain（認知機能低下が単一の領域のみにとどまる）とmultiple domain（認知機能低下が複数の領域にまたがる）に分類されている．

2. 認知症の疫学

　わが国においては，全国調査による認知症の有病率は示されていない．平成21年度から平成24年度にかけて，厚生労働研究班によって実施された調査の報告[1]によれば，65歳以上の高齢者における認知症有病率は推計15%とされている．また，同報告によれば，臨床診断が明らかなものの疾患別内訳として，アルツハイマー型認知症（AD）が67.6%を占め，次いで血管性認知症（VD）が19.5%，レビー小体型認知症（DLB）が4.3%であった．認知症の大部分を占めるADに

[注1] DSM-5：「Dementia」という診断名が避けられ，かわりに「Major Neurocognitive Disorder」が従来の認知症に相当するものとなったが，必ずしも複数の神経認知領域の障害を必要条件としないなど，以前のDSM-IV-TRやICD-10に比べると，定義が拡大された．そのため，日本語訳では，以前の定義による認知症と区別するため「認知症（DSM-5）」と表記されることになった．同様に，「Minor Neurocognitive Disorder」は後述する軽度認知障害に相当するが，日本語訳では「軽度認知障害（DSM-5）」とされた．

ついては，疫学研究により確認されている危険因子として，年齢（高齢になるほど発症しやすい）や性別（女性のほうが発症しやすい）が知られており[2]，認知症全体としても同様の傾向を示している．高齢化により，わが国における認知症の患者数・有病率は，今後も増加することが見込まれている．

3. 認知症の分類

主な認知症疾患の分類を表1に示す．

神経変性疾患とは，神経系において，ある特定の細胞群が障害され脱落していく疾患群であり，共通する病態として，脳内に異常な構造をもつ蛋白質が凝集・蓄積していることが，病理学的に確認されている．例えば，ADの場合，βアミロイドおよびリン酸化タウという2種類の蛋白質の蓄積が認められ，DLBにおいては，αシヌクレインという蛋白質が，病名の由来であるレビー小体という神経細胞内の異常構造物の主成分であることがわかっている．以下に，認知症疾患として代表的な神経変性疾患について，簡略に説明する．

もっとも頻度の多いADは，潜行性に発症し，慢性的な経過で緩徐に進行する．中核となる症状は記銘力障害，見当識障害，そして遂行機能障害である．特に病初期においては，近時記憶障害や時の見当識障害が目立つのが典型的である．抑うつや情動不安定，易怒，妄想などの精神症状を呈することも多いが，家族性のものや若年発症のものを除けば，高度ADに至るまで，局所神経症候を認めることはまれである．

認知症を呈する神経変性疾患として，ADに次いで多いとされるDLB[注2]は，動揺性の認知機能障害，幻視，パーキンソン症状を特徴とする．

神経変性疾患の中でも，コミュニケーション障害という観点から重要な疾患群として，前頭側頭葉変性症（frontotemporal lobar degeneration：FTLD）がある．これは，前頭側頭葉の限局性萎縮を特徴とする，非アルツハイマー型の認知症疾患群全体を指し示す最上位概念として，1996年に提唱されたもの[3]である．FTLDは，潜行性に発症して緩徐に進行するが，ADと異なり65歳以前の発症が多く，臨床的に，①前頭側頭型認知症（frontotemporal dementia：FTD），②進行性非流暢性失語（progressive nonfluent aphasia：PNFA），③意味性認知

注2）DLB：認知機能障害が，パーキンソン症状に先行したもの，あるいはパーキンソン病診断確定後1年以内に出現したものを「DLB」，パーキンソン病診断確定後1年以上たってから出現したものを「認知症を伴うパーキンソン病」と呼ぶが，病理学的には両者に違いはなく，単一の疾患単位と考えられるため，本文ではDLBで代表することとした．

【表1】 認知症の原因となりうる疾患および病態

神経変性疾患	アルツハイマー型認知症，レビー小体型認知症，前頭側頭葉変性症，進行性核上性麻痺，皮質基底核変性症，Huntington病など
脳血管障害	脳出血，脳梗塞など（血管性認知症）
感染症	脳炎，梅毒（進行麻痺），エイズ，プリオン病（クロイツフェルト・ヤコブ病など）
外傷性疾患	脳挫傷，慢性硬膜下血腫など
その他中枢神経系疾患	正常圧水頭症，脳腫瘍，低酸素脳症，多発性硬化症，神経ベーチェット病など
身体疾患および状態	内分泌疾患（甲状腺機能低下症や副甲状腺機能亢進症など），中毒・栄養障害（アルコール中毒やビタミンB_{12}欠乏症など），慢性的な臓器不全（心不全，呼吸不全，腎不全など）

症（semantic dementia：SD）に下位分類される．FTDは，人格・行動・情動の障害が記銘力障害に先立って出現し，自己保清能力の低下や常同的行動，融通の利かなさや脱抑制，食行動異常により，社会生活の障害が早期から目立つのが特徴である．また，自発語の減少あるいは多弁，常同的発語や保続といった，前頭葉機能との関連が強い言語の障害を認める．一方，非流暢性の表出性言語障害（構音が歪み，音のつながりが悪くなる）が病初期から目立つPNFAは，左大脳弁蓋部から上側頭回の障害と関連し，意味障害（言葉の意味理解や対象物の同定障害）が病期を通じて主症状となるSDは左側頭葉前方の障害と関連している．ちなみに，神経変性疾患に伴う進行性失語症の臨床的な分類という観点から，原発性進行性失語（primary progressive aphasia：PPA）という概念が提唱されており，最近では以下の3型に分類される：①非流暢/失文法型（nonfluent/agrammatic variant），②意味障害型（semantic variant），③logopenic型（logopenic variant）[4]．前2者は，それぞれ前述のPNFA（①），SD（②）に相当するものと考えてよいが，logopenic型は，喚語障害による自発語の遅滞はあるが失文法はないのが特徴で，原因疾患としてはADが多いとされる．FTLDの臨床的下位分類にせよ，PPAの分類にせよ，いずれも臨床的な症候群としての分類であり，その背景となる疾患・病理は多彩かつオーバーラップしている[注3]．

表1に示した以外にも，認知症あるは認知症様の症状をきたしうる疾患は数多くあり，複数の背景疾患や病態が併存することもありうる．

4. 認知症の臨床診断

認知症臨床診断の流れを図1に示す．認知症の原因疾患として最も多いADの診断に至るまでには，他の数多くの疾患・病態を除外しなければならないことに気づくであろう．特に，図中★印で示したレベル以前の診断プロセスは，適切な治療や対処によって認知症症状の明確な改善が期待できる疾患の鑑別が含まれているために，非常に重要である．一方，それ以降のレベルの鑑別診断は，現実的には困難なことが少なくない．VDの診断についていえば，脳のどの部位にどの程度の大きさの病変があれば，認知症の原因として十分条件なのかという疑問に対して，明確な結論が得られていないことが診断上大きな問題となっている．また，多くの神経変性疾患は，その確定診断にあたって病理学的検索が必要である．

とはいえ，ADを前駆期のうちに一定の確度で診断して治療を開始することは，現在非常に重要視されており，図の最初の段階で鑑別されるMCIについても，それ以降の鑑別診断のプロセスを認知症患者と同様に適用することが，専門の医療機関では一般的になりつつある．

以下に，実臨床において利用される診断技法および検査について説明する．

1────問診

認知症の診療においては，家族あるいは介護者から情報を得ることが重要となる．認知症に関係する現病歴や家族歴にとどまらず，教育歴や職歴を含む生活歴，現在治療中の身体疾患や服用中の処方薬について明らかにしておく．本人への問診は，家族から得られた情報との相違や，病識の有無，さらに言語障害の有無などにより，

注3）近年，神経細胞内に蓄積する異常蛋白質の種類により，FTLDを病理学的に分類するための新知見が蓄積されてきている．今後は，こうした病理学的な分類に対応する形での，臨床分類や診断基準の見直しが期待されている．

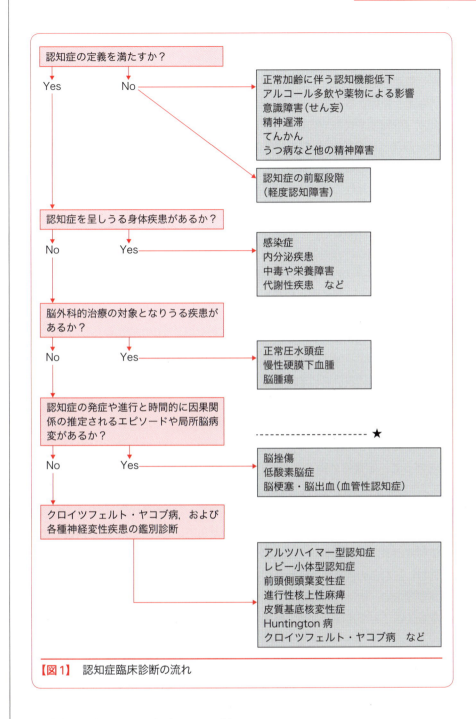

【図1】 認知症臨床診断の流れ

認知障害を評価するのに役立つことが多い．

2──スクリーニング検査

　国際的に広く用いられている認知症のスクリーニング検査として，Mini-Mental State Examination（MMSE）があるが，わが国では，長谷川式認知症スケール（HDS-R）も頻用されている．両者は共通あるいは似通った検査項目を含み，同様に有用であるが，これらのみで認知症の有無を判断することはできない．

3──身体的診察

　一般的な身体所見は各種身体疾患の鑑別診断に，また，神経学的診察による局所

神経症状の有無とその内容はVDや神経変性疾患の鑑別診断において有用な情報となる．

4　血液検査

身体疾患が原因となる認知症の鑑別に必要である．検査項目としては，血算，一般生化学（肝機能や腎機能の指標），電解質，血糖およびヘモグロビンA1c，アンモニア，血沈，ビタミンB_1およびB_{12}，甲状腺ホルモンおよび甲状腺刺激ホルモンなどが基本的なものであるが，より詳細な鑑別診断のためには，各種薬物の血中濃度や重金属（薬剤性の認知機能低下や中毒），腫瘍マーカー（脳腫瘍），各種ウイルス抗体および梅毒反応（感染症），各種自己抗体（自己免疫性疾患）などの測定も必要となることがある．

5　生理検査

心電図や心エコー（心不全），呼吸機能検査（呼吸不全），脳波検査（意識障害やてんかん）などが，必要に応じて行われる．

6　画像検査

呼吸器疾患や腫瘍の検索のため，胸腹部エックス線やCTが施行される．MIBG心筋シンチグラフィーは，DLBの鑑別診断に有用な画像検査である．

認知症補助診断に用いられる脳画像として，CTやMRIが頻用される．特にMRIは，CTよりも形態学的な情報量が多く，脳血管障害，慢性硬膜下血腫，正常圧水頭症，脳腫瘍，脳炎，多発性硬化症などの疾患の鑑別や，神経変性疾患における脳萎縮の評価に有用である．近年は，voxel-based morphometry（VBM）という手法を使って，定量的に脳の各部位の萎縮を評価することが可能となっており，ADの早期診断支援に利用されている．

脳血流SPECTやFDG-PETは，血流量（SPECT）や糖代謝（FDG-PET）の分布を視覚化することにより，脳機能を画像としてみることのできる検査である．神経変性疾患は，脳の機能低下部位の分布パターンが疾患ごとに異なることが知られており，これらの検査が鑑別診断の補助となりうる．また，これらの検査で得られた測定画像に，統計学的な処理を加えて解析することで，より鋭敏に病的な機能低下を捉えることが可能となり，結果として診断確度が向上することが期待されている．

変性疾患の特徴である，異常な蛋白質の蓄積を視覚化することで，さらに鑑別診断に有用な情報を得ようとする試みもなされている．現在すでに実用化されているのは，脳の各部位におけるβアミロイドの蓄積を描出することができるアミロイドPETであり，ADの診断に有用であることを示す知見が集積されつつある．また，タウ蛋白のイメージングも実用化に向かっている．

7　髄液検査

一般的な髄液検査は，主に脳髄膜炎の鑑別のために行われる．ADの補助診断として，タウ，リン酸化タウ，Aβ42といった蛋白質の濃度測定が，またクロイツフェルト・ヤコブ病の補助診断として，14-3-3蛋白やタウ蛋白の濃度測定が有用とされる．その他，神経梅毒や多発性硬化症などの診断に際しても，髄液検査が施行される．

【表2】 認知症診断における主な神経心理学的検査

知能検査	WAIS-III, Kohs立方体組み合わせテスト, RCPM
記銘力検査	WMS-R, RBMT, 三宅式記銘力検査, ベントン視覚記銘検査
前頭葉機能・遂行機能検査	FAB, WCST, BADS
失語症検査	SLTA, WAB, トークンテスト
うつ病評価スケール	SDS, GDS

8 ─── 神経心理学的検査

表2に，認知症診断において用いられる，主な神経心理学的検査についてまとめた．これらの検査は網羅的に施行されるものではなく，患者の病態に即して選択されるのが通常である．

> **次に読むとよいお勧めの文献**
> 日本神経学会監修：認知症疾患治療ガイドライン 2010，医学書院，2010．

文献
1) 厚生労働科学研究補助金認知症対策総合研究事業「都市部における認知症有病率と認知症の生活機能への対応」（研究代表者：朝田　隆）平成23年度～平成24年度総合研究報告書，2013．
2) 武田雅俊：認知機能障害を規定する因子と認知機能低下を防御する因子．脳21，**15**(2)：117-122，2012．
3) Snowden JS, et al.：Fronto-Temporal Lobar Degeneration: Fronto-temporal dementia, progressive aphasia semantic dementia. New York, Churchill Livingstone, 1996.
4) Gorno-Tempini ML, et al.：Classification of primary progressive aphasia and its variants. *Neurology*, **76**(11)：1006-1014, 2011.

■ 執筆：坂田増弘

第2章 認知症にみられるコミュニケーション障害

第2節
認知症患者のコミュニケーション障害の診かた

　認知症にはいくつかのタイプが存在するが，神経変性疾患などが原因で「認知機能の低下により日常生活に支障を来している状態」という点では共通している．そのため評価では，「どのような高次脳機能障害が生じているのかを検索する」というSTが日常行っている失語症や記憶障害の評価の枠組みをそのまま適用できる面もある．しかし，認知症の場合は，複数の高次脳機能障害が出現し，それらが絡み合って複雑な症状を呈するため，要素的な神経心理学的検査の結果の複合体として評価結果をまとめるだけでは十分とはいえない．さらに，生活面で起こっている問題や認知症の行動・心理症状（Behavioral and psychological symptoms of dementia：BPSD[注1)]）の有無や種類についても神経心理学的症状と合わせて双方向的にみていくことが大切である．

1. 認知症にみられるコミュニケーション障害の特徴

　認知症患者のコミュニケーション障害の要因を図1に示した．注意障害や見当識障害の影響はどのタイプの認知症においても現われやすい．アルツハイマー型認知症では話題を忘れてしまう，同じ話を繰り返すなどの記憶障害に起因する症状が早くから顕著となる．言語機能の障害は，原発性進行性失語の患者で目立つ．意味性認知症では語彙の理解・表出障害が早くから出現する．非流暢／失文法型では，統語の障害や発語失行症状が目立つ．アルツハイマー型認知症では，初期には喚語困難のため「あれ」「それ」が増える健忘失語のような症状，やがて復唱や音読は良

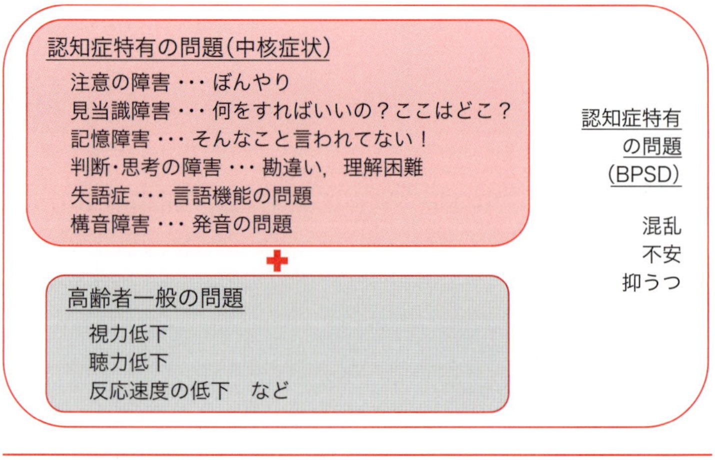

注1) BPSD：認知症の中核症状である認知機能障害（高次脳機能障害）に対して周辺症状と呼ばれてきた症状．精神症状（幻覚，妄想，抑うつなど）と行動障害（攻撃性，徘徊，暴言など）に分けられる．介護負担を増大させる要因であるが，薬物療法や適切なケアにより軽減することが可能である．

```
認知症特有の問題（中核症状）
　注意の障害　・・・ぼんやり
　見当識障害　・・・何をすればいいの？ここはどこ？
　記憶障害　・・・そんなこと言われてない！
　判断・思考の障害　・・・勘違い，理解困難
　失語症　・・・言語機能の問題
　構音障害　・・・発音の問題
　　　　　　＋
高齢者一般の問題
　視力低下
　聴力低下
　反応速度の低下　など
```

認知症特有の問題（BPSD）

混乱
不安
抑うつ

【図1】　認知症患者のコミュニケーション障害の要因

好で，統語の問題もないが意味理解に乏しい超皮質性感覚失語に近い状態に移行していく．音韻面や統語面は比較的保たれていることが多く，一見流暢に話しているが，記憶障害の影響も加わって，言われたことを忘れてしまったり，誤って解釈してしまったり，失敗を取り繕おうとして周囲とのトラブルにつながったりということが起こる．

これらの認知症特有の症状が重なって談話レベルの問題が生じる．Baylesら[1]は，重症度別にアルツハイマー型認知症患者の談話の特徴を挙げている．これを参考に談話レベルの障害をまとめてみると，軽度の場合は，一見通常のコミュニケーションが可能のようにみえるが，使用語彙や表現能力が減少するため，内容が空疎になる，話の辻つまが合わない，冗談や皮肉が理解できない，話題が逸脱するなどの特徴がみられる．中等度になると使用語彙はさらに減少し，複雑な内容の文や抽象的な表現の理解ができなくなり，表出面では繰り返しや逸脱がさらに増える．重度では，有意味な発話はほとんどなくなり，また，簡単な事柄の理解も困難となり，音声言語を用いた意思疎通が難しくなる．しかし，場面や自分の感情に見合った表情をすることや，介護者の気持ちを敏感に察するような相手の感情を読みとるような能力は最後まで残ることが多い．

しかし，周囲の人とのコミュニケーションがうまくとれなくなる要因はそれだけでない．視力や聴力の低下による情報不足や反応速度の低下など高齢者特有の問題，さらにBPSDが生じることで生まれる介護者との間の誤解やあつれきなどが影響を与える．コミュニケーションがうまくとれないことで，患者本人の精神的苦痛が増え，さらにBPSDが増え，いっそう家族との関係が悪化するという悪循環に陥ることも少なくない．ゆえに認知症の評価においては，高次脳機能障害を正確に評価するのはもちろん重要だが，それ以外の様々な要因についてもみていく視点が必要である．

2．情報収集・観察のポイント

認知症の診療では，情報収集と観察が特に重要である．認知症の各種診断基準に共通する事項として，「①何らかの認知機能障害があること，②その障害により日常生活に著しい問題が生じていること」が必ず含まれている．つまり，認知症の診断に際しては，①神経心理学的検査を実施して，認知機能の低下があることを確認すること，②問診や観察によって，日常生活上困難になっていることがあることを確認する必要がある．また介入の計画を立てる際にも，検査結果と問診や観察から得られた情報を合わせて，患者や家族の希望に見合った介入方法を検討していく．

入院中や施設利用中の患者の場合には，日常生活の行動観察や介護スタッフから，外来などに来る比較的軽度の患者の場合には，本人や家族から情報を収集する．行動観察の簡便な指標としては，CDR（Clinical Dementia Rating）やFAST（Functional Assessment Staging）がよく使用される．

これらの診断につながる指標は医師が病歴聴取を兼ねて使用することが多い．ただし，本人の認識と家族の認識が異なるような場合には，医師とSTがそれぞれから情報を聴取して，それらを重ね合わせて判断するという場合もある．例えば，

MCI[注2]で本人の訴えは強いが家族からみると生活上の問題に至っていないので気づかれないとか，アルツハイマー型認知症で記憶障害があるために質問への回答が誤っていたり，病識が欠如していたりという場合がこれに当たる．

　高次脳機能障害と直接関わるような生活上の問題については，STが丁寧に聴取し，検査結果と照合していく．生活歴について聞いていくことは，検査結果の解釈や介入の目的や手段を検討する際の有益な情報となる．教育歴，職業・職歴などは時系列に聞いていく．また現在の生活状況や趣味などについても聴取する．

　患者の心理面の状態やBPSDの有無を確認しておくことも重要である．面接中の表情や応答の様子から，コミュニケーション態度，感情表出の適切性，抑うつ症状の有無，病識などについて観察し，また家族からの情報も得るようにする．抑うつ症状がみられる場合には，SDS (self-rating depression scale)[注3]などの質問紙を用いて本人の自覚症状について把握する．またBPSDの評価には，日本語版BEHAVE-AD (Behavioral pathology in Alzheimer's disease)[注4]などを用いて家族から情報を得る．

　家族構成（キーパーソン），頼れる友人・知人などについて，また介護保険の利用の有無を確認し，利用しているは場合はサービスの種類，頻度などについても聞いておく．

　中等度以上の患者では，起居動作，整容，食事，排泄などの基本的ADLを中心にみていく．軽度患者ではこれらは比較的保たれていることが多いので，LawtonのInstrumental activities of daily living (IADL[注5]) Scaleなどを用いて買い物，金銭管理，服薬管理，交通手段を利用した外出などのIADLの問題に着目する．MCIではさらに高次の活動（仕事や趣味，交友関係など）にも広げて情報を得る．

　アルツハイマー型認知症の場合，加齢によるもの忘れとの区別がつかない状態から徐々に深刻な記憶障害へと症状が進展し，遂行機能障害などその他の高次脳機能障害を伴うようになる．「最近もの忘れがひどくなって…」と家族が述べることが多いが，丁寧に聞いていくと数年前には発症していたということも少なくない．まずは経過を遡って具体的なエピソードについて聞いていく．また生活面について聴取する場合には，個別の事情を考慮に入れて判断していくことが必要である．日常生活のスタイルは様々であり，「元々料理はほとんどしていない」とか，「外出はすべてタクシーなので（交通機関を使っての外出に問題ない）」ということもある．そのためIADLの質問表の質問項目通りに聞いていくだけなく，発症前と比べてできなくなっていないか，という視点を携えて質問していくことが大切である．

　コミュニケーション能力についてはSTがみていく．アセスメントの手順としては，まずコミュニケーションに影響を与える視力や聴力の問題がないかを確認し，会話を進めながら，情報の伝達度，理解面，表出面それぞれについて，有効な言語形式，質問形式，伝達手段を把握していく．「おかしなことをいう」「話が通じない」という訴えは，中等度以上の認知症患者の家族によくある訴えである．この場合，どのような場面で，どのようにコミュニケーション障害が生じるのか（人・場所・時間）について丁寧に情報収集し，先述のコミュニケーション障害の要因となる項目を一つひとつチェックしながら原因と対応方法を検討していく．

注2) **MCI**：軽度認知障害（mild cognitive impairment：MCI）は，認知症の前駆状態を表す概念である（46頁参照）．つまり，何らかの認知機能の低下があるが，日常生活上に目立った支障は生じていないため，認知症の定義には当てはまらない状態を指す．MCIの下位分類には，記憶障害が主症状であるamnesticタイプと，それ以外の認知機能の低下が目立つnon-amnestic タイプがある．このうち前者は「健忘型MCI」とも呼ばれ，アルツハイマー型認知症に移行する危険性が高い状態とみなされる．MCIは近年早期介入の対象として注目されてきている．

注3) **SDS (self-rating depression scale)**：Zungによって開発されたうつ病自己評価尺度．20項目の質問に4段階で回答し，40点未満＝抑うつ性乏しい，40点台＝軽度抑うつ性あり，50点以上＝中等度抑うつありと判定される．

注4) **日本語版BEHAVE-AD (Behavioral pathology in Alzheimer's disease)**：妄想，行動障害などADに特異的な精神症状を中心に7つの下位尺度25項目から構成され，0～3の4段階で重症度を判定する尺度．

注5) **IADL (手段的ADL)**：起居動作，移動，入浴，整容，食事などの基本的な生活活動（基本的ADL）に対して，電話の利用，金銭管理，買い物，食事の支度，遠方への外出などのより高次の生活活動を指す．

3. 評価のポイント

1——機能障害（表1）

　評価について重症度別にまとめた．認知症の総合的な検査バッテリーで標準化されているものは現在のところほとんどない．タイプ・重症度により，あらゆる高次脳機能障害が様々なパターンで生じうるため，まずはMMSEやHDS-Rなどのスクリーニング検査を的確に実施し，障害の有無や程度を見分ける．この際，視覚（視力，緑内障や白内障）や聴覚（難聴）の問題の影響の有無も見落とさないようにする．次に掘り下げ検査として**表2**のような必要最低限の各種高次脳機能検査を実施するのが現実的である．

　例えば，記憶障害が中心のアルツハイマー型認知症が疑われる患者では，より詳しい記憶検査を実施する．スクリーニング検査の単語課題では遅延再生までの時間が2〜3分と短いので，もっと干渉時間が長い場合の再生能力をみる必要があれば，ウェクスラー記憶検査（WMS-R）の「論理的記憶」や「言語性・視覚性対連合学習」の遅延再生課題を使用する．また，生活面での問題やリハビリの手がかりについて検索する目的であれば，リバーミード行動記憶検査（RBMT）を実施するなど，目的に合った検査を用いて検討する．また原発性進行性失語のように言語障害が前面に出ている患者の場合は，失語症検査などを優先して実施する．知的機能については，通常スクリーニング検査とレーヴン色彩マトリックス検査（RCPM）などの簡易検査で十分であるが，MCIで現職にある患者の場合には，推理力や判断力などについてより詳しくみるためにウェクスラー成人知能検査（WAIS-Ⅲ）のような詳細な知能検査の実施が必要となる場合もある．

　MCIや軽度の場合，スクリーニング検査では正常範囲と判定される場合もあるが，本人や家族から「生活上で困っている」という訴えがある場合は，スクリーニング検査では検出できない軽微な障害があることを疑い，掘り下げ検査で確認する．

【表1】 重症度別機能障害の評価

重症度[注6]	スクリーニング検査	各種掘り下げ検査	その他
MCI〜軽度	MMSE HDS-R など	記憶，言語，行為，認知，遂行機能，構音，知的機能（参与観察）	（詳細な知的機能）
中等度			摂食嚥下機能
重度			

【表2】 掘り下げ検査（認知症の高次脳機能障害を評価する代表的な検査）

評価する機能	代表的な検査
記憶	WMS-R，RBMT，三宅式記銘力検査，ROCFT（再生）
視空間認知・構成	ROCFT（模写），時計・立方体（模写），VPTA
言語	SLTA，WAB，D.D.2000，重度失語症検査，CADL
行為	SPTA
注意	ストループテスト，TMT-A・B，CAT
遂行機能	FAB，BADS
知的機能	RCPM，Kohs立方体組み合わせテスト，WAIS-Ⅲ
構音機能	AMSD，構音検査
摂食嚥下機能	改訂水飲みテスト，RSST

注6）**認知症の重症度**：認知症の重症度についての絶対的な指標はないが，行動観察尺度が広く用いられている．例えばCDRでは，記憶，見当識，判断と問題解決，社会生活，家庭生活および趣味，介護状況の6つの下位項目の観察事項の総合的判断から，「0：障害なし」「0.5：障害の疑いあり」「1：軽度障害」「2：中等度障害」「3：重度障害」とされている．MCIは，「同年齢の健常者に比して認知機能の低下が認められるが，認知症の診断基準を満たすほど重篤ではなく，日常生活を送るには支障はない状態」を指して使われている概念である．

重度の場合は机上での検査が困難であることも少なくない．その場合は，食事や軽作業などをともに行いながら，できること・できないこと，どのような手助けがあればできるかを探る参与観察の手法が有用である．

また，音声言語による通常の会話が困難である重度な場合には，コミュニケーション能力の評価が必要である．①応答できる質問形式：「いつ，どこ，誰」（Wh形式），「○○ですか，それとも□□ですか」（1/2選択形式），「○○ですか」（はい-いいえ形式）や，②有効な手段：音声，文字（漢字・仮名，サイズ），ジェスチャーなどについてみていく．この際，重度失語症検査の下位項目が参考になる．この情報は後述の「メモリーブック」[2]作成の際にも役立つ．

2───活動制限（表3）

問診や観察による生活面の情報収集の結果を活かし，患者にとって必要な生活活動を整理していく．具体的には，家族（MCIや軽度の場合には本人も含む）へのインタビューや問診表の内容とADLやIADLの評価結果とを照合しながら，①全くできなくなってしまった活動，②できているが何らかの手助けが必要な活動，③自力でできている活動，に大まかに整理してみる．その上で，①「できなくなった活動」の中でも少し前まではできていた活動や，ぜひ継続させたい活動，②「できている活動」の中で手助けが必要になっている活動については，より詳細に情報収集し，また神経心理学的検査の結果も合わせてみながら，どのような援助があればその活動を維持することが可能かについて検討する．③「自力でできている活動」については，それをできるだけ長く維持するためには今後どのような工夫や援助が必要となるのかについても疾患の進行を見越して早期から検討していく．この際，本人が「やりたい活動」は何かという視点を忘れてはならない．

最近では，携帯電話，タブレット型PCなどの電子機器を使い慣れた高齢者も多くなっている．これらは，MCIや軽度患者の場合，情報収集，コミュニケーションのツールとして重要であるだけでなく，アラーム機能やメモ機能を利用した生活援助機器としての利用も可能であるので，これらの機器の使用状況についても確認しておくとよい．

3───参加制約（表4）

患者や家族がこれまでどのような生活を送ってきたか，これからどのような生活をしていきたいか，またどの程度の人的・経済的負担が可能か，という情報も援助の方針を考える上で重要である．

重症度や本人・家族の希望，それまでの生活により千差万別であるが，MCI～軽度の患者であれば，仕事や趣味活動のリーダーなど社会的役割をもっていることも多い．障害をもちながらもそれらの活動を続けていくためには，本人の努力と周

【表3】 重症度別活動制限の評価

重症度	評価の着目点
MCI～軽度	仕事や社会的役割の遂行上での困難
中等度	家事や趣味活動での困難
重度	できることは何か？　やりたいことは何か？

【表4】 重症度別参加制約の評価

重症度	評価の着目点	
MCI～軽度	・これまでどのような生活を送ってきたか ・これからどのような生活を送っていきたいか	仕事や社会的役割を続けるためにはどのような支援が必要か，続けられない場合にはどのような引退の仕方がよいか，次に何をするか
中等度		家事や趣味活動を続けるためには，誰の，どのような支援が必要か
重度		適切な社会参加の場が提供されているか，適切な対応がなされているか

囲の理解・手助けが必要である．そのような環境が整っているかを検討する．また大きな失敗をしないうちに上手に引退するということを援助する場合もある．

　中等度の場合，IADLの問題が大きくなってくる．例えば，慣れた場所なら大丈夫でも，久しぶりに行った場所では道に迷ってしまうとか，自分の財布の管理は大丈夫でも銀行口座の管理は危うくなってくるなどの問題が生じる．また自動車の運転や火の始末など安全面の問題にも着目を要する．

　重度の場合は，自力でできる活動がますます減ってきて，介護保険などを利用した社会参加の機会が増えてくる．例えば，デイケアやデイサービスに通うようになった場合に，障害の特徴に見合った活動が提供されているか，コミュニケーションがうまくとれなくなってきた場合に，本人の意思を確認するための工夫がなされているかなどを確認していくことも大切である．

　根本的な治療法が確立されておらず，徐々に進行していく認知症の場合，患者本人および家族の障害受容は容易なことではない．病期や生活背景，性格など様々な要因が関連してくるので一概にはいえないが，MCIや軽度の患者の場合は，障害について適切な（場合によっては過度の）病識があり，自殺願望をもつことさえある．他方，進行した患者の場合には，家族が悲観的になり，虐待につながったりすることもある．抗認知症薬を用いた機能維持・改善，うつ症状に対する治療，カウンセリング，各種社会資源の活用など，種々の職種が連携して関わってサポートしていく．検査などで一対一で関わる機会が多いSTは，患者本人や家族の出す小さなサインを見逃さないようにして，他職種と情報を共有し，必要な支援に結びつける役割も期待される．

4. 介入のポイント

　多くが進行性の疾患であるため，長期的な視点をもった上で，今，何をすべきかということを考えていく．

1———訓練

　認知症患者では，新たな学習が困難であったり，病識の欠如や意欲の低下を伴ったりするため，機能訓練による改善は期待できないことが多い．そのためアプローチのポイントは，障害されている機能を再獲得させるのではなく，障害されていない（障害の少ない）機能を維持すること，障害された機能を代償的に補える技術やAACを導入することに注力すべきである．

ただし，MCIや軽度の場合には，認知リハビリの手法が有効であったという報告も散見される．般化は難しく，疾患の進行によって効果の維持も困難であることが多いが，人の顔と名前を覚えるなど，限定した事柄についての記憶トレーニングは有効かもしれない．

　先に挙げた携帯電話やタブレット型PCは持ち歩ける手軽なAACとなる可能性がある．例えば，日付がわからなくなったらみる（見当識障害），あらかじめスケジュールを入力し，予定の時間が来たらアラームが鳴るようにセットしておく（記憶障害），GPS機能（道に迷って帰れない際に家族が探す手段）といった使い方も可能である．その際，できるだけ使い慣れたものを継続使用することが大切である．

　「メモリーブック」[2]は，コミュニケーションのツールとして，記憶障害のある患者のトレーニングや思い出せない時の代替機能として役に立つ．患者自身から聴取した生活史・思い出を写真や絵などを貼って1冊のファイルを作るが，これを一緒に作っていく過程も大切な時間である．これまでの患者の人生を辿り共有する過程で，熱心に取り組んできたこと，好きなことなどを知ることは，ラポールの形成に役立ち，また介入のヒントを得ることにもつながる．

2 ── 生活の支援

　認知症の場合，家族への支援を含めた環境調整が非常に重要となる．検査の結果から障害されている機能と維持されている機能について丁寧に説明することは，「何もできなくなった」と嘆く家族への心理的援助にもつながる．さらに家族との関係が改善されることにより，本人のQOLも向上するというよい効果をもたらす．

　できていることはできるだけ継続できるように，単独での機器の使用やトレーニングが難しい場合は，どのような手助けをしたらよいかを検討する．家族が，「少しでも認知機能を改善させたい」と，計算ドリルやゲーム機器を用いたトレーニングを提案されることがある．またこれらをデイケアなどで導入している場合もある．このようなトレーニング法は，本人がそれを楽しみたいという希望があり，実際に楽しめるのであれば有効に働くが，強制されて行うのでは全く効果は期待できないので注意が必要である．

文献
1) Bayles KA, Tomoeda CK：The ABCs of Dementia 2 nd ed. Canyonlands Publishing, Inc. 1995（田中美郷監訳：痴呆症のケア入門．協同医書出版，2002）．
2) Bourgeois MS：Memory books and other graphic cuing systems；Practical communication and memory aids for adults with dementia. Health Professions Press, 2007.

■執筆：植田　恵

症例1 アルツハイマー型認知症
70歳代，女性

発症からの経過：数年前よりもの忘れが目立つようになり，最近では頼まれた用事を忘れることや薬を飲み忘れることが重なるようになった．また，料理の手順がわからなくなる，片づけられないなど，家事が十分にこなせなくなってきたため，心配した夫に連れられ，もの忘れ外来を受診した．

1 │ 情報収集～初回面接の方針決定のプロセス（表1）

【表1】 情報収集したことと初回面接の方針

	情報収集したこと	推測される障害と初回面接の方針
情報1	数年前よりもの忘れが目立つようになった	①数年前から記憶障害が出現している ⇒発症したおおよその時期を確認するため，もの忘れに気づいたエピソードについて夫に尋ねる
情報2	最近では頼まれた用事を忘れる，薬の飲み忘れが重なるようになった	①数年前に比べ，記憶障害が進行した ⇒夫に記憶障害に関する問診表を用いて，障害の具体例，程度を確認．本人にも同様の質問をし，病識を確認
情報3	料理の手順がわからなくなる，片づけられないなど家事が十分にこなせなくなってきた	①遂行機能障害により日常生活への支障が増大した ⇒ADL，IADLについての問診を夫に実施し，現在の能力を確認する．本人にも同様の質問をし，病識を確認
情報4	夫に連れられ来院	①キーパーソンの確認，その他の家族，友人や近隣の人との関係，介護保険等のサービスの利用状況について夫に確認 ②教育歴，職歴，現在の生活スタイル，趣味などについて本人および夫に聴取 ③心理面でも安定性やBPSDの有無について確認
情報5	その他	①コミュニケーション態度 ②コミュニケーション能力 ③運動機能・ADL

2 │ 初回面接で観察されたこと（表2）

【表2】 初回面接で観察されたことと所見

	観察されたこと	所見
面接1	**コミュニケーション態度**：身だしなみは整い，状況に合ったふるまいができている	①良好．礼容も保たれている
面接2	**コミュニケーション能力**：「あれ」「それ」がやや多いが，流暢に文で話す．ただし，発話内容は事実と異なることが混じる．簡単な質問の聴覚的理解は可能．問診表の質問の読解も可能	①老人性難聴，視力低下もあるが，いずれも軽度で支障はない ②発話は流暢で文法的にも正しいが，指示代名詞の使用が多く，喚語困難が疑われる．また，記憶障害や病識欠如があるため，発話内容に一貫性がないことがある．理解は日常会話レベルでは聴覚的理解・読解ともに可能
面接3	**病識**：「もの忘れはありますが，歳のせいだと思います」「最近料理はしませんが，買った方が安いので」という応答あり	①記憶障害があることについて，深刻には受け止めていない．家事が困難になっていることについて，取り繕う反応（夫の評価との乖離あり）
面接4	**生活歴**：短大卒，結婚後は主婦として家事全般をこなしきた．会社員の夫と二人の子どもを育て，子どもが独立後は夫と二人暮らし	①主婦 ②夫と二人暮らし
面接5	**現在の生活状況**：現在は夫が手伝いながら家事をなんとかこなしている．長女家族が近隣に住んでいる．趣味は旅行．夫が退職後は海外旅行などをともに楽しんだが，最近は行きたがらなくなった	①キーパーソンは夫だが，近くに住む長女も手助けが可能 ②独力で家事を行うことは困難（夫の手伝いが不可欠） ③趣味は旅行
面接6	**社会資源の利用等**：介護保険等のサービスは利用していない	①介護保険サービスの利用はない
面接7	**ADL**：自力歩行可能．麻痺，失調なし	①移動に問題なし
面接8	**心理面，BPSD**：会話時の反応より	①本人，夫ともに精神的な不安定さはみられない．大きな問題となるBPSDは出現していない

3 │ 情報収集〜初回面接の問題点の整理と評価計画の立案（表3）

もの忘れが主症状であり，加えて遂行機能障害が出現していることからIADLの低下が疑われる．典型的なアルツハイマー型認知症と考えた．

【表3】 情報収集〜初回面接の問題点の整理と評価計画の立案

	問題点	根拠となった所見	評価計画
#1	典型的なアルツハイマー型認知症の症状	情報1〜3 面接3	●MMSE ●RCPM
#2	もの忘れが主症状である	情報1,2	●記憶検査MCIS[注1]（数唱，10単語記銘検査，物語の再生検査，ROCFT）
#3	遂行機能障害が疑われる	情報3	●TMT-A,B ●ストループテスト
#4	IADL，ADLの低下が疑われる	情報3 面接5	●手段的ADL（IADL） ●基本的ADL（N-ADL[注2]）

注1) MCIS：もの忘れ外来などで認知症患者の記憶障害を詳細に評価するために作成された検査バッテリー[1,2]．数唱，ROCFT，「10単語記銘検査」「物語の再生検査」ほかから構成されている．「10単語記銘検査」では，10個の日常語の5回反復学習と30分後の遅延再生・再認を行う．また「物語の再生検査」は，WMS-Rの論理的記憶に準ずる課題だが，より短く身近な内容の物語を聞かせ，直後と30分後の遅延再生を実施する検査である．

注2) N-ADL：N式老年者用日常生活動作能力評価尺度．認知症患者の日常生活の基本動作を「歩行・起居動作」「生活圏」「着脱衣・入浴」「摂食」「排泄」の5項目に分け，各10点満点，計50点で評価する[3]．

4 ｜評価結果のまとめと介入プログラムの立案・実施（表4）

　手続き記憶などの潜在記憶を利用しながら，できる活動を維持することを重視する．介入はご家族への指導が中心となる．本症例の場合には，重度の記憶障害のため家事や社会生活を独立して行うことは困難になっているが，夫の手助けが期待できるため，二人セットで支援していくことが大切である．しかしこのような世帯は，介護する側がよい介護をしたいとがんばり過ぎてストレスがたまり，その結果孤立化や虐待につながることもある．近くに住む長女家族の助けを借りたり，介護保険を申請し，デイケアやショートステイなどの手段も用いて，夫のレスパイトケア[注3]にも配慮する．

【表4】 評価結果のまとめと介入プログラムの立案・実施

評価のまとめ	介入対象となる問題点	介入方法
見当識は場所については保たれているが，時間については細部（日付，年）を誤る（MMSE：19/30）	時の見当識障害	●**記憶障害への対応**：メモをとる練習と携帯電話のアラーム機能の利用
新しい学習は困難で反復しても学習効果は得られにくい（10単語記銘検査：2-3-3-2-2）．30分後の遅延再生はいずれの課題でも「0」．検査を受けたことも想起できなかった．しかし，単語の再認はほぼ可能（10単語記銘検査：8/10）	記憶障害（新規の学習と再生が困難）	
喚語困難はあるが日常会話に支障をきたすような言語機能の低下はない（面接2）	軽度の喚語困難　記憶障害が背景にあるために起こるコミュニケーション障害	●再認を利用した適切なコミュニケーションのとり方の指導
複数のタスクの同時実施に時間がかかる（TMT-B：245秒）	軽度の遂行機能障害あり	●慣れた家事を継続するための工夫
基本的ADLはほぼ保たれているが，食事の準備や服薬管理での失点があった（IADL：6/8，N-ADL：46/50）	家事遂行能力の低下	

1）再認を利用した適切なコミュニケーションのとり方の指導

　重度の記銘力の低下があり，喚語困難もあるため，「どこへ行ってきたの？」「何を買ってきたの？」という質問に即座には答えることができない．しかし，再認はある程度可能であることを利用して，「デパートに行ってきたの？　図書館へ行ってきたの？」というようにあらかじめ本人が行きそうなところを選択肢として挙げる1/2選択の質問をすることで，想起が可能となることが期待できる．この方法は記憶のトレーニングというよりは，患者と家族の間での円滑なコミュニケーションをとる手段の再獲得を目的とするものである．何かを聞いても思い出せない→「また忘れたの？」と責められる→責められたことについて不愉快な感情が潜在的に残る．この繰り返しはお互いの関係が悪くなる負のスパイラルに陥りやすい．コミュニケーションのとり方の工夫により，本人は「思い出せた」というプラスの感情が残り，本人の感情が安定していればBPSDを防ぐことができ，家族の介護負担の軽減にもつながることが期待できる．また抽象的な事柄，複雑な構造の文の理解が困難になってきた場合にも役立つ．

[注3]　**レスパイトケア**：在宅で介護を行っている家族の介護疲れを予防し，リフレッシュしてもらうためのサービス．介護保険によるショートステイサービスなどがこれにあたる．

2）記憶障害への対応：メモをとる練習と携帯電話のアラーム機能の利用

　MCI～軽度ぐらいまでの患者では，記憶障害による生活上の問題を回避するためにメモやアラームなどの手段が有用な場合がある．この手段の導入が可能かどうかの判断のポイントとしては，①これまでメモなどを使う習慣があったこと，②簡単な文の聴覚的理解や読解ができること，③練習を一緒に手伝える家族などがいることが鍵となる．

　「メモをとるようにしましょう」と指導しても，メモをとることを忘れる，メモをなくすなどでうまく利用できない可能性が高い．手続き記憶を利用した効率のよい伝言メモのとり方を指導し，必ずみるという習慣をつけてもらう（手続き記憶の活用）．例えば，電話で用件を聞いたら，電話の前のホワイトボードに書いて音読→手帳に書いて音読→カレンダーに書いて音読，といったように複数回書いて音読という動作を繰り返すことで記憶の定着を試みる．ただし，訓練室内での練習を家庭で般化させるのは難しいので，適切なカレンダーの選択やメモの書き方などを家族と相談して，家庭で実行してもらいながらよい方法を探していく作業が必要である．

　本症例の場合，検査成績から反復学習によって予定の再生ができる可能性は低いと思われるが，保たれている再認の能力を使用できる．ホワイトボード，カレンダー，手帳と複数の場所に予定が書かれていることで，その情報に触れるたびに再認ができる．

　また，携帯電話などのアラーム機能が活用できるようであれば，家族がセットし，アラームが鳴ったらディスプレイに用件が出るようにしておく．本症例の場合には，例えば，「薬を飲む時間」の指示や「ごみ出しの時間とごみの種類」などをあらかじめセットしておけば，それにしたがって行動することが期待できる．

　上記①，②，③の条件がそろわない場合や自ら補助的手段を用いることは難しい場合には，カレンダーやスケジュールのメモを常に目につくところに用意し，家族が一緒に確認するようにすることを勧めるとよい．

3）慣れた家事を継続するための工夫

　本人ができる活動を少しでも長く続けることは，機能維持に役立つのはもちろんのこと，家庭内での役割があって，家族から「美味しい」「ありがとう」といわれることで本人の精神面の安定にもつながる．料理の手順を忘れたり，手際が悪くなったりしても，手続き記憶の側面がある包丁など調理器具の扱いは保たれることが多い．本人の長年作っている定番の料理は，夫が一部手伝いながら続ける．できないことが増えたら，切るだけ，かき混ぜるだけなど，負担を減らしながら続けるように指導する．

次に読むとよいお勧めの文献
- 植田　恵：第12章認知症．標準言語聴覚障害学　高次脳機能障害学（藤田郁代，阿部晶子編），第2版，医学書院，2015．
- 植田　恵：第4章リハビリテーション．認知症ケア標準テキスト，改訂・認知症ケアの実際Ⅱ：各論（日本認知症ケア学会編），ワールドプランニング，2012．
- 三村　將，飯干紀代子編著：認知症のコミュニケーション障害；その評価と支援，医歯薬出版，2013．

文献
1) 植田　恵，高山　豊，笹沼澄子：早期アルツハイマー型痴呆疑い患者における記憶障害：エピソード記憶検査の結果を中心として．神経心理，12：178-186，1996．
2) Takayama Y：A delayed recall battery as a sensitive screening for mild cognitive impairment：follow-up study of memory clinic patients after 10 years．J Med Dent Sci，57：177-154，2010．
3) 小林敏子・他：行動観察による痴呆患者の精神状態評価尺度（NMスケール）および日常生活動作能力評価

尺度（N-ADL）の作成．臨床精神医学，**17**：1653-1668，1988．

▍執筆：植田　恵

症例2　原発性進行性失語：意味障害型（semantic dementia：SD）

60歳代，女性

発症からの経過：数年前より言葉が出にくくなり，難しい漢字が書けなくなった．また最近では言われたことがピンとこなくなった．家事はほぼ以前と同じようにこなしているが，お金の管理は任せられなくなってきている．30年続けているダンスは以前と変わらず楽しむことができるが，サークル仲間との会話に加われなくなってきた．「言葉をどんどん忘れてしまうし，約束も忘れるようになった気がする」と心配した夫に連れられ，もの忘れ外来を受診した．

1 ｜ 情報収集～初回面接の方針決定のプロセス（表1）

【表1】 情報収集したことと初回面接の方針

	情報収集したこと	推測される障害と初回面接の方針
情報1	数年前より言葉が出にくくなり，難しい漢字が書けなくなった	①数年前から喚語困難と漢字の書字障害が出現 ⇒経過と現在の症状について確認
情報2	最近では言われたことがピンとこなくなった．言葉をどんどん忘れてしまうような気がする	①語義失語症状が疑われる ⇒経過と現在の症状について確認
情報3	サークル仲間との会話に加われない	①情報1，2より，音声言語によるコミュニケーションに支障が生じている ⇒聴覚的理解の問題か，喚語困難の問題か，仲間はどのように認識しているのか確認
情報4	約束も忘れるようになった気がする	①エピソード記憶[注1)]の障害が疑われる ⇒言語機能の問題の影響で覚えられないのか，記憶障害なのか，具体的なエピソードについて聴取
情報5	お金の管理は任せられなくなってきた	①原因として（1）言語機能の問題でお金の単位や概念がわからなくなった，計算ができない，（2）遂行機能の問題で計画を立てて使えない，支払いができない，（3）エピソード記憶の問題で財布をなくす，支払いを忘れる，などが考えられる ⇒具体的なエピソードについて聴取
情報6	夫に連れられ来院　ダンスを30年続けている	①教育歴，職歴，現在の生活スタイル，趣味などについて本人および夫に聴取 ②キーパーソンの確認．その他の家族，友人や近隣の人との関係，介護保険などのサービスの利用状況について夫に確認 ③心理面でも安定性やBPSDの有無について確認
情報7	その他	①病識，コミュニケーション態度 ②コミュニケーション能力 ③運動機能・ADL

注1) 記憶には様々な分類があるが，Tulving（1972）は，一旦学習して長期に渡って保持される記憶（長期記憶）のうち言葉で説明できる記憶（宣言的記憶）をエピソード記憶と意味記憶に分類した．エピソード記憶は経験したことの記憶であり，意味記憶は知識や概念の記憶である．アルツハイマー型認知症でみられるような「もの忘れ」はエピソード記憶の障害である．他方，SDで目立つのは意味記憶の障害である．疾患の進行に伴い，知っていたはずの事物について，名前を聞いても，見ても，触ってもそれが何かわからないという症状が出現する（喚語困難ではない）．一般にエピソード記憶障害は単純に「記憶障害」と表現されるので，他項ではそれを用いているが，SD症例を扱う本項では，これらを区別する必要があるため，あえてエピソード記憶障害という用語を用いている．

2 | 初回面接で観察されたこと（表2）

【表2】 初回面接で観察されたことと所見

	観察されたこと	所見
面接1	**コミュニケーション態度**：身なりや態度には問題がないが、自分の話したいことを一方的に話す傾向がある	①礼容は保たれているが、やや抑制がとれて多弁
面接2	**コミュニケーション能力**：発話は流暢で、文法的にも正しい文を話すが、発話内容は「あれ」「それ」が多く空疎な内容、住所、職業など尋ねると「住所って何ですか？」という応答「住んでいるところは？」との質問に変えたら理解が可能	①聴力、視力の問題なし ②発話は流暢だが、喚語困難が多発し、伝達性が低い ③語義理解障害が疑われる ④単語の抽象度を下げたり、文字を提示したりすると理解できることもある
面接3	**記憶**：失語症状の影響があるが、丁寧に聞いていくと生活歴など重要な事項を想起できない様子ではない	①記憶障害はあっても軽度と思われる
面接4	**病識**：「言葉が出なくて困ることはないか？」という問いに関して、「そんなに困ることはない」と答える	①失語症状についての病識が乏しい
面接5	**生活歴**：短大卒、主婦、夫と二人暮らし、子どもはいない	
面接6	**現在の生活状況**：夫と二人で年金生活、それぞれ趣味などに忙しく過ごしてきた、家事は一通りやっているが、手際が悪くなった、お金のことは任せられない、趣味は社交ダンスを30年続けており、現在もサークルに所属し週1回通っている、ダンス仲間とは食事をしたり、旅行に行ったりと仲良く付き合っている	①夫と二人、年金生活 ②家事は独力でやっているが手際が悪くなっている（遂行機能障害の疑い） ③趣味のダンスは週1回 ④ダンスの仲間と交流あり
面接7	**ADL**：運動麻痺や失調はなく、自力歩行が可能	①移動に問題なし
面接8	**心理面，BPSD**：会話時の反応より	①本人、夫ともに問題なし

3 | 情報収集〜初回面接の問題点の整理と評価計画の立案（表3）

まずはスクリーニング検査としてMMSEを実施。見当識や記憶の課題での失点は言語理解・表出の問題もあると判断し、SLTAを実施して失語症状の程度や範囲を確認した（図1）。その上で失語症状の影響が少ない検査を用いて、その他の高次脳機能障害の検索を行った。IDAL、ADLについては夫から聴取した。

【表3】 情報収集〜初回面接の問題点の整理と評価計画の立案

	問題点	根拠となった所見	評価計画
#1	（失語症だけではない）認知症の疑い	情報4, 5 面接3, 6	●MMSE ●RCPM
#2	失語症状が前傾に出ている印象	情報1〜3 面接2	●SLTA
#3	記憶障害の疑い	情報4, 5	●ROCFT
#4	遂行機能障害の疑い	情報5	●TMT-A・B
#5	IADL, ADLの低下が疑われる	情報5 面接6	●手段的ADL（IADL） ●基本的ADL（N-ADL）

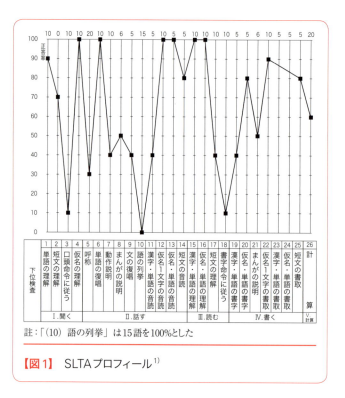

【図1】 SLTAプロフィール[1]

4 ｜ 評価結果のまとめと介入プログラムの立案・実施（表4）

　進行性疾患のため，脳血管障害の後遺症による失語症と同じように積極的な機能訓練を行っても効果が乏しいことが多い．残されている能力を上手に使ってコミュニケーションをとる手段を本人および家族に指導することがアプローチの中心となる．しかし「言葉を失っていくこと」に焦りを感じ，患者自身が「訓練」を続けることに生き甲斐を感じるケースも少なくない．その際には本人の生活に必要な言葉を選定し，無理のない範囲で対応していきながら心理的サポートをしていくことも重要である．

【表4】 評価結果のまとめと介入プログラム立案・実施

評価のまとめ	介入対象となる問題点	介入方法
表出面の問題：喚語困難が顕著（5, 8），書字障害（19〜21など）	喚語困難 書字障害	●音声言語にこだわらず，あらゆる代替手段を利用 ●慣れた環境下で使い慣れた物品を使用する，またそれらの物品の名称については，可能であれば維持のための訓練を行う ●サークル仲間に障害について説明し，協力を求める
理解面：単語では比較的良好だが，短文以上になると聴覚的にも視覚的にも理解が困難となる（2, 3, 17, 18など）	聴覚的理解の障害 読解の障害	
口頭命令の物品を使用した意味記憶の簡易検査において（SLTA：呼称2/10，ポインティング5/10，概念の説明2/10，物品の自発使用7/10），鍵とマッチはいずれの課題も困難で「知りません」「みたことがありません」という反応あり	語義失語に加えて意味記憶障害も出現	
夫の訴え（情報4）および記憶検査の成績（ROCFT：直後再生10/36）	エピソード記憶の障害も疑われる	●引き続き日常生活上の具体的な問題などを聞いて，必要があれば詳細な検査を実施
TMT-Bで所要時間の延長（383秒）が認められたが，数字と仮名文字を使用するという課題の特性の問題の影響も考えられたため，判定不能とした	遂行機能障害の有無については判定不能	
金銭管理が困難だが基本的ADLには問題なし（IADL：7/8，N-ADL：50/50）	IADLの低下（金銭管理）	●言語機能の低下，遂行機能の低下，エピソード記憶障害の影響など，様々な原因が考えられるので，原因と対応についてはさらに検討を要す

〔　〕内はSLTAの下位検査の番号を示す

1）喚語困難・聴覚的理解の障害への対応

　失語症状のため，理解面，表出面ともに中等度の障害が認められ，今後も進行していく可能性がある．SDの言語訓練の効果についての報告はほとんどないが，筆者の経験上，反復練習を続けることによって限定的ながら必要な語を維持することが可能である．しかし，本症例は病識に乏しく，訓練意欲もなかったため，宿題を出してやってもらうなどの積極的な機能訓練は困難であった．

　家族は「言葉が通じない」ことをしきりに訴えられていたが，言葉を用いてのコミュニケーションはかなり困難になっており，さらに悪化していく可能性が高いことを説明した．例えば，外出時に「財布と診察券を忘れないように」と口頭でいうだけでなく，実際に財布と診察券を出して指さしながら一緒にバッグに入れて確認するなど，代替手段としてジェスチャーや実物を提示しながらの会話の方法を伝えた．

2）意味記憶障害への対応

　住み慣れた環境で，使い慣れた物品を使用しての生活は，疾患が進行してもかなり保たれるため，家事など継続できているものは家族が適宜手伝いながら，できる限り続けることを勧めた．また，日常的に使用している物品などの名称については，継続して訓練することで維持できる可能性もある．1）に対する効果も期待して，例えば，調理器具などの収納場所には名称と写真を貼り，使用の際には繰り返し名称をいうよう心がけることを提案した．その際，効果は般化しにくい可能性があるので，例えば，「しゃもじ」なら，別の写真や絵カードではなく，いつも使っているしゃもじの実物や写真を用いることが重要である．

3）趣味活動への参加継続のために

　本症例の趣味であるダンスは，幸いなことに苦手になっている言語を使わなくても行うことがで

きる場面が多い．慣れた環境での趣味の継続はQOLの維持にも役立つので，可能な限り継続するのが望ましい．夫は仲間とのコミュニケーションがとれないことを気にしている．親しい仲間には障害の特性や前述のような適切なコミュニケーションのとり方について説明し，患者の居場所が確保できるように心がけてもらう．

4）エピソード記憶障害への対応

夫から「約束を忘れる」という訴えがあるものの，現在のところ日常生活上，大きな問題にはなっていない．「覚えておけない」背景には，意味記憶障害がある可能性も考えられる．例えば，「炊飯器のスイッチ入れておいて」といった日常的な語を使った簡単な指示でも，「炊飯器」や「スイッチ」という語がピンとこない，つまり聞いたことのない外国語のように聞こえて，何のことだかわからない，勘違いするなどが原因で，結果としてその作業ができないという可能性もある（家族からみれば，もの忘れ，あるいは家事能力が落ちたと思える）．経過を追いながら具体的に困っていることについての対応法を検討していく．

> **次に読むとよいお勧めの文献**
> - 植田　恵：第6章失語症候群，11．原発性進行性失語．標準言語聴覚障害学，失語症学（藤田郁代，立石雅子編），第2版，医学書院，2015．
> - 一美奈緒子・他：意味性認知症における言語訓練の意義．高次脳機能研究，**32**(3)：417-425，2012．
> - 植田　恵，高山　豊：原発性進行性失語の評価．高次脳機能研究，**33**(3)：330-338，2013．

文献
1) 日本高次脳機能障害学会（旧日本失語症学会）編：標準失語症検査，新興医学出版，1997．

▎執筆：植田　恵

症例3 原発性進行性失語：非流暢／失文法型
70歳代，女性

発症からの経過：1年ぐらい前より，発話速度の低下，"ロレツの回らなさ"を自覚するようになった．また家族からは，頼まれたことを忘れるなどのもの忘れが増えたので認知症ではないかと指摘される．本人は一人暮らしを続けて行けるかどうか将来に不安を感じ，もの忘れ外来を受診した．

1 情報収集〜初回面接の方針決定のプロセス（表1）

【表1】 情報収集したことと初回面接の方針

	情報収集したこと	推測される障害と初回面接の方針
情報1	1年ぐらい前より，発話速度の低下，"ロレツの回らなさ"を自覚	①病歴について確認する ②発話が非流暢になっている ⇒会話から発話の流暢性や伝達度を確認 ③失語症状が出現している可能性がある ⇒会話から喚語能力や聴覚的理解力について確認
情報2	家族からもの忘れがあると指摘された	①エピソード記憶の障害が疑われる ⇒指摘された具体的なできごとについて聴取する
情報3	一人暮らしを続けて行けるかどうか将来に不安を感じている	①生活上困っていることがある ⇒家族形態，生活状況，IADL，ADL，趣味などについて確認 ②不安や抑うつ症状が疑われる ⇒心理面の問題の有無について聴取し，表情なども観察する

2 | 初回面接で観察されたこと（表2）

【表2】 初回面接で観察されたことと所見

	観察されたこと	所見
面接1	**コミュニケーション態度**：態度や身なりに問題はなく，場面に合った対応ができている	①コミュニケーション態度良好．礼容も保たれている
面接2	**コミュニケーション能力**：発話速度の低下，若干の喚語困難がみられるが，伝達度は悪くない．聴覚的理解も会話では良好．時に聞き返しがあるが，明らかに難聴をきたすような病歴はない．脳血管疾患の既往なし．症状は少しずつ始まり，徐々に進行している	①老人性難聴が疑われるが，会話に大きな支障はない ②聴覚的理解の障害が原因である可能性も否定できない ③軽度の失語症状（非流暢）が疑われる．進行性失語の疑いあり
面接3	**病識**：もの忘れの有無について尋ねると「頼まれた用事を忘れることなどを家族に指摘され，自分でも気にしている」と述べる	①エピソード記憶の障害の疑い ②もの忘れについての自覚がある
面接4	**生活歴**：高校卒．長年主婦をしてきた．10年前に夫と死別．隣に娘家族が住んでいる．趣味は友人との旅行	①一人暮らしだが隣に娘家族がいる ②趣味は旅行
面接5	**現在の生活状況**：生活面で困っている具体的な事例はない	①（少なくとも本人の認識としては）IADL，ADLの問題はなく，独力で生活している
面接6	**ADL**：自力歩行可能．麻痺，失調なし	①移動に問題なし
面接7	**心理面，BPSD**：今後の生活についての漠然とした不安を訴えるが，抑うつ的な印象はない	①明らかな心理的問題はない

3 | 情報収集〜初回面接の問題点の整理と評価計画の立案（表3）

　失語症状が前景に出ていると考えたが，エピソード記憶の障害の疑いもあるため，まずは認知症のスクリーニング検査を実施した．症状・病歴から原発性進行性失語（非流暢/失文法型）が疑われたので，SLTAに加え，統語能力をみるためSTAを追加で実施した（図1）．エピソード記憶については，失語症の影響を考慮し，非言語性課題（ROCFT）を用いることとした．

【表3】 情報収集〜初回面接の問題点の整理と評価計画の立案

	問題点	根拠となった所見	評価計画
#1	認知症の疑い（スクリーニング）	情報2 面接3	●MMSE ●RCPM
#2	進行性失語（非流暢/失文法型）の疑い	情報1 面接2, 3	●SLTA ●STA ●流暢性の評価（「北風と太陽」の音読，情景画の叙述（D.D.2000より））
#3	失語症以外の「話しにくさ」に関与する障害の有無を確認	情報1 面接2	●発声発語器官スクリーニング検査 ●発話運動（oral diadochokinesis, MPT）
#4	記憶障害の疑い	情報2 面接3	●ROCFT

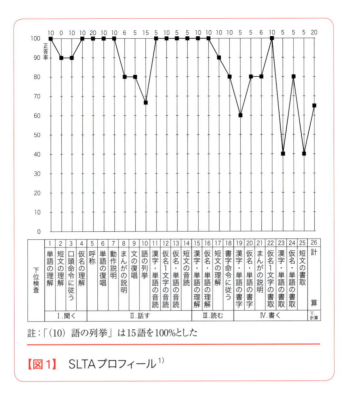

【図1】 SLTAプロフィール[1]

4 | 評価結果のまとめと介入プログラムの立案・実施（表4）

　軽度のエピソード記憶障害，知的機能低下も疑われ，純粋例とは言い難いが，病歴，画像所見および言語症状から原発性進行性失語と診断された．下位分類では，語義理解の障害はないことから意味障害型，音韻性の誤りがないことからロゴペニック型がそれぞれ除外され，非流暢な発話，統語能力の障害という症状から非流暢／失文法型に最も近いと考えられた．主訴である「しゃべりにくさ」の原因としては軽度の発語失行と軽度の運動障害性構音障害が疑われたが，この時点では判別困難であった．

　いくつかの障害があるものの，いずれも軽度であり，コミュニケーションの問題もADLの問題もまだほとんど生じていない．しかし，進行性の疾患であることは判明したので，この後各症状の重症化や新たな症状の出現も考えて対応していかなければならない．定期的に経過を追って出現してきた問題にその都度具体的に対処しながら，合わせて出現しそうな問題を予測し，予防的な対応をしていくことが必要となる．

【表4】 評価結果のまとめと介入プログラム立案・実施

評価のまとめ	介入対象となる問題点	介入方法
●発声発語器官・発話の運動面に明らかな麻痺や失調はみられない ●発声持続時間の短縮あり（MPT：6秒07） ●反復運動の速度低下（oral diadochokinesis：/pa/2.4回／秒，/ta/3.3回／秒，/ka/3.7回／秒） ●努力性・気息性の嗄声がわずかにある ●口部顔面失行がある ●発話は非流暢でやや抑揚に乏しい．明らかな音の探索や置換はない	特定不能の流暢性の低下（運動障害性構音障害の疑い，発語失行の疑い）	●発声発語器官の運動や発声のトレーニング法を指導 ●経過を観察しながら，障害像に合わせた訓練を導入していく ●摂食嚥下機能についても併せてみていく
●軽度の喚語障害がある呼称は良好だが語想起は低下〔10〕 ●自発話では迂回反応や語性錯語が時にみられるが，音韻性の誤りはない	語想起障害	●喚語能力の低下に対するアプローチは低頻度語，低心像語について精査を実施してから検討
●自発書字・書き取りどちらにおいても漢字，仮名ともに単語では錯書を認める〔19, 20, 23, 24〕	書字障害	●書字障害があるが，訓練を導入するか否かは必要度などについて確認の上判断する
●聴覚的理解，読解とも比較的良好に保たれているが，文では誤りが増える〔1～3, 15～18〕 ●語の意味理解障害はない（SLTA実施中の反応より）	文の聴覚的理解の障害 文の読解の障害	●短く簡潔な文でのやりとり，メモなどの併用を本人，家族に勧める
●自発話では，文の形態は単純であり，定型的な言い回しがみられる ●聴覚的理解，読解ともに可逆文になると誤りが増える（STA：聴覚的理解レベルI，読解レベルII）	統語の障害	
●情報2，面接2 ●ROCFT：直後再生10.5/36，遅延再生9/36 ●RCPM：25/36	軽度のエピソード記憶障害の疑い 知的機能低下の疑い	●検査上は障害が疑われるが，日常生活上の問題を家族から確認し，必要があれば本人，家族への指導を行う
●将来への不安		●経過をみながら心理的サポートをしていく

〔　〕内はSLTAの下位検査の番号を示す

1）話しにくさ，発話速度の低下への対応

現時点で音声言語によるコミュニケーションに大きな問題はない．主訴である「しゃべりにくさ」への当面の対応については，自分でできる発声発語器官の筋力強化や巧緻性を高めるための運動や発声のトレーニング法を指導しながら，経過を観察していく．

2）統語の障害への対応

聴覚的理解および読解の成績低下は，統語の理解障害の影響が疑われる．発話面では，短いものなら文章を用いての会話が可能である．理解面では可逆文の理解から困難となる．この傾向は聴覚的理解で著しい．複雑な内容の話や電話でのやりとりでは聞き誤りが生じる可能性があり，伝言が正しく伝わらないなど，「もの忘れ」として家族に受け取られてしまう可能性もある．音声言語だけでは，本人が聞き誤る恐れがあるので，文字言語を併用し，伝言は簡潔な文のファックスやメモで渡すなどの工夫をしていただくことを促す．

3）軽度のエピソード記憶障害への対応

検査成績からは記憶障害はあっても軽度であり，日常生活に大きな支障があるとは考えにくい．

前述2）のような理由で「もの忘れ」と誤解される部分もあるかもしれない．上記の文字言語を用いた方法は，記憶の補助手段としても有効である．メモをとることが可能か，ほかにどのような手段が適切かについて検討していく．併せて家族へ検査結果を示し，失語症状について説明しながら対応方法について理解していただく．

4）将来への不安への対応

　進行性失語は言語症状の現れ方も進行の仕方も多種多様である．また，症例の蓄積がまだ少なく，リハビリの指針も十分確立されているとはいえない．脳血管疾患の後遺症による失語症と重なる部分は多いが，評価法や訓練法はそのまま汎用できるものでもない．本人，家族にはこのことを率直に説明し，定期的に症状を把握しながら予後を推測し，対応法を検討していく．常に本人の不安に丁寧に耳を傾け，今困っていることをできる限り解消できるような手立てを考案していく．

文献
1) 日本高次脳機能障害学会（旧日本失語症学会）編：標準失語症検査，新興医学出版，1997．

■ 執筆：植田　恵

症例4　MCI：健忘型
60歳代，男性

発症からの経過：元々記憶力には自信があり，顧客の顔と名前を覚えるのが得意だった．しかし，1年ほど前から新しい顔と名前を覚えることが苦手になったことに気づく．また，もの忘れが増えたのでメモをとるように心がけているが，最近自分で書いたメモをみてもその内容が想起できずに驚くことがあった．今のところ仕事上の大きなミスはないが，いくつもの仕事を同時にこなすことができず，作業効率が落ちたように感じる．認知症が始まったのではないかと心配して，もの忘れ外来を受診した．

1 ｜ 情報収集〜初回面接の方針決定のプロセス（表1）

【表1】 情報収集したことと初回面接の方針

	情報収集したこと	推測される障害と初回面接の方針
情報1	1年ほど前から新しい顔と名前を覚えることが苦手になったことに気づく	①1年前から記憶障害が出現している ⇒以前と比べて新規の学習がどのように難しくなってきたのか確認
情報2	メモをとるように心がけるが，書いたメモをみてもその内容が想起できない	①記憶障害に対する補助的手段がうまく使えていない ⇒メモのとり方について詳しく聴取
情報3	いくつもの仕事を同時にこなすことができず，作業効率が落ちた	①遂行機能障害が疑われる ⇒具体例について確認
情報4	認知症が始まったのではないかと心配している	①本人は認知症を心配している ⇒記憶以外にできなくなっていることはないか，家族にも確認
情報5	その他	①家族，仕事などについて確認 ②心理面の問題の有無について確認

2 ｜ 初回面接で観察されたこと（表2）

【表2】 初回面接で観察されたことと所見

	観察されたこと	所見
面接1	**コミュニケーション態度**：服装や態度に問題はない	①礼容は保たれている
面接2	**コミュニケーション能力**：流暢な文で話し，喚語能力，聴覚的理解にも問題なし	①聴力，視力の問題なし ②言語機能としては問題なし
面接3	**記憶**：自分のもの忘れのエピソードについて記録を示しながら詳細に語る	①軽度の記憶障害が疑われるが，年齢相応のもの忘れを必要以上に気にしている可能性もある
面接4	**生活歴**：妻とは離婚．子どもは独立し一人暮らし．大学卒業後から定年まで営業職をしてきた．退職後は子会社に移り管理職として働いている	①一人暮らし ②現在も就労中（管理職）
面接5	**現在の生活状況**：料理，洗濯など身の回りのことはすべて一人でやっている	①IADL，ADLの問題なし
面接6	ADL：自力歩行可能．麻痺，失調なし	①移動に問題なし
面接7	**心理面，BPSD**：将来の不安をしきりに訴える	①切迫感が強い印象 ⇒抑うつ状態にある可能性もある

3 ｜ 情報収集〜初回面接の問題点の整理と評価計画の立案（表3）

　もの忘れが主症状であり，加えて軽度の遂行機能障害もある可能性がある．MCI（健忘型），軽度のアルツハイマー型認知症が疑われたため，スクリーニング検査に続いて記憶を中心とした掘り下げ検査を実施した．また職務上支障が生じているとの主訴があることから，実用的な記憶能力をみるためRBMTを実施した．

【表3】 情報収集〜初回面接の問題点の整理と評価計画の立案

	問題点	根拠となった所見	評価計画
#1	MCI（健忘型）または軽度のアルツハイマー型認知症が疑われるが，加齢による記憶力の低下である可能性も否定できない	情報1〜4	●MMSE ●RCPM ●10単語記銘検査 ●物語の再生検査 ●ROCFT ●RBMT
#2	遂行機能障害が疑われる	情報3	●TMT-A・B ●ストループテスト
#3	抑うつ状態にある可能性もある	情報4 面接3, 7	●SDS

4 ｜ 評価結果のまとめと介入プログラムの立案・実施（表4）

　軽度の記憶障害以外には，明らかな障害は認められない．知的機能も保たれているので効率のよい覚え方や代替手段の活用法を指導する．また今後徐々に記憶障害が重度になることやその他の障害が合併してくることを想定し，仕事や一人暮らしの生活設計を立てるための情報提供をする．

【表4】 評価結果のまとめと介入プログラムの立案・実施

評価のまとめ	介入対象となる問題点	介入方法
●軽度の記憶障害があり，新しい学習は困難ではないが，学習に時間がかかり同年齢の健常者と比較すると成績も低い（10単語記銘検査：4-7-8-7-8） ●遅延再生の成績は健常者の下限（10単語記銘検査：遅延再生7/10，物語の再生：直後再生9/15，遅延再生8.5/15） ●視覚性の記憶検査は健常範囲に留まる（ROCFT：直後再生21/36，遅延再生22/36） ●「約束」「持ち物」「顔写真」での失点が目立ち，成績は同年齢群の健常範囲内ではあったが，職務上のミスが起こりうる可能性が示唆された（RBMT：標準プロフィール点17/24，スクリーニング点8/12）	●軽度の記憶障害（学習に時間がかかり，一度に覚えられる量も減っている） ●メモなど記憶の補助手段がうまく使用できていない ●記銘力障害により職務に支障が生じる可能性がある ●仕事上トラブルを起こすのではと心配になっている	●視覚イメージ法やPQRST法などの記憶術を指導し，実行してもらう ●効率のよいメモのとり方や携帯電話のアラーム機能や録音，写真の活用法を指導し，実行してもらう
●RCPM：32/36	●知的機能低下なし	
●TMT-A：85秒，TMT-B：131秒	●検査上では遂行機能障害なし	●遂行機能については精査要す
●SDS：42点	●軽度の抑うつ性あり	●検査結果について丁寧に説明し，心理的サポートをしながら今後の生活設計についての助言もしていく ●必要があれば精神科の受診を勧める

1）記憶テクニック獲得のための訓練

本症例の場合，一度に学習できる量が減り，学習にも時間がかかるが全く覚えられないわけではない．また一旦覚えたことの保持も悪くはない．このことを利用して実用的な訓練を行う．現段階では，認知症というよりは記憶障害のリハビリの技法が役に立つ．視覚イメージ法やPQRST法[注1]などの記憶テクニックの導入である．知的機能も保たれ，意欲も十分あることから，技術を身につけ使えるようになる可能性が高い．

2）代替手段の活用に関する指導

記銘力の低下についての自覚があり，メモをとるなど工夫をしているが十分活用できていない．カレンダーや手帳などに複数回書き込む，メモリーノートを使用するなどいくつかの方法を試してもらう．また現在使用している携帯電話にある録音・カメラ・アラーム機能などをAACとして活用するのも一案である．これらの中から本人が最も使いやすく効果的な方法を探していく．

なお，ここで獲得できた代替手段は障害がある程度進んでからも続けて使える可能性があるので，新しい手段を学習できるMCIの段階からの導入は有益である．

3）今後の生活設計への助言と心理的サポート

MCIは認知症の前段階の状態像であることが多いが，中にはほとんど進行しないまま数年が経過するケースもある．本症例が将来的に認知症に移行していくか否かは経過をみていかなければわからないが，一人暮らしということもあり，このまま障害が重度になっていった時のことを考えておく必要はある．

まず仕事については，経済的な面だけでなく社会的なつながりをもち続けるという意味でもできれば継続してもらいたいが，大きなミスを起こしてしまって自尊心を失うリスクもある．これを回避するために，負担の少ない部署に異動を願い出ることや，経済的にも安定していてほかに趣味などの活動があれば，緩やかな引退を考えるということも選択肢として提案する．

一人暮らしということもあり，「もし認知症になったら」と今後の生活について心配し，やや抑うつ的になっている印象を受けた．検査結果について丁寧に説明し，現段階では障害の程度も軽く，記憶以外の機能は保たれていることを理解していただく．また前述1），2）のような指導をしながら当面は自立した生活の継続をサポートしていく．もし将来認知症に移行していくような場合には，各種官民のサービスなどの役立つ情報も提供していく．

注1）PQRST法：Robinson（1970）によって開発された新聞記事のような，まとまった内容を効率よく覚える方法である．P：Preview（予習）概要を把握する，Q：Question（質問）Q and A を作る，R：Read（読む）吟味して読む，S：State（表現する）要約する，T：Test（試験）思い出す，の5つのプロセスがある．

次に読むとよいお勧めの文献
　　植田　恵：第12章認知症．標準言語聴覚障害学，高次脳機能障害学（藤田郁代，阿部晶子編），第2版，医学書院，2015．

▎執筆：植田　恵

第3章

右半球損傷・前頭葉損傷にみられるコミュニケーション障害

第1節 医学的知識の整理

第3章 右半球損傷・前頭葉損傷にみられるコミュニケーション障害

A. 右半球損傷

1. 側性化と右半球機能

　脳には左右半球があり，多くの脳機能は両側半球により営まれる．しかし，特定の脳機能において，一方の半球が他方より強く関わっている（優位である）ことを，脳の側性化（大脳半球機能差）という．一般に知られている通り，言語に関しては左半球が優位である．また，ジェスチャーや挨拶などの慣習的動作に関しても左半球が優位である．これに対し，右半球に優位性のみられる脳機能は，主に視覚・視空間認知機能である．また，病態認知，音楽や環境音認知など視覚以外の認知の一部にも，右半球優位の機能がある．ただし，近年では右半球が言語においても様々な部分で関わることがわかってきて，右半球機能というくくりはあまり使われなくなりつつある．

2. 右半球損傷による症状

　右半球損傷により生じる代表的な神経心理学的症状を**表1**に示す．
　視空間とは主に視覚的情報から知覚される空間のことである．視空間内にある物体や自己身体の認知・操作に障害が生じることを視空間認知障害と総称し，その代表的なものが半側空間無視である．構成障害は，視空間認知障害のために描画や積木模様などの課題が遂行できなくなるもので，構成失行ともいう．左右半球損傷と

【表1】 右半球症状と損傷部位

分類	症状	特徴	頻度の高い損傷部位
視空間	半側空間無視	左視野の空間が意識されない	上下頭頂小葉
	構成障害*	描画・積木などの課題を正しく遂行できない	上下頭頂小葉
	着衣失行	衣服の着脱手順を誤る	頭頂側頭接合部
	道順障害	広い空間内での対象の位置を定位できない	脳梁膨大後部領域
視覚	相貌失認**	熟知相貌・未知相貌の同定ができない	紡錘状回・舌状回
	街並失認**	熟知した家屋・風景の同定ができない	海馬傍回
	視覚性記憶障害	図形や色などの記憶ができない	中下側頭回，海馬とその周囲皮質
その他	病態失認	麻痺などの自己身体症状を認識できない（否定する）	右半球全般
	環境音失認	サイレン音などの環境音の音源が何なのか同定できない	側頭頭頂葉

* 左半球損傷でも少し特徴の異なる症状が出現する
**両側半球損傷で生じる（左だけでは生じない）

もに生じるが，一般に右半球損傷の方が重度である．また，左半球損傷では全体構成ができても部分を省略しやすく，右半球損傷では逆に，細部にこだわり全体構成が拙劣になるという質的違いもある．着衣失行は，衣服の着脱において誤りが目立ち，正しくできなくなる症状である．道順障害は，一目で見渡せない広い領域での道筋がわからなくなる症状である．

　空間ではなく，二次元的に提示された対象（写真など）をみても，それが何なのかわからなくなるのが視覚失認で，通常両側後頭葉損傷で生じる．視覚対象のうち，特に顔や風景などの認知には右半球が強く関わり，右後頭側頭葉損傷により相貌失認・街並失認が生じる．同じ視覚対象でも，言語である文字の認知障害，すなわち失読は左半球損傷で生じる．図形などの視覚的記憶にも右半球が関わり，記憶検査において視覚性記憶が言語性より低成績になるのは右半球損傷患者である．

　そのほか，自己の身体全体あるいはその一部に関して，麻痺している事実を受け入れないという病態失認や，その麻痺肢を他者のように扱うなどの関連症状も右半球損傷でしばしばみられる．また，音楽や環境音など，言語以外の聴覚刺激の失認も右半球損傷で生じるほか，プロソディ障害など言語の音声的異常も右半球損傷で生じることがある．

3．右半球症状をきたす脳部位と画像

　視覚情報は，後頭葉にある一次視覚野に入った後，側頭葉に向かう腹側路と，頭頂葉に向かう背側路に分かれて処理される（図1）．背側路がいわゆる視空間認知

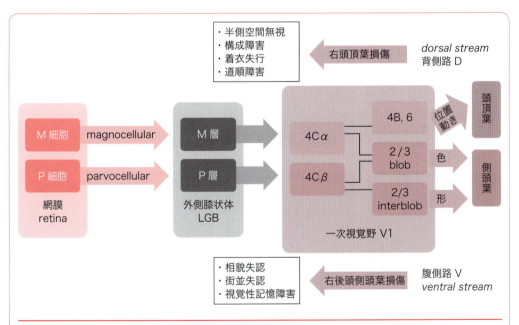

【図1】 視覚情報処理経路と右半球症状
視覚情報は，網膜から外側膝状体を経て後頭葉の一次視覚野に入った後，2つの経路に分かれて処理される．頭頂葉に向かう背側路は視空間認知に関わる系であり，この経路の右側の損傷で視空間認知障害（半側空間無視，構成障害，着衣失行，道順障害）を生じる．側頭葉に向かう腹側路は形や色などの視覚情報処理に関わる系であり，特に右後頭側頭葉損傷により相貌失認・街並失認・視覚性記憶障害などを生じる．2つの経路でそれぞれどのような視覚情報が処理されるのかは，網膜レベルですでに決まっている（M細胞系とP細胞系）．

に関わる系であり，中心後回（一次体性感覚野）以外の頭頂葉，すなわち上頭頂小葉と下頭頂小葉（角回・縁上回）からなる．この経路の右側の損傷で視空間認知障害（半側空間無視，構成障害，着衣失行など）を生じる．腹側路は形や色などの視覚情報処理に関わる系であり，特に右後頭側頭葉損傷により相貌失認，街並失認，視覚性記憶障害などを生じる．相貌失認をきたすのは紡錘状回・舌状回で，街並失

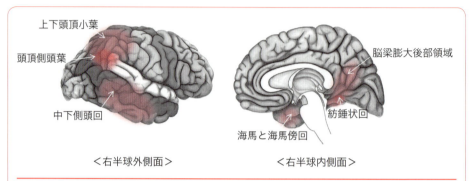

【図2】 右半球損傷症状を呈しやすい領域
外側面では上下頭頂小葉，頭頂側頭葉，中下側頭回，内側面では脳梁膨大後部領域，紡錘状回，海馬と海馬傍回の損傷で右半球症状が出現しやすい（各脳部位と症状の対応は表1を参照）．

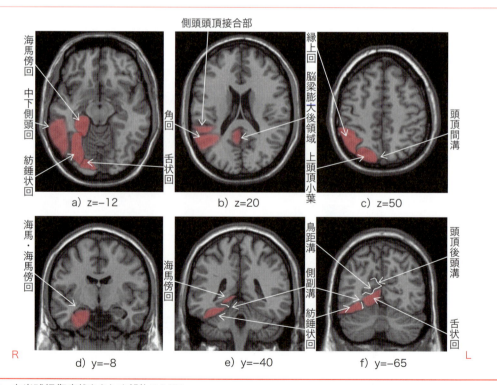

【図3】 右半球損傷症状をきたす部位のMRI
a-c）はMRI T1強調画像水平断，d-f）は冠状断．yの値は冠状断の基準となる前交連を通る線（VCA line）からの距離で，プラスがこの線より前方，マイナスが後方であることを示す．同様に，Zの値は水平断の基準である前交連・後交連を結ぶ線（AC-PC line）からの距離で，プラスはこの線より上方，マイナスは下方を示す．なお，この画像はMRIcronの標準脳ch2.nii.gzを用いて作成した（http://www.mccauslandcenter.sc.edu/mricro/mricron/）．

認はそれより前方の海馬傍回である．視覚性記憶障害に強く関わるのは，中下側頭回，右海馬とその周辺の側頭葉皮質・皮質下領域である．右半球損傷を呈しやすい領域を図2に，それらのMRI上の対応部位を図3に示した．

このほか，病態失認は右半球全般など広い領域の損傷で生じる場合が多く，環境音失認は側頭頭頂葉領域の損傷で生じるが，いずれも限局病巣では生じにくい．

B．前頭葉損傷

1．前頭葉の構造と機能

前頭葉は中心溝より前方の広い範囲を占める．この中でもっとも後方にあるのは中心前回であり，これは一次運動野である．また，下前頭回の後方はブローカ野として知られる領域である（「第1章第1節」の図1（3頁）参照）．これらの領域の損傷による症状は，通常前頭葉損傷の症状とは呼ばない．一般に前頭葉損傷による症状（前頭葉症状）といえば，これら以外の前頭葉（ほとんどが前頭前野に当たる）損傷による症状を指す．

従来「前頭葉機能」と呼ばれていた機能は，現在では遂行機能（あるいは実行機能）という．これは，何か目的を設定し，その目的を達成するために計画を立て，その通りに効率よく実行する機能全般であり，いわば「高次脳機能の中のもっとも高次の機能」である．従来から知られた機能として，流暢性，柔軟性，セットの転換，概念形成，抽象的思考，選択的注意，行為の抑制，プランニング，情報・行動の組織化，フィードバックの利用，意思決定などが挙げられる[1]（表2）．これらは，ワーキングメモリや注意の機構と非常に近く，一部オーバーラップしている．また，近年の研究方法の進歩により，前頭葉内側面を中心としたネットワークが，共感や他者理解（心の理論），情動などと深く関わる「社会脳 social brain」の中心であることがわかってきた．前頭前野の機能は，頭頂葉や皮質下構造など他領域との連携により営まれる機能が多いため，前頭葉機能とは呼ばれなくなってきている．

2．前頭葉損傷による症状

1────遂行機能障害

表2のように，遂行機能は大きく4つ（①〜④）に分けられる．必ずしも明確に

【表2】 遂行機能とその障害[1]

遂行機能に含まれる機能		
流暢性，柔軟性，セットの転換，概念形成，抽象的思考，選択的注意，行為の抑制，プランニング，情報・行動の組織化，フィードバックの利用，意思決定		
遂行機能分類	遂行機能障害	主な具体的症状
①行為を行う意志	運動開始・目的設定の障害	自発性低下，運動開始困難
②計画立案	現実的な計画の障害	遂行困難な計画，固執
③行為の実行	計画実行の障害	保続，脱抑制，運動維持困難，社会的逸脱行為
④効果的な実行	自己モニタリング・修正の障害	

（永井知代子, 2013）

分けられるものではないが，暫定的に分けると，それらの機能が障害された時，どのような臨床症状が生じるのかがわかりやすくなる．行為の意志が障害された場合，臨床的には自発性低下，運動開始困難になる．計画立案の障害では，計画を立てても遂行困難な非現実的なものになったり，一つのことに固執した計画になったりする．また行為を効果的に実行することの障害では，実行はできても，自己の行為をモニタリングしたり修正したりすることがうまくできず，保続や脱抑制，あるいは運動維持困難といった症状をきたす．これらが複合的に働いて，社会的逸脱行為となることもある．道具の強迫的使用，使用行動，模倣行動も，これら一連の遂行機能障害を基盤として生じると思われる．

2 ── 社会的認知障害

他者が今どのような感情をもっているかを推測すること，それに共感すること，あるいは他者は自分とは異なる知識と考えをもち，それに基づいて判断・行動を行うということを理解すること（心の理論）ができなくなる．これにより，臨床的には人格変化，情動障害などを呈し，反社会的行動につながる場合もある．

3．いわゆる前頭葉症状をきたす脳部位と画像

遂行機能障害や社会的認知障害をきたす脳部位には，①背外側前頭前野，②眼窩回，③前部内側前頭前野，および④前部帯状回がある[2]（図4）．①は遂行機能，あるいはワーキングメモリの中の中央実行系と深く関わりのある領域で，この領域の損傷で遂行機能障害が生じる．②は内側底面にあり，この領域の損傷により脱抑制を生じる．①②は脳外傷や前交通動脈瘤破裂によるくも膜下出血などで損傷を受けやすい．③④は前頭前野内側面で，共感や他者理解に関わる領域である．この領域の損傷で社会的認知障害を生じる．MRI上の部位を図5に示した．

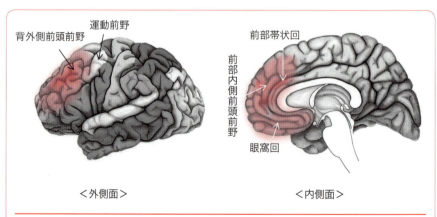

【図4】 前頭葉症状をきたす脳部位
外側面では背外側前頭前野，内側面では前部内側前頭前野と前部帯状回，内側底部では眼窩回の損傷で前頭葉症状を呈する．図は外側面を左半球，内側面を右半球で示しているが，両半球とも症状を呈しうる．

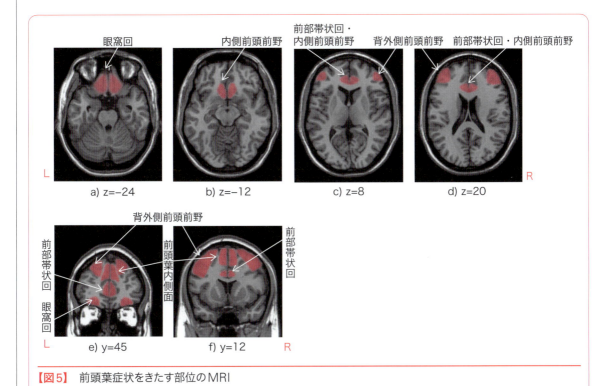

【図5】 前頭葉症状をきたす部位のMRI
a-d) はMRI T1強調画像水平断, e, f) は冠状断. y, zの値は図3の説明に同じ.

:::
次に読むとよいお勧めの文献
　　江藤文夫・他編：高次脳機能障害のリハビリテーション，Ver.2．医歯薬出版，2004．
:::

文献
1) 永井知代子：Q20 遂行機能障害はどのように分類されますか？ Q&Aでひもとく高次脳機能障害（廣實真弓, 平林直次編），医歯薬出版，2013，pp49-51．
2) 永井知代子：Q22 MRIのどのスライスをみると遂行機能障害があるとわかりますか？ Q&Aでひもとく高次脳機能障害（廣實真弓, 平林直次編），医歯薬出版，2013，pp56-57．

▍執筆：永井知代子

第3章 右半球損傷・前頭葉損傷にみられるコミュニケーション障害

第2節 右半球損傷患者のコミュニケーション障害の診かた

1. 右半球損傷にみられるコミュニケーション障害の特徴

　右半球損傷によるコミュニケーション障害を主訴としてSTに紹介されるケースは多くはないが，右半球損傷患者の中に適切にコミュニケーションをとれない人々がいることは，比較的古くから気づかれていた[1]．

　失語症患者とコミュニケーションでは，情報伝達に困難があっても，その過程において達成感を味わうことがしばしばある．一方，「右脳損傷患者と話す人は，いずれもわずかなものではあるが，ある種の緊張感，不快感，疲労感を拭い去ることはできない」とMyers[1]は述べている．失語症が言語能力（competence）の障害であるのに対し，右半球損傷によるコミュニケーション障害は言語運用（performance）の障害といわれる[2]．もし，右半球損傷患者とのやりとりの中で何らかの違和感を覚えたら，それを個人の人柄や心がけの問題と片づける前に，言語運用の問題である可能性を考えるべきだろう．

　"運用"の問題には病院という限られた場面だけではみえない部分がある．入院生活はトラブルなく過ごしても，家庭生活や社会生活で問題が明らかになる場合も多い．高畑ら[3]は，左半側空間無視のある患者の介護者の困りごとを調べた結果，無視に直接関係する症状よりも「意思疎通の悪さに困る」などコミュニケーションに関わる事柄が目立ったと述べ，「すぐに介護者を呼びつける」「怒って攻撃的なことをいう」など，相手の迷惑を考えない言動も困りごととして挙がった．山岸ら[4]は，右半球損傷患者の配偶者が患者とのコミュニケーションに関して不全感を抱いていることを明らかにしている．

　右半球損傷によるコミュニケーション障害には，図1に示すように様々な要因が絡み合っている．情報伝達に直接的に関わる要素として，談話レベルの処理（談話の理解・産生）障害および語用論の障害が，情報伝達を修飾する（あるいは情報伝達に強力な影響力をもつ）要素として，プロソディの障害，感情の理解と表出に関わる障害がある．また，コミュニケーション行動を支える要因の問題として，全般性注意の障害および病態失認的態度の関与が考えられる．さらに，右半球損傷に特有の半側空間無視などの症状（「第3章第1節」参照）も加わり，一般の人からはわかりにくい障害像を呈する結果，コミュニケーションをとりづらい印象を相手に与えてしまう．

　こうした右半球損傷患者のコミュニケーション障害を形作る要因の中で，これまでの研究で示されている特徴のいくつかを表1にまとめた．右半球損傷患者のコミュニケーション障害の特徴として，一致した明確な結果が得られていないものもあるが，健常者や失語症患者とは異なる傾向があると捉えられている．

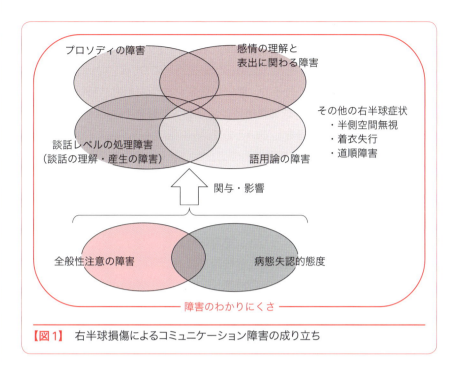

【図1】 右半球損傷によるコミュニケーション障害の成り立ち

【表1】 右半球損傷によるコミュニケーション障害（文献から）

談話レベルの処理（談話の理解・産生）障害	・推論による理解の困難 　　情景画の叙述における推論を用いた解釈の困難[5] ・主題や要点を把握し，表出することの困難 　　続き絵の叙述における中心となる概念の表出の低下[6] 　　短い物語の提示後，適切な要約文の選択の困難[7] ・逸脱した情報，瑣末な情報，主題と無関係の情報の過多と情報効率の低下[8]（概説） ・反応が鈍く表出の乏しい一群と，表出が長く不必要に細かい一群の存在[1]（概説） ・会話における適切な役割交代の困難[1,2]（概説） ・会話における話題の維持困難 　　困難あり[1,2]（概説） 　　半構造化インタビューにおいて右半球損傷患者群と対照群に必ずしも有意差を認めず[9,10]
語用論の障害	・比喩的な表現の理解困難[11] ・慣用句の理解課題において右半球損傷患者群と失語症患者に有意差を認めず，反応の質的な違いを認めた[12] ・間接的な依頼表現の理解の低下[13] ・ユーモア（話の落ち）の判断の困難[14] ・嘘と冗談を判断する能力の低下，しかし個人差が大きい[15]
感情の理解と表出に関わる障害	・顔の表情の理解の困難[16,17] ・感情的な内容の物語理解の困難[7] ・続き絵の叙述における感情的な内容の表出困難[18,19] ・心の理論（誤信念課題に正しく答えること）の困難[20]
プロソディの障害	・平坦，単調な発話など情動的プロソディ産生の障害 ・アクセント，ポーズの調節など，言語的プロソディ産生の障害 ・情動的プロソディ理解の困難 ・言語的プロソディ理解の困難 ※文献1）の概説によるが，いずれも研究結果から示されている

ところで，右半球症状としての病態失認は「左半身の麻痺を否認する」ものであるが，臨床家が日常的に出会うのは，麻痺に限らず自己の障害の認知が困難な患者だろう．こうした病態失認的態度（広義の病態失認）について，右半球損傷との関連を明確に述べた文献は見当たらず，障害の機序や右半球損傷に特異なものかは明らかではない．しかし，右半球損傷患者の介護者への調査では，「自分の能力や障害に対して現実離れした評価をしているので話の内容や説明の仕方に困る」という指摘があり[3] 病態失認的態度も患者とのコミュニケーションにおいて問題となっていると考えられる．

2. 情報収集・観察・評価のポイント

右半球損傷によるコミュニケーション障害の評価として行うべきポイントを表2に，また，評価において使用される主な検査を表3に示す．

1── 言語・コミュニケーションの評価

評価においては，まず，インテーク場面の談話をみる．このために，インテーク面接のプロトコル[2] をある程度決めておくとよい．表4には，Bryanの談話評定スケール[21] をもとに作成した，会話場面の評価のポイントを示す．各ポイントについて4（正常）〜0（非常に問題があり，相手に不安や戸惑いを与える）の5段階で評価するが，気になる点の有無をチェックし，あれば具体的に内容を記述しておくのもよいだろう．

また，漫画や情景画を用いた談話課題によって，主題や要点を把握し表出する能力，推測能力，人物の心情を読み取り表出する能力などを確認できる．語用論の障害が疑われる場合は，問題慣用句や比喩表現の理解なども評価する．CADLでは，日常コミュニケーションで起こりうる問題点や，非言語面を含めた認知機能の問題点を検出できる．グループでの活動・訓練の場面があれば，その場面でのコミュニケーション行動を観察し，気づいた点を記録しておく．入院中の患者については，理学療法士（PT），OTのリハビリ場面や病棟でのコミュニケーション状況につい

【表2】 評価のポイント

- 患者との面接（インテークを含む）
- 言語面（談話を含む）の検査・評価
- コミュニケーション場面の観察
- 家族からの情報収集
- 非言語面の神経心理学的検査

【表3】 右半球損傷による障害が疑われる際に使用される主な検査

言語面	標準失語症検査補助テスト（SLTA-ST）
	実用コミュニケーション能力検査（CADL）
	慣用句の理解に関する評価
非言語面	BIT行動性無視検査
	標準高次視知覚検査（VPTA）
	ウェクスラー成人知能検査（WAIS-III）
	標準注意検査法・標準意欲検査法（CAT・CAS）

【表4】 談話（会話場面）評価のポイント[21]

礼節	挨拶をするなど，礼儀にかなった態度が適切にとれているか
ユーモア	ユーモア表現が（量的・質的に）適切に用いられているか
質問	質問を（量的・質的に）適切に発しているか
自己主張	自己主張が適切になされているか
発話の長さ	発話の長さは適切か
多様性	話題や内容は適度に多様性があるか
距離感	堅苦しすぎたり，馴れ馴れしすぎたりしないか
話者交替	相互のやりとりが適切になされているか，主導権が偏っていないか
タイミング	発話のタイミングは噛み合っているか，相手を遮ったり，応答が遅れたりすることはないか
理解	話の流れを理解しているか，ポイントを外していないか
要点の表出	話の要点（結局，いいたいことは何か）が伝わるか
プロソディ	プロソディ（声の高さ，大きさ，抑揚など）は適切か
その他	服装，視線，表情，姿勢など，言語・内容面以外で気になることはないか

ても情報収集を行う．

在宅の場合は，家族が大きなストレスを抱えている可能性があり，家族からの情報収集は極めて重要である．患者の前では話しにくいことが多いため，別の場面で家族から話を聞けるように工夫する．家族にとっては，コミュニケーションで困ることがあっても，障害からくる問題なのか，家族内部の問題なのかわからない．また，恥ずべきこととして発言を躊躇する場合も多い．そこで，「何か問題がありますか」という聞き方ではなく，チェックリストや質問表などを使って，「障害によってこうしたことが起こるケースが少なくないのですが，どうですか」と積極的に尋ねるほうがよい．右半球損傷向けの質問表として作成されているものではないが，宮城県版高次脳機能障害チェックリスト[22]や脳外傷者の認知─行動障害尺度（TBI-31)[23]（111頁参照）の項目が役に立つ．また，LASMI 精神障害者社会生活評価尺度[24]は，統合失調症などの精神障害者を対象としているが，日常生活や社会生活の多様な面を扱っており，細かな情報収集を行うには参考になる．

2──その他の認知機能の評価

右半球損傷では，視空間認知の障害を伴うことが多いため，非言語面の認知機能に関わる神経心理学的検査も必要である．検査を実施する際には，得点のみに注目するのではなく，下位検査間の成績のばらつき，検査への取り組みの態度，課題遂行のプロセス，スピードと正確さ，誤りに対する反応など質的な評価も重視する．

3──時期に応じた評価

患者が入院中の場合など，まだ日が浅く，生活上の問題が目立たない時点では，障害の可能性を見落とすことのないよう，病棟・臨床場面での情報収集や観察と，検査による評価を丁寧に行っておく．この時点では，先々の家庭生活・社会生活における適応状況を予見することが困難な場合が多い．しかし，退院後，何らかの問題が明らかになった場合には相談先が確保されるよう，情報提供を行い，準備体制を整える．

一方，すでに家庭や社会生活の中でコミュニケーションの問題が生じている場合

には，まず，患者がどのような状況で不適応を起こし，家族や支援者がどのように困っているのかを明らかにする．そして，必要な評価法や検査を選んで実施し，結果をフィードバックする．現在の問題を障害の観点から解説し，なぜそのような問題が起こっているのかを家族や身近な人たちに理解してもらう．評価とフィードバックが介入の中で大きなウエイトを占める場合も多い．

3．介入のポイント

右半球損傷によるコミュニケーション障害に対する介入は，事例ごとに問題点を整理し，患者や家族の生活の質を高めるための支援を考えるという基本に立つ．STの介入は，1─障害についての理解の促進，2─患者への直接的介入，の2つに大きく集約できる．

1───障害についての理解の促進

家族・支援者に（可能であれば患者も含めて），右半球損傷によって生じうるコミュニケーション障害を知ってもらい，患者のおかれた状態を理解できるよう支援する．解決策がすぐにみつからなくても，障害によって起こっている特殊な状況が明確になることで，心理的に楽になる部分がある．

しかし，障害とわかっていても辛いことは多々あることから，家族のストレス軽減に向けた情報提供を行う．具体的な対処法のアイディア提供や心理面の支援については，家族会などによるピアサポートが効果的である．また，状況によっては精神科医の協力を得る．患者の受診に付き添うだけでなく，介護者自身が受診した方がよい場合もある．いずれも高次脳機能障害について理解のある精神科医の存在は重要である．

2───患者への直接的介入

患者の状態に応じて直接的介入を進める．発症・受傷からまだ日が浅ければ，全般的注意機能の賦活が訓練の中心になる．問題点が明確になれば，目的に応じた談話の訓練，語用論の特定の側面（例：慣用表現の理解）に焦点を当てた訓練，実際のコミュニケーション場面に向けた準備訓練などを実施する．また，コミュニケーションの経験を積み，自己の問題点への気づきを促すには，グループでの介入が有益である．

4．模擬事例による介入の実際

模擬事例を通して右半球損傷によるコミュニケーション障害がどのような状況でどのように現れるのかを示し，観察や情報収集のポイントを説明する（表5）．事例は特定の患者ではなく，複数の事例のエピソードを参考に構成した．

＜模擬事例＞

会社の営業部長で話すことを得意としていた．脳梗塞で入院したが，病院では大きな後遺障害はないといわれた．退院後，数日出社したものの，ひどく疲れ，また，何となくうまくいかないと感じた．定年が間近だったため，数か月の休職期間を経て退職した．以来，家で妻と過ごす毎日を送っている．

【表5】 介入の実際

情報収集・観察・検査	問題と分析	介入の例
【神経心理学的検査】 ・失語症なし，半側空間無視なし ・記憶は良好ではないが，明らかな記憶障害ともいえない ・遂行機能検査は平均の下 【情報収集・観察】 <本人から> ・インテーク面接では丁寧な物腰と言葉づかいで品格を感じる ・話が途切れず，長くなる ・会社での仕事のことや，これまでに世話になった病院や医師のことなど，「よい話」が多く，何に困っているのかがわからない ・本人の話を遮り，退院後に職場に復帰した時のことを聞くと「忘れてはいけないと，電話や何かがあるとすぐメモを書いた．机がメモでいっぱいになったけれど，それをどうしたらよいのかわからず，自分で無理だと思った」 ・希望を聞くと「何かやりたい」 <妻から> ・病気をしてわがままで，こだわりが強くなったように思う．元々，少し欠点だと思っていたところが大きくなってしまったような感じ ・口では，「この歳でゴロゴロしているわけにはいかない」というけれど，行動が伴わず，どこまで本気なのかわからない ・先日，息子から電話があり，「今の父は尊敬できない」といわれた．何とかしないといけない，夫にもリハビリが必要だったのではないかと思った ・○○リハビリテーション病院の外来を受診したが，リハビリにつなげてもらえなかった．夫が自分でいろいろと話すが，「リハビリを受けたい」ということが先生に伝わらない．妻が口を挟もうと目配せをしても気づかない．話が長くなり，また，夫は他の病院の先生を持ち上げるようなことをいうので，担当の先生はイライラされていたようだった ・収入にならなくても何かできたらよい	・身近な人が感じるごくわずかな性格変化があった ・易疲労性および遂行機能の障害から，行動を起こすことができず，無為に過ごさざるを得ない状態にある．しかし，息子の目からは怠惰にみえる ・要点をまとめて表出することの困難，また，不必要な情報を表出し過ぎるという談話産生の障害のため，雄弁に語るが，言いたいことや困っていることが伝わらない ・他者の表情や感情を理解することに困難がある ・仕事については，できなさを実感し，障害を認識できているが，自分の話し方に問題点があることは認識できていない	・息子を含めた家族に対し，障害についての説明を行い，理解を求める －やる気がないのではなく，できない状態 －このままではいけない，と本人も苦しんでいる －頭も心も今は余裕がない状態．気になることがあっても，実害がなければそっとしておくのもひとつの対処法．困ることについては，静かな口調で伝える，あるいは書いて伝えるのがよいかもしれない －以前のような仕事は難しいが，できそうなことをこれからじっくり探していくので，協力してほしい ・談話訓練を行う －テーマや制限時間を決めた，談話産生訓練 －診察場面を想定したロールプレイ －診察時に話す内容のメモを作成し，メモをみながら話す訓練 －応用としてグループでのコミュニケーション訓練と振り返りを行う ・表情や感情理解について精査を行い，必要ならば訓練を行う －机上課題 －応用として，グループでのコミュニケーション訓練と振り返りを行う －代償的方法として，例えば支援者からの合図をみて話を止める，など ・作業所など，日常活動の場を探す

文献

1) Myers PS（宮森孝史監訳）：右半球損傷　認知とコミュニケーションの障害，協同医書出版社，2007.
2) 竹内愛子：右脳損傷によるコミュニケーション障害．新編言語治療マニュアル（伊藤元信，笹沼澄子編），医歯薬出版，2002, pp343-365.
3) 高畑進一・他：左半側無視のある患者を介護する主介護者の「困り事」．作業療法，**22**(6)：545-539, 2003.
4) 山岸すみ子・他：脳血管障害患者の配偶者の心理的適応について．失語症研究，**11**(4)：256-261, 1991.
5) Myers PS, Brookshire RH: Effect of visual and inferential variables on scene descriptions by right-hemisphere damaged and non-brain damaged adults. *J Speech Hear Res*, **39**：870-880, 1996.
6) Joanette Y, et al.: Informative content of narrative discourse in right brain-damaged

7) Rehak A, et al.: Story processing in right-hemisphere brain-damaged patients. *Brain Lang*, **42**：320-336, 1992.
8) Myers PS: Communication disorders associated with right hemisphere brain damage. In Chapey, R（ed.）, Language intervention strategies in adult aphasia. 715-746, Williams & Wilkins, 1994（右半球損傷に合併するコミュニケーション障害．失語症言語治療の理論と実際 第3版，創造出版，2003）.
9) Bradya M, et al.: Topic use following right hemisphere brain damage during three semi-structured conversational discourse samples. *Aphasiology*, **17**(9)：881-904, 2003.
10) Bradya M, et al.: Further evidence on topic use following right hemisphere brain damage: Procedural and descriptive discourse. *Aphasiology*, **19**(8)：731-747, 2005.
11) Winner E, Gardner H: The comprehension of metaphor in brain-damaged patients. *Brain*, **100**：719-727, 1977.
12) 山澤秀子・他：失語症者の慣用句の理解：右半球損傷者との比較．コミュニケーション障害学，**20**：16-23，2003.
13) Foldi NS: Appreciation of pragmatic interpretations of indirect commands: Comparison of right and left hemisphere brain damaged patients. *Brain Lang*, **31**：88-108, 1987.
14) Brownell HH, et al.: Surprise but not coherence: Sensitivity to verbal humor in right hemisphere patients. *Brain Lang*, **18**：20-27, 1983.
15) Winner E, et al.: Distinguishing leis from jokes: theory of mind deficits and discourse interpretation in right-hemisphere brain-damaged patients. *Brain Lang*, **62**：89-106, 1998.
16) Borod J, et al.: The expression and perception of facial emotion in brain-damaged patients. *Neuropsychologia*, **24**：169-180, 1986.
17) 萩生正彦・他：右半球損傷者における情緒的な顔の表情の認知．失語症研究，**10**(3)：310-216，1990.
18) Bloom RL, et al.: Impact of emotional content on discourse production in patients with unilateral brain damage. *Brain Lang*, **42**：153-164, 1992.
19) Bloom RL, et al.: Suppression and facilitation of pragmatic performance: Effects of emotional content on discourse following right and left brain damage. *J Speech Hear Res*, **36**：1227-1235, 1993.
20) Siegal M, et al.: Theory of mind and pragmatic understanding following right hemisphere damage. *Brain Lang*, **53**：40-50, 1996.
21) Bryan KL: The Right Hemisphere Language Battery 2 nd edition. London, Whurr Publishers, 1995.
22) 宮城県版 高次脳機能障害チェックリスト：宮城県，高次脳機能障害診断書作成マニュアル・チェックリスト，高次脳機能障害診断書作成マニュアルより．http://www.pref.miyagi.jp/soshiki/rehabili/shinndannkijunn.html（2015年2月現在）
23) 久保義郎・他：脳外傷者の認知-行動障害尺度（TBI-31）の作成─生活場面の観察による評価．総合リハビリテーション，**35**(9)：921-928，2007.
24) 岩崎晋也・他：精神障害者社会生活評価尺度の開発─信頼性の検討（第1報）．精神医学，**36**：1139-1151，1994.

▎執筆：本多留美

第3節
前頭葉損傷患者の
コミュニケーション障害の診かた

第3章
右半球損傷・前頭葉損傷
にみられる
コミュニケーション障害

1. 前頭葉損傷にみられるコミュニケーション障害の特徴

　前頭葉損傷の結果，コミュニケーションに問題をきたしている患者がいることに異論を唱える臨床家は，おそらくいないだろう．しかし，失語や発語失行を除いた，前頭葉損傷によるコミュニケーション障害について，体系的に述べられた文献は見当たらない．また，前頭葉損傷患者を対象としたコミュニケーション障害に関する研究もごくわずかである．

　「前頭葉損傷患者のコミュニケーション障害」をテーマとした研究から，Bernicot & Dardier（2001）[1]を紹介する．Bernicotらは，構造化面接場面，非構造化面接場面および構造化・非構造化型の問いかけを交互に用いた面接場面での発話について，話題維持の指標や話題発展の指標などを用いて分析し，脳損傷群では話題維持が困難であり，話題発展が少ないこと，また場面の違いによる影響を受けやすいことを述べている．しかし，対象者の脳損傷の原因については明記されておらず，主たる損傷部位は前頭葉としながらも，前頭葉以外の部位やびまん性の損傷を伴っていた可能性がある．このほか，Piarceら[2]は，3名の前頭葉損傷患者を対象に，二重の意味を包含する解釈の難しい広告の理解を調べ，抽象的な意味や推測を必要とする意味の理解に低下があったことを明らかにしているが，対象者の病歴は外傷（バイク事故，銃創，爆発事故）であった．

　これらの研究は，「前頭葉損傷によるコミュニケーション障害」を「脳外傷などによる前頭葉を含む脳損傷患者のコミュニケーション障害」から分けて扱うことの難しさを表しているようだ．実際にわれわれが臨床で出会う前頭葉損傷患者は，前頭葉に限局した損傷をもつ場合よりも，脳外傷やくも膜下出血などを原因とするケースが多い．そして，原因の違いはあっても，類似したコミュニケーション障害を呈している印象を受けることも少なくない．そこで本節では，厳密な意味で"前頭葉"に限局した損傷から生じるコミュニケーション障害ではなく，前頭葉機能と関連すると考えられるコミュニケーションの問題を扱うこととする．

1───前頭葉機能とその障害

　ここでは，広義の前頭葉から，機能局在が明確である運動と言語の領域を除いた前頭連語野，すなわち前頭前野と前部帯状回の機能を前頭葉機能とする．前頭葉機能と障害全般については「第3章第1節」にまとめられているが，**表1**では，前頭連合野の機能および障害として成書に述べられているものから，コミュニケーションとの関わりで捉えておきたい機能とその機能低下と関連して起こりうる困難を取り出した．ただし，前頭連合野は脳のネットワークの中で統括的な役割を担っている側面があり，それぞれを独立した機能として示すことは難しく，また，各機能の

【表1】 前頭連合野の機能とその機能低下で起こりうる障害[3,4]

機能	機能の低下と関連して起こりうる困難
遂行機能	・目的を意識した行動の組み立ての困難 ・即時的・習慣的パターンへの固執 ・予測・予期の困難 ・気づき・自己モニターの障害 ・行動・発話の開始の困難 ・日常生活の行動の困難（買い物，金銭管理，家事全般など）
ワーキングメモリ	・2つの課題を同時に処理することの困難 ・複数の情報を保持し適切に処理することの困難
注意	・転導性の亢進 ・無関心
抑制	・感情の制御困難 ・本能的・衝動的な言動の亢進 ・不適切な情報や妨害を制御することの困難 ・過剰反応，イライラしやすさ ・不穏・焦燥感・落ち着きのなさ
感情・情動	・反省・内省の困難 ・自己との関わりを把握することの困難
社会性	・他者の意図・感情・行動の理解と推測の困難 ・道徳的判断の障害
意欲・能動性	・意欲・自発性の低下 ・易疲労 ・寡動・無動
（長期記憶）	・前向性健忘 ・展望記憶の障害 ・記憶錯誤，作話，出典健忘

概念を掘り下げると，お互いに重複する要素がみられる．生活場面で起こりうる困難と機能との対応も実際は一対一ではないが，便宜上，関連の深い機能に割り振ってある．

なお，ワーキングメモリとは，情報を保持しながら同時に処理していく機能であり，認知的作業を行う黒板やまな板に例えられ，その測定には，2つの課題を同時に行うという二重課題が用いられている．前頭葉損傷患者については，二重課題の成績と社会的行動障害の有無の関連が示されており，適切な社会的行動には，他者の興味・関心に注意を払いながら同時に自己の興味・関心を保持するという二重課題の能力が必要と考えられている[5]．こうしたことから，ワーキングメモリは他者との協調行動や適応的行動に関わる能力であり[6]，自己モニターの働きや他者の心的状態を推測する働きも含むとされている[7]．さらに，意欲・発動性低下患者の一部は，ワーキングメモリの低下によって，行動に必要な情報を保持しながら処理することが困難なために，目標に向けた行動を起こすことができないと考えられている[7,8]．ワーキングメモリは社会活動やコミュニケーションに大きく関わる機能と捉えるべきだろう．

また，記憶との関連については，前頭連合野が関わる記憶機能はワーキングメモリであり，長期記憶には関わらないとされている．しかし，実際の前頭葉損傷患者

では近時記憶やエピソード記憶にもしばしば障害を認めること，また，くも膜下出血などにより前脳基底部に損傷がおよぶケースでは明らかな記憶障害を伴うことから括弧つきで含めた．

2 ──── 前頭葉損傷後にみられるコミュニケーションの特徴

　前頭葉機能の低下と関連して起こる障害は，コミュニケーションの側面からみるとどのように表れるのだろうか．コミュニケーション障害のすべてを網羅することはできないが，指導に当たって留意しておくとよい点について，認知機能の障害とそれに関連したコミュニケーション障害および対処法を含めて**表2**に示す．コミュニケーションにおいてワーキングメモリや遂行機能が果たす役割は大きい．さらに抑制や感情・情動といった社会的な適応行動に大きく関わる機能が影響をおよぼす結果，様々なコミュニケーション障害がみられると考えられる．

2. 情報収集・観察・評価のポイント

　前頭葉損傷患者の評価の方法を**表3**に示す．患者との面接や情報収集の際のポイントを**表4**に，評価に用いられるツールや検査を**表5**に記載した．評価では，実際のコミュニケーション場面で起こっている問題を把握し，それらがなぜ起こっているのかを神経心理学的検査などを用いて明らかにする．このため，実際のコミュニケーション場面の評価や日常生活のコミュニケーション場面についての情報収集が欠かせない．

　会話やコミュニケーション場面の評価を行う際には，「第3章第2節」の表4（87頁参照）に挙げたポイントを参考にしながら，気づいた点や多少とも違和感をもったやりとりを抽出していくとよい．

　日常生活場面についての情報収集に当たっては，STが直接みている場面はごく一部にすぎないことを十分に自覚し，謙虚に話を聞いていく．特に，リハビリの後や，就労支援事業所（作業所など），職場といった社会的な場での活動後の疲労の状態については，家族にしかわからないことも多い．専門職が気づかないために無理を続けてしまうケースもあるので，新しい課題や活動を導入した際には，注意深く様子を聞きながら慎重に調整を行う必要がある．情報収集を進めると，明らかになってくる様々な問題にどのように手をつけるべきか，臨床家として戸惑うこともあるだろう．しかし，家族や支援者からの質問や悩みに対して即座に答えを出すことができなくても，真摯に聞くことがまずは重要である．効率的に情報収集を進めるには，表5に挙げた遂行機能障害症候群の行動評価日本版（BADS）の質問表やTBI-31脳外傷者の認知─行動障害尺度などを使うと系統的に聞くことができる．これらの質問表に回答してもらい，それをみながら具体的にどのようなことが思い浮かぶかを尋ねていくと，具体的なエピソードが得られやすい．

　神経心理学的検査は，必要なものを選んで可能な範囲で行う．記憶障害の有無と程度については，検査バッテリーを用いて明らかにしておくとよい．しかし，前頭葉機能の障害の中には，検査では明らかにならないものも多い．例えば，遂行機能障害が疑われる場合に，BADSやWisconsin Card Sorting Test（WCST）の成績には問題がなくても，仕事の現場では作業の開始・中断・変更・終了ができな

【表2】 認知機能の障害とコミュニケーション障害のつながりおよび対処法の例

認知機能	認知機能障害から生じる困難	コミュニケーション障害	対処法の例
ワーキングメモリ	・他者の興味・関心に注意を払いながら自己の興味・関心を保持することの困難	・セールスや勧誘に乗せられやすい	・日常生活面の支援者を確保する ・定期的に振り返りの機会をもつ
	・2つの課題を同時に処理することの困難	・作業をしながら会話ができない	・職場の人に障害への理解を求める
	・複数の情報を保持し処理することの困難	・メモがとれない	・他者に書いてもらうためのメモを携帯する
ワーキングメモリ	・他者の心理状態の推測困難 ・自己モニターの困難	・相手を徹底的に攻撃する	・周囲の人に障害への理解を求める ・振り返りの機会をもつ ・反省の気持ちを伝える方法を学ぶ
抑制	・感情的・衝動的な言動の抑制困難		
ワーキングメモリ	・他者との協調行動の困難	・自己中心的な発言が目立つ	
感情・情動	・反省・内省の困難		
遂行機能	・気づきの困難	・できないことをできるという	・周囲の人に障害への理解を求める ・障害について本人が学び、振り返りの機会をもつ
感情・情動	・反省・内省の困難		
遂行機能	・目的を意識した行動の組み立ての困難 ・行動の開始の困難	・一つひとつ指示がなければ行動できない	・職場の人に障害への理解を求める ・マニュアルなどを整備した上で繰り返し練習し、指示がなくても行動できる範囲を確保する
ワーキングメモリ	・行動に必要な情報の保持と処理の困難		
意欲・能動性	・意欲・発動性の低下 ・易疲労	・反応が薄い ・促しても何もしようとしない	・日課や「すること」を本人の頑張れる範囲で決め、習慣になるまで根気よく促す
遂行機能	・即時的・習慣的パターンへの固執	・誤った思い込みに基づいて発言・行動する ・話の内容を歪曲して理解する ・既に決まったことや納得・同意したことを蒸し返す ・初めに入った情報の変更ができない	・周囲の人に障害への理解を求め、助言や指摘の仕方を工夫してもらう ・障害について本人が学び、振り返りの機会をもつ ・他者からの助言や指摘に、まずは耳を傾ける習慣を身につける ・反省の気持ちを伝える方法を学ぶ
ワーキングメモリ	・複数の情報を保持し処理することの困難		
抑制	・不適切な情報の抑制困難		
長期記憶	・前向性健忘 ・記憶錯誤、作話、出典健忘		
ワーキングメモリ	・複数の情報を保持し処理することの困難	・質問や話題を忘れ、会話についていけない ・説明などまとまった話が理解できない	・周囲の人に障害への理解を求め、説明のしかたや視覚的刺激の併用などの工夫をしてもらう ・自己の理解力への認識を高める訓練を行う ・支援の求め方を学ぶ
長期記憶	・前向性健忘		
長期記憶	・展望記憶の障害	・約束や注意が守れない	・周囲の人に障害への理解を求める ・代償的方法を学習する ・失敗した時の対応法を学ぶ
	・前向性健忘	・同じことを何度もいう、行う	・周囲の人に障害への理解を求める ・指摘を受けた時の言葉の返し方を学ぶ

いといった問題が明らかにみられることもある．こうした所見も重視し，なぜそうなるのかを考察する．そのために，検査では得点を算出するだけでなく，取り組み方やプロセスを観察することも必要である．結果について自己評価をしてもらうこ

【表3】 評価のポイント

- 患者との面接（インテークを含む）
- 会話・コミュニケーション場面の評価（面接場面，グループ活動場面など）
- 家族・その他の支援者からの情報収集
- 神経心理学的検査

【表4】 面接および情報収集時のポイント

- 患者本人と，本人の生活状況を知っている家族や支援者の両者から聞く
- 本人に聞くこと
    発症／受傷前と違うと感じることはないかなど，現在の状況についての理解の状態
    現在の毎日の生活状況
    発症／受傷前の生活状況
    希望（今したいこと，今後どうなりたいか）
- 本人との面接では，注意力・集中力，疲労のしやすさ，自発性・発動性，見た目年齢と実年齢とのギャップ，質問への応答時間，答えられない場合の対処などを観察しておく
- 家族に聞くこと
    現在の毎日の生活状況（リハビリや社会的な場での活動後の疲労の程度を含めて）
    発症／受傷前の生活状況
    疑問に思うこと，不可解に感じること
- 家族以外の支援者に聞くこと
    支援の場での状況（コミュニケーションを中心に）
    疑問に思うこと，不可解に感じること
- 本人からの情報，家族からの情報，支援者からの情報の間に相違があれば注意しておく．情報に誤りがある可能性だけでなく，場面によって状態に違いがあることも想定する

【表5】 前頭葉損傷による障害が疑われる際に使用される主な評価・検査ツール

	観察・情報収集
	遂行機能障害症候群の行動評価日本版（BADS）質問表 脳外傷者の認知―行動障害尺度（TBI-31）
	神経心理学的検査
言語	標準失語症検査補助テスト（SLTA-ST）
記憶	リバーミード行動記憶検査（RBMT） ウェクスラー記憶検査（WMS-R）
知能	ウェクスラー成人知能検査（WAIS-III）
遂行機能	遂行機能障害症候群の行動評価日本版（BADS） Wisconsin Card Sorting Test（WCST）
注意・意欲	標準注意検査法・標準意欲検査法（CAT・CAS）

とも有益である．

3．介入のポイント

　介入の第一の目標は，今起きているコミュニケーション上の問題を解決することである．介入のポイントは，表2の対処法に示す通り，周囲の人々が障害を理解できるよう，また，本人が問題を振り返り，対処法を学べるように支援することである．

　家族や周囲の人々に障害を理解してもらうためには，障害についての一般的な説明だけではなく，今起きている具体的な問題について，なぜそのような行動が生ま

れているのかを解き明かしていくことが欠かせない．解決方法がすぐに見出せない場合でも，問題の背景がわかることで，困惑やイライラはある程度軽減することも多い．また，家族や周囲の支援者自身がより効果的な対処法やアイディアを生み出せるようになる．さらに，家族や周囲の理解が得られることで，本人は心理的に安定し，直接的介入もしやすくなる．

直接的（本人への）介入のポイントは，①心理面の安定を重視すること，②現実的な目標を立てること，③グループの力を活用することである．

神経心理学的検査の成績が比較的良好なケースでは，高い目標を掲げがちになるため，注意が必要である．検査場面では力を発揮できても，生活場面でできなければ，それが障害の特徴であると受け止め，現実の生活状況にあった目標を設定する．また，独力でできるようになることばかりが目標ではない．必要な支援を明らかにすることができれば，支援の下でできることも実際の場面では価値が高い．また，他者からの援助を上手に受けられるようになることも，コミュニケーションにおける大きな目標である．

グループでの介入は，現実のコミュニケーション場面が設定されることや，仲間の存在が心理的な支えになるなどのメリットが大きい．ただし，当事者同士の関係づくりを促し，関係がこじれた場合には対応にあたるなど，専門職の介入は欠かせない．

前頭葉損傷に起因する意欲の障害やコミュニケーションの問題に関する体系的な訓練として，Ruskの通院プログラム[9]は非常に参考になる．

4. 模擬事例による介入の実際

模擬事例を通して前頭葉損傷によるコミュニケーション障害がどのように現れるかを示す（表6）．事例は特定の患者ではなく，複数の事例のエピソードを参考に構成したものである．

＜模擬事例＞

交通事故により，大学生の時に受傷．医療機関でのリハビリを終え，復学を試みたが，勉強についていけず，親しかった友人たちとも次第に疎遠になり，退学．アルバイトをしても続かず，現在は作業所に通っている．

文献

1) Bernicot J, Dardier V: Communication deficits: assessment of subjects with frontal lobe damage in an interview setting. *Int J Lang Commun Disord*, **36**(2)：245-263, 2001.
2) Pearce S, et al.: Interpreting ambiguous advertisements: the effect of frontal lobe damage. *Brain Cogn*, **38**：150-164, 1998.
3) 福田正人，鹿島晴夫・編：前頭葉で分かる精神疾患の臨床，中山書店，2010.
4) Fuster JM：The Prefrontal Cortex, Lippincott-Raven, Philadelphia, 1997（福居顯二監訳：前頭葉皮質，新興医学出版社，2006）．
5) Baddeley A, et al.: Dual-task performance in dysexecutive and nondysexecutive patients with frontal lesion. *Neuropsychology*, **11**(2)：187-194, 1997.
6) 苧坂直行：ワーキングメモリ研究の動向―高齢者を中心に―，老年精神医学雑誌，**25**：491-497, 2014.

【表6】 介入の実際

情報収集・観察・検査	問題と分析	介入の例
【神経心理学的検査】 ・失語症なし ・中程度の記憶障害．ヒントで思い出せることは多い．言語性記憶の低下が目立ち，物語は直後でもほとんど再生できない ・知的機能は全体的には正常範囲．ただし，口頭で行う算数の問題はほとんどできない ・遂行機能検査は平均の下だが，複数課題の遂行タスクで一つの課題だけをやり続けた 【情報収集・観察】 <本人から> ・何をやっても「ダメだ」といわれるので何をしてよいのかわからない．だから，できるだけ動かないようにしている ・指導員のいうことはよくわからない．わかるようにいってほしい ・記憶障害だからメモをとるようにがんばっている ・車の運転はできたらいいなあと思う．運転に限らず，脳のためによいことなら何でもしたい <家族から> ・暗い顔で帰って来ることが多く，被害妄想的なことをいうので，通えなくなるのではと心配しているが，本人は毎朝時間になると出かける ・口では「記憶障害があるからできない」とよくいうが，記憶の誤りを指摘すると怒る ・「車の運転は注意力のリハビリになると指導員にいわれた」と運転したがる <作業所の指導員から> ・メモの内容がおかしい．指導員の指示と違うことを書く ・手順の誤りを指摘すると「○○さんにいわれたからこうした」と事実とは違うことを主張し，譲らない ・共同作業でミスがあると，相手のせいにする ・新しい作業への取り組みを拒否する ・慣れたこと，わかっていることでも自分からしない ・車で通所したいという利用者がいたため，「車の運転には高度な注意能力が必要なので注意障害があると難しい」という話をしたことがある	・ワーキングメモリの障害のため，やや複雑な話や説明は理解できない ・遂行機能およびワーキングメモリの障害から，すべきことはわかっていても，どのようなタイミングや順序で実行に移したらよいのかわからない ・前向性健忘はあるが，すべてを忘れてしまうわけではない．出典健忘も加わって，断片的に頭に浮かぶことを繋ぎ合わせ，事実とは異なる内容ができあがってしまい，それを信じて主張・発言したり，メモを書いたりしている ・自分に「高次脳機能障害」や「記憶障害」があることは知っていて，リハビリをがんばってよくなりたいという思いは強い．しかし，「障害があるからダメといわれる」「障害だからメモをとらないといけない」という漠然とした理解はあっても，現実に起きている問題と障害とを結びつけて考えることはできない ・失敗体験の繰り返しから，過度に自己防衛的になっており，これ以上失敗することを非常に恐れている．このために行動を起こすことがさらに困難になっている	・家族・作業所の指導員に理解を求め，対処法の工夫を提案する 　－できそうにみえてもキャパシティは小さいため，担当する作業を限定する 　－普通に話したのでは伝わらないことも多い．情報を選び，整理し，書いて伝える 　－作業上必要なメモは指導員が書くか，書かれたものを本人が自分のメモに書き写すかする 　－「自分から」は難しいので，行動を起こすための指示やヒントを提示し，日々繰り返される限られたことであれば自分から開始できるようにする 　－誤りを修正する時は，記憶障害があることを本人が思い出せるように誘導する ・障害が生活に及ぼす影響や対処法について，本人に改めて学んでもらう ・こまめに振り返りを行い，よかったことも必ずフィードバックする

7) 沖村 宰，前田貴記，加藤元一郎：ワーキングメモリと社会的行動．老年精神医学雑誌，**25**：522-529, 2014.
8) Levy R, Dubois B: Apathy and the functional anatomy of the prefrontal cortex-basal ganglia circuits. *Cerebral Cortex*, **16**(7)：916-928, 2006.
9) 立神粧子，Yehuda Ben-Yishay，大橋正洋：前頭葉機能不全　その先の戦略　Rusk通院プログラムと神経心理ピラミッド，医学書院，2010.

▌執筆：本多留美

第4章

脳外傷にみられるコミュニケーション障害

第4章 脳外傷にみられるコミュニケーション障害

第1節 医学的知識の整理

　脳外傷とは，頭部への外力により頭部に外傷が加わったという病態を指しており，単にたんこぶ（正確には帽状腱膜下血腫）のみで神経症状を全く残さない例から，昏睡期間が数日も続いて重篤な後遺症を残す例まで，幅広い病態像を指している．この中で，特に脳に外力が及んだ場合を，脳外傷と呼んでいる．

1. 脳外傷の疫学

　脳外傷（軽度例は除く）の原因は，大半が交通事故で，20〜30歳の生産年齢に相当する男性に多い．次いで転倒・転落事故で，50歳代に多い．いわゆる高次脳機能障害を呈する疾患群（脳血管障害，脳外傷，脳腫瘍，低酸素脳症，脳炎などの後天性で非進行性疾患）の中で，脳外傷は約10％を占める．交通事故による死亡者は，治療の技術進歩や様々な交通事故予防策によって減少傾向にあるが，一方，後遺障害を有する患者数は増加傾向にある．

2. 脳外傷の病態と分類

　脳への外力には主に2つの加わり方がある．一つは頭部の打撲のように，外力が直接に直線的に加わる場合であり，もう一つは，外傷性頸部症候群（いわゆる"むちうち症"）の重症例のように，頭部が頸部，脳幹を基点として前後左右に加速，減速され，回転加速度が加わる場合である．いずれの場合でも，大脳半球の前方に位置している前頭葉および側頭葉先端部が損傷されやすい．また，脳外傷では，外傷以降に二次的に生ずる低酸素状態や低血流状態（脳浮腫や低血圧等に因る）の結果，海馬の障害を生み，記憶障害を合併しやすくなる．

　脳外傷の分類として国際的に汎用されているGennarelli（ジェナレリ）らの分類（表1）は，脳の損傷範囲を局所性とびまん性に分類している．局所脳損傷とは，主に外力が直接に直線的に加わった場合の結果であり，局所的な症状が発生する．一方，びまん性脳損傷とは，脳

【表1】 脳外傷の分類

①頭蓋骨骨折
1) 円蓋部骨折
・線状骨折
・陥没骨折
2) 頭蓋底骨折
②局所脳損傷
1) 急性硬膜外血腫
2) 急性硬膜下血腫
3) 脳挫傷
4) 外傷性脳内血腫
③びまん性脳損傷
1) 軽症脳震盪
一時的な神経機能障害（記憶障害）のみで意識障害なし
2) 古典的脳震盪
6時間以内の意識障害あり
3) びまん性軸索損傷
軽度　昏睡6〜24時間
中等度　昏睡24時間以上，脳幹部障害なし
重度　昏睡24時間以上，脳幹部障害あり

全体に回転加速度が加わり生じたもので，脳は前後左右，深部表層に外力が加わったと想定され，①軽症脳震盪，②古典的脳震盪，③びまん性軸索損傷[注1), 1)]の3つの重症度に分類される．ただし，重要なことは，これらの診断名が臨床ではかなりオーバーラップしているという点である．すなわち局所性といっても実際は局所脳損傷にとどまらないことも多く，特に急性硬膜下血腫は，びまん性脳損傷を合併していることが多い．また，びまん性軸索損傷といっても，表1にあるように軽度から重度まで程度は様々である．

3. 脳外傷の診断と重症度評価

診断は病歴から通常は明らかである．しかし，まれに頭蓋内出血が外傷性なのかどうか不明な例もある．つまり，外傷の病歴が明らかでない場合や，仮に転倒したとしても，脳出血が起きた結果，転倒した可能性もある．

脳外傷の重症度は，受傷後48時間以内の意識障害の程度と強く関連する．したがって，予後を予測する上でも，リハビリの計画を立てる上でも，重症度を決定することが重要となる．重症度判定には表2のようなGlasgow Coma Scale（GCS）が汎用されている．開眼反応，言語反応，運動反応の3項目で採点し，13〜15点は軽度，9〜12点は中等度，8点以下を重度としている．重度の場合，生命予後も機能予後も不良で，その約1/3は死亡する[2)]．わが国で汎用されているJapan Coma Scale（JCS）では，おおよそ3桁（Ⅲ-100，Ⅲ-200，Ⅲ-300）がGCSの重度に相当する．

【表2】 Glasgow Coma Scale（GCS）

開眼反応（E）		言語反応（V）		運動反応（M）	
自発的に開眼	4	見当識あり	5	指示に従う	6
声かけに開眼	3	やや混乱した会話	4	刺激を払いのける	5
痛みで開眼	2	意味の通じない言葉	3	逃避的屈曲	4
無し	1	意味の無い発声	2	異常屈曲反応	3
		無し	1	異常伸展反応	2
				無し	1

E: eye response　V: verbal response　M: motor response

4. 脳外傷の画像評価

脳の形態を評価する機器[注2)]として，CTとMRIが一般的である．表1にまとめられた様々な血腫は，CTとMRIで診断が可能である．

図1は23歳時の交通事故（昏睡状態で搬送された重度例）症例で，32歳時の頭部MRI（T1強調画像）である．図1-Aでは左側頭葉（下側頭回）が先端から低吸収域（矢印）となり，挫傷痕を表している．図1-Bではさらに挫傷は中側頭回に及ぶも，図1-Cからウェルニッケ野（上側頭回）は保たれていることがわかる．図1-Cの矢印は前頭葉底面[注3)]の直回の挫傷である．図1-Dの矢印は左前頭前野の白質まで挫傷が及んでいることを示している．本例は現在，日常のコミュニケーションに問題はないが，複雑な情報処理は困難で，作業所に通所している．

注1）**びまん性軸索損傷**：本病態は，もともと，外傷直後から意識障害を呈するも頭部CTではさしたる異常所見がなく，しかし病理学的検討によって，大脳白質の神経線維の断裂や多数の軸索の反応性局所的腫大があると報告された．

注2）一方，脳の機能を評価する機器としては，脳血流や代謝を測定するポジトロン放射断層撮影法（Positron Emission Tomography: PET），酸化ヘモグロビン，脱酸化ヘモグロビンの濃度を測定する機能的MRI（fMRI），脳血流を測定する単一光子放射断層撮影（Single photon emission computed tomography: SPECT）などがある．

注3）**前頭葉底面**：眼窩面ともいい，価値判断や情動の抑制，社会性などに関与することが以前より指摘され，脳外傷の重度例ではこうした部位が，特に物理的に損傷を受けやすい．

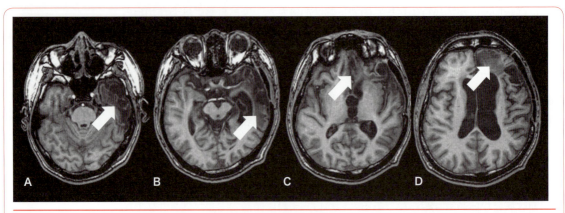

【図1】 症例1：32歳，男性．23歳時の交通事故（重度脳外傷）

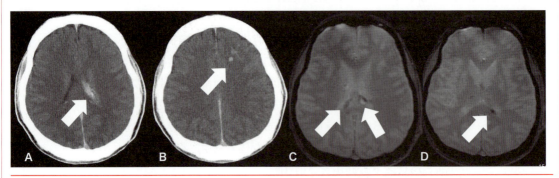

【図2】 症例2：35歳，男性．交通事故（オートバイで転倒，重度脳外傷）
A, B：受傷当日（CT），C, D：受傷2週間後（MRI, T2* 画像）

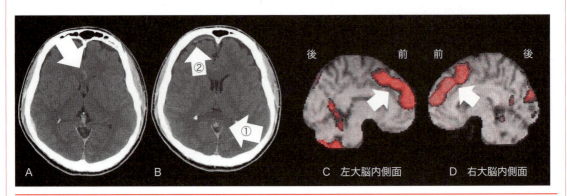

【図3】 症例3：38歳，男性．転落事故（15 mの塀から落下，重度脳外傷）
A, B：受傷当日（CT），C, D：受傷3か月後（脳血流SPECT）

　図2は35歳時の交通事故（オートバイでの自損転倒事故で受傷時GCSは7点）症例である．図2-Aは頭部CTで左脳室内に出血（矢印）がみられた．同日に，図2-Bより左前頭葉白質内に点状の出血（挫傷）（矢印）が確認されるが，大きな挫傷ではない．図2-Cは受傷2週後のMRIのT2*（T2スター）画像である．出血の痕跡をヘモジデリンとして鋭敏に映し出している．CTではわからなかったが，図2-Cでは脳梁体部（矢印）の挫傷，図2-Dでは脳梁膨大部（矢印）の挫傷が判明した．本例は軽度の記憶障害が残存しているものの，受傷1年後に劇団員として

復職した.

　図3は38歳，男性で，工事現場で高所作業中に15mの高さから転落し受傷した．近医へ搬送された時点でJapan Coma Scaleは100であった．しかし，当日の頭部CTでは目立った所見はなく，図3-Aの矢印では大脳半球間裂に外傷性くも膜下出血が，図3-B①の矢印は松果体部の外傷性くも膜下出血が，②の矢印は極めて薄い硬膜下血腫があるのみであった．このように昏睡にもかかわらず，画像上の所見が乏しい例では，びまん性軸索損傷が疑われる．図3-CおよびDは受傷3か月の時点の脳血流SPECTであるが，矢印の部分（前頭葉内側部で前部帯状回）は特異的に血流が低下していることを示している．この領域は，自発性や行動の準備，共感といった機能に関与しているといわれている．

5．脳外傷の後遺症
1──身体的障害

　受傷直後は，生命に関する問題が家族や医療スタッフの最大の関心事となる．生命の危険がなくなると，四肢の麻痺・失調，12脳神経の障害などの身体的障害が問題となる．脳挫傷・硬膜下血腫・硬膜外血腫などが，直接あるいは圧迫によって，錐体路を損傷すると片麻痺が起きやすい．脳幹への損傷では，四肢麻痺を呈することがある．しかし純粋なびまん性軸索損傷例，すなわち血腫を伴わないびまん性損傷では片麻痺を呈することはまれである．重度の外傷例では，鑑別疾患として脊髄損傷や腕神経叢損傷の合併も考慮しておく必要がある．一方，受傷時に脳幹を基軸にして大脳半球が前後左右に加速・減速された場合，小脳から中脳に向かう上小脳脚[注4]が損傷されやすい．その時は，四肢や体幹の失調を呈しやすくなる．また12脳神経の中では，嗅神経がもっとも損傷を受けやすく，嗅覚障害は食事や調理などの際に問題となる．これらの様々な身体的障害は，損傷範囲に一致してみられるが，重度の外傷でもADL動作は歩行も含めて自立する例が少なくない．したがって一見しただけでは障害が認知されづらい点も脳外傷の特徴である．

2──神経心理学的障害

　大脳皮質あるいは皮質下の広範囲損傷は，知的機能に重大な障害を残しやすい．びまん性軸索損傷の場合も，前頭葉あるいは側頭葉機能の障害が主体である．その結果，脳外傷患者では知能，記憶力，注意集中力，遂行機能などの低下が問題になる．記憶力の低下は，重度の脳外傷例のほぼ全例にみられる．エピソード記憶の障害や約束などの未来の記憶（展望記憶）の障害は，ADLやIADLの際に大きな問題となる．一方，頭蓋内血腫（硬膜外血腫・硬膜下血腫・脳内血腫）が，大脳半球の特定の部位を占拠あるいは圧迫すると，失語，失行，半側空間無視，地誌失認などのいわゆる巣症状を呈するが，脳卒中患者にみられるほど頻度は高くない．

3──心理社会的障害

　社会的行動障害ともいわれる．問題となる症状は，自発性の低下，非理性的行為（暴力，暴言，性的脱抑制など），自己中心的態度，他人への気遣いのなさ，融通性（柔軟性）の低下，病識の低下，病前性格の先鋭化などである．こうした症状は，①脳の器質的損傷，②自己の防衛などの精神反応，③受傷後の社会的，環境の変化，

注4）**上小脳脚**：小脳から大脳に向かう出力線維が走行している．同線維は小脳を出て，中脳に入り正中を越え，反対側の視床を経由して大脳に向かう．上小脳脚の損傷で同側の失調を呈す．

④受傷前の性格など，様々な要因が関与している．脳の器質的損傷として生じる場合，前頭前野が一番の責任病巣と考えられている[3]．

文献
1) 渡邉　修：びまん性軸索損傷．神経内科，**77**(6)：631-637，2012．
2) 平川公義：脳外傷．*Neurosurgeon*, **8**: 266-275, 1989.
3) 渡邉　修：高次脳機能障害のための画像診断．高次脳機能障害―その評価とリハビリテーション（武田克彦，長岡正範編著），中外医学社，2012，pp58-67．

▌執筆：渡邉　修

第2節
脳外傷患者の
コミュニケーション障害の診かた

第4章
脳外傷にみられる
コミュニケーション障害

　脳外傷（Traumatic Brain Injury：TBI）後のコミュニケーション障害について理解を深めることの意義は2つある．1つ目はいうまでもなく，脳外傷によるコミュニケーション障害を適切に評価し，介入するためである．海外では1980年代より，脳外傷後の認知機能の障害と言語の関係について盛んに研究され，その結果，様々な神経心理学的知見に加え，評価法や介入法が開発されてきた．これらの知見や臨床経験は，認知機能の障害によるコミュニケーション障害を呈するほかの障害，すなわち認知症やてんかん，前頭葉損傷や右半球損傷によるコミュニケーション障害などにも適応できると筆者は考える．これが脳外傷後のコミュニケーション障害について研鑽することの2つ目の意義である．

　なお本節では，脳外傷後のコミュニケーション障害として，戦時中の銃弾などによる穿通性頭部外傷によるものではなく，自動車事故や転倒を原因とするものについて説明する．

1．脳外傷後のコミュニケーション障害の種類と割合

　脳外傷後にどのようなコミュニケーション障害が，どのぐらいの割合で生じるのであろうか．Sarnoら[1]は，125人の頭部外傷患者にどのような言語障害がみられるか調査した．その結果，古典的な失語症を呈した患者は37人（30％），subclinical aphasia[注1]（失語症ではない呼称障害）を呈した患者は45人（36％），運動障害性構音障害とsubclinical aphasiaを呈した患者は43人（34％）だった．

注1）subclinical aphasia：言語機能の障害を示す臨床症状はないが，検査をすると言語処理の障害がみられることを指す．これは脳損傷により起こるが，古典的な失語とは類似しておらず，認知症を合併はしていない[1]．

2．失語症

　脳外傷後に失語症を呈している場合には，脳血管障害などによる失語症と同様に評価，介入をする．本書「第1章第2節」の症例報告では，脳血管障害の結果，高次脳機能障害などを合併した急性期の失語症患者を例に挙げ，どのような情報や症状に着目し，所見としてまとめていくのか，また介入していくのかというポイントを具体的に説明している．この視点は脳外傷後の評価，介入に共通する点なので参考にしてほしい．なお脳外傷患者にみられる失語症の評価，介入においては，高次脳機能障害を合併していることが多いので，評価，介入の際にはその点に留意する．

3．非失語性のコミュニケーション障害
1——特徴と評価のポイント

　脳外傷後のコミュニケーション障害は，症状が多様であることが特徴といえる．脳外傷患者の非失語性のコミュニケーション障害についてのこれまでの報告では，

患者をいくつかの観点から分類し言語特徴について検討をしている．これらの観点を考慮に入れて，先行研究の知見をみると，臨床に役立つヒントが得られる．例えば，自分が診ている患者の損傷部位や認知機能の観点から，どのようなコミュニケーション障害が起こりうるのかを推測し，検査を選択する．脳外傷後のコミュニケーション障害の評価の流れを図1にまとめた．

(1) 脳外傷の重症度と予後予測，障害像

受傷時の重症度は予後予測に役立つことが知られている．脳外傷患者の重症度の判定にはGlasgow Coma Scale（GCS）が使用されることが多い（「第4章第1節」参照）．リハビリでは，急性期の予後予測をもとに，目の前の患者が脳外傷全体のどのような位置にあるのかを判断するため，GCSは重要な指標である[2]．コミュニケーション障害や認知機能の障害についての報告においても，対象の重症度が明記されているので，自分が評価，介入の対象としている患者の重症度と比較しながら文献を参考にするとよい．

回復期では，急性期に比べより精度の高い予後予測が可能なはずであるが，脳外傷のリハビリ医療独自の予後予測は，脳血管障害ほど進歩していない[2]．予後予測につながる臨床データの蓄積のためには，Disability Rating Scale（DRS）（表1）を用いると，能力低下や社会的不利についてある程度記述することができる[2]．

(2) 失語症なのか，非失語性のコミュニケーション障害なのか

非失語性のコミュニケーション障害であることを示すためにWABの失語指数（AQ）[注2] を提示している研究が散見される．失語症でないということをAQだけで示すことには無理があるが，言語機能が保たれている証左にはなる．AQが提示されているこれまでの研究では，非失語性のコミュニケーション障害患者のAQは概ね93～100だった．

(3) 損傷部位，認知機能とコミュニケーション障害

記憶障害，注意障害，遂行機能障害，社会的行動障害は，脳外傷後に合併しやす

注2）**失語指数（AQ）**：WABの下位検査のスコアから産出する．（Ⅰ自発話＋Ⅱ聞いて理解する＋Ⅲ復唱＋Ⅳ呼称）×2＝AQ

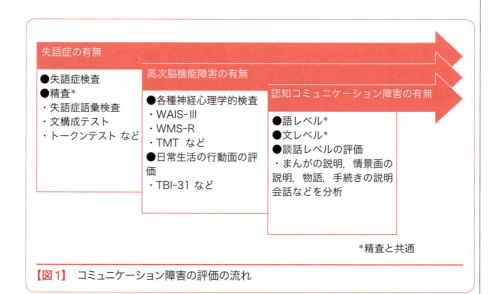

【図1】 コミュニケーション障害の評価の流れ

【表1】 Disability Rating Scale (DRS)[2]

Eye opening	Communication ability	Motor response	Feeding/Toileting/Grooming	Level of functioning	Employability
0 Spontaneous	0 Oriented	0 Obeying	0 Complete	0 Completely independent	0 Not ristricted
1 To Speech	1 Confused	1 Localizing	1 Partial	1 Independent in special environment	1 Selected jobs
2 To Pain	2 Inappropriate	2 Withdrawing	2 Minimal	2 Mildly dependent	2 Sheltered workshop
3 None	3 Incomprehensible	3 Flexing	3 None	3 Moderately dependent	3 Not employable
	4 None	4 Extending		4 Markedly dependent	
		5 None		5 Totally dependent	

（道免和久, 2000）

い高次脳機能障害である．神経心理学的検査の結果から，日常生活でみられる高次脳機能障害のすべての症状を説明できるとは限らないが，神経心理学的検査を実施し，定量的に評価をすることは，患者の回復経過をフォローするために重要である．

認知機能と関連する損傷部位がみられる場合（図2～4）[3]，あるいは問診により特定の障害が疑われる症状が把握できた場合には，関連する認知機能の検査を実施する（表2）．脳外傷者の認知─行動障害尺度（TBI-31）[4]（図5）は日本人を対象に開発された検査で，脳外傷後の不適応行動の構造と程度をみることができる．TBI-31は生活上観察可能な項目を取り上げ，「健忘性」「固執性」「情動コントロール力の低下」「現実検討力の低下」「課題遂行力の低下」を評価する[4]．例えば，「健忘性」に問題がある場合は記憶検査を，「現実検討力の低下」や「課題遂行力の低下」がみられる場合には，注意障害や遂行機能障害を疑い検査を実施し，検査結果と症状を対照し検討する．

海外では30年以上にわたって，脳外傷後の認知機能の障害とコミュニケーション障害は関連性があることが研究されてきた．その結果，脳外傷後のコミュニケーション障害が，認知機能の障害と言語の障害が合併した障害だということは広く受け入れられるようになっている．American Speech-Language and Hearing Association（ASHA）は，そのような障害を「認知コミュニケーション障害：cognitive-communication disorders」と呼び，以下のように定義している[5]．

ASHA[5] より引用：

認知コミュニケーション障害には，認知機能の障害により引き起こされるコミュニケーション上のあらゆる困難さが含まれる．またコミュニケーションには聞くこと，話すこと，ジェスチャー，読むこと，書くことが含まれ，言語のすべての領域（音韻論的，形態論的，統語論的，意味論的，語用論的）が関連する．認知には，認知の処理と体系（注意，知覚，記憶，統合，実行機能）が含まれる．認知機能の

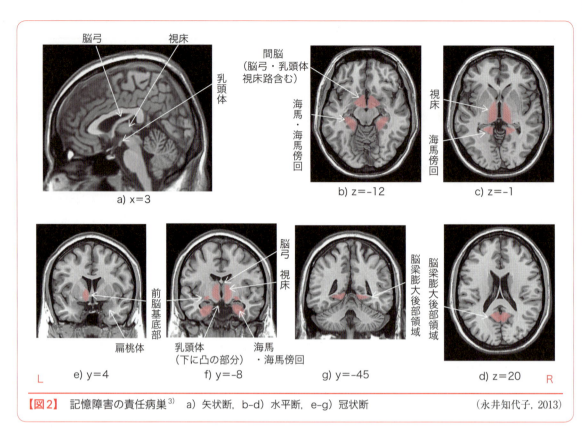

【図2】 記憶障害の責任病巣[3]　a) 矢状断, b-d) 水平断, e-g) 冠状断　　　　（永井知代子, 2013）

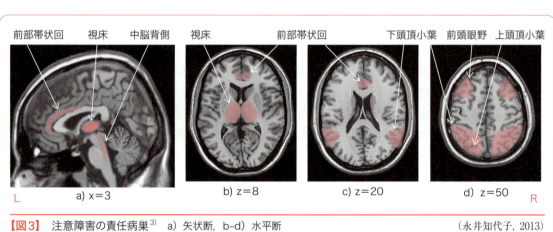

【図3】 注意障害の責任病巣[3]　a) 矢状断, b-d) 水平断　　　　（永井知代子, 2013）

　障害により影響を受ける機能には, 行動の自己調整, 社会的な相互関係, 日常生活活動, 学習能力と学業成績, および職業能力が含まれる.

　とはいえ, 認知機能とコミュニケーション障害の関係は, その因果関係のすべてが検証されているわけではなく, 推測の域を出ないものもある. 研究者はより精度の高い検査法を考案し, 検討を重ねている最中である. 例えば記憶は文の産出や理解に影響を及ぼすと考えられているが, 表2にあげた既存の検査を用いることで, 文の産出や理解に影響を及ぼしている記憶を評価できているかどうかは明らかでは

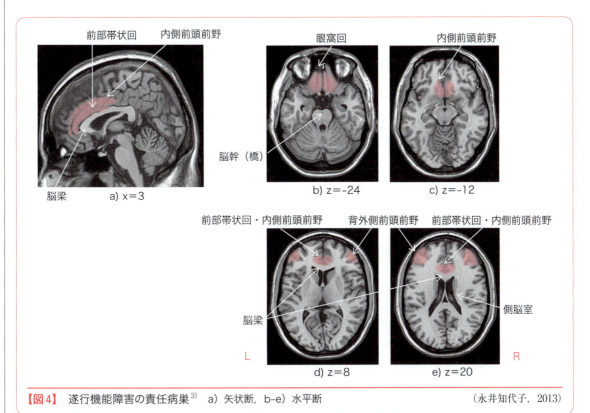

【図4】 遂行機能障害の責任病巣[3]　a) 矢状断, b-e) 水平断　　　　　　　　　（永井知代子, 2013）

ない.標準化された検査を使うことのメリットは,研究者間の比較が可能になることや,健常者群のデータが明示されていることである.しかし,ある特定の認知機能を調べたいという場合には,それらの検査に検出力があるとは限らないため,自ら検査法を考案し,健常統制群のデータも測定した上で,比較検討することになる.認知機能とコミュニケーションの関係についての研究では,健常者や脳血管障害など脳外傷患者以外を対象としている場合が多いが,脳外傷の臨床家はそれらの新しい研究の動向にも関心を傾けながら,臨床を進めていく必要がある.

　脳外傷患者を対象とした報告をみると,コミュニケーション障害に影響を与える認知機能には,遂行機能,情報処理スピード,ワーキングメモリ,新しく学習する能力がある[7].遂行機能が障害されると,論理的な思考や問題解決能力の低下,談話構造を組み立てる能力の低下が起こったり,社会的に適切な会話（敬語の使用）や推論する能力が低下し,皮肉やユーモアといった言外の意味の理解が難しくなることが推測される.ワーキングメモリの低下は,代名詞を適切に使う能力に影響を及ぼし,また談話では,結束性や節の複雑性,物語文法に障害をもたらすと考えられる[7].ほかにも,情報処理スピードや問題の解決能力の問題などがコミュニケーションに影響を及ぼしているだろうと考えられている.しかし繰り返しになるが,それらの機能と神経心理学的検査との関連については不明である.そのため,脳外傷患者のコミュニケーション障害を診る時には,これらの認知機能に加え,心理社会面の問題も含め,患者ごとに情報収集,観察,検査を実施しながら判断していくことが重要である.本書では,前頭葉損傷により遂行機能障害のある脳外傷患者の

【表2】 知能，高次脳機能障害の検査

検査する機能	検査名	略語	特徴
知能	ウェクスラー成人知能検査	WAIS-III	全般的な知能検査
	レーヴン色彩マトリックス検査	RCPM	非言語性
	Kohs立方体組み合わせテスト		非言語性
認知機能全般	Mini-Mental State Examination	MMSE	スクリーニング
	長谷川式認知症スケール	HDS-R	スクリーニング
記憶	日本版ウェクスラー記憶検査	WMS-R	総合的な記憶検査
	日本版リバーミード行動記憶検査	RBMT	
	Rey聴覚性言語学習検査		言語性記憶
	三宅式記銘力検査		言語性記憶
	ベントン視覚記銘検査		視覚性記憶
	Rey-Osterrieth複雑図形検査	ROCFT	視覚性記憶
ワーキングメモリ	Trail Making Test-B	TMT-B	音韻性ループ，中央実行系の検査
	ウェクスラー記憶検査（数唱，順唱）	WMS-R	音韻性ループ
	ウェクスラー記憶検査（数唱，逆唱）	WMS-R	音韻性ループ，中央実行系の検査
	ウェクスラー記憶検査（視覚性記憶範囲）	WMS-R	視空間性スケッチパッド
	標準注意検査法（PASAT）	CAT	音韻性ループ，中央実行系の検査
	標準注意検査法（SDMT）	CAT	中央実行系，視空間性スケッチパッドの検査
遂行機能	遂行機能障害症候群の行動評価日本版	BADS	総合的な検査
	Wisconsin Card Sorting Test	WCST	セットの変換
	Frontal Assessment Battery	FAB	
	ストループテスト		
	迷路課題		
	仮名ひろいテスト		
	語流暢性課題		
注意	Trail Making Test-A	TMT-A	選択性注意
	Trail Making Test-B	TMT-B	選択性注意，注意の配分
	ストループテスト		選択性注意
	標準注意検査法	CAT	総合的な注意検査： ・注意の容量（数唱，視覚性スパン） ・選択性注意（視覚性抹消課題，聴覚性抹消課題） ・注意の変換・分配（SDMT，記録更新課題，PASAT，上中下検査） ・持続性注意（CPT）

（　）内は下位検査名を示す
PASAT：paced auditory addition test, SDMT：Symbol digit modality test, CPT：continuous perofrmance test

認知機能とコミュニケーション障害について「第3章第3節」に紹介されている．
わが国では種村ら[8]が，SLTAの4コマまんがを用いて脳外傷後の物語談話と認知機能との関連性について検討している．対象は脳外傷患者14名（男性10名，女性4名；16〜57歳）だった．検査の結果14名中12名に何らかの発話の誤りがみられた．得られた発話の誤り84を質的に分類し，3つのカテゴリーを抽出した（表3）[8]．種村らは，統計学的な分析を行ったわけではないが，発話の誤りと認知機能障害の検査を対照し，発話の誤りには遂行機能，注意，情報処理，視知

- できるだけ本人の日常の様子をよく知っている人が回答してください．
- 以下の質問項目の頻度について，最もよくあてはまる数字に○をつけてください．
  その際，質問に相当することを行った経験がなかったり，観察の機会がないなど不明な場合は「N 該当しない」に○をつけてください．

		まったくない	～	ときどき	～	いつも	該当しない
1	伝えた内容について，他のことをした後に確認すると忘れている	0	1	2	3	4	N
2	数分前に伝えたことを忘れている	0	1	2	3	4	N
3	メモをもらったことや，メモなどで伝えたことを忘れている	0	1	2	3	4	N
4	他のことに注意が向くと予定を忘れている	0	1	2	3	4	N
5	毎日の日課に沿って行動できるが，週1回程度の予定は忘れている	0	1	2	3	4	N
6	特別なできごとの内容（たとえば映画や買い物）を思い出せない	0	1	2	3	4	N
7	ふだんの日課を思い出せない	0	1	2	3	4	N
8	月日や曜日を間違える	0	1	2	3	4	N
9	2つ以上の指示をするといくつか忘れている	0	1	2	3	4	N
10	何もしたがらない	0	1	2	3	4	N
11	することがないと横になりたがる	0	1	2	3	4	N
12	すぐ疲労感を訴える	0	1	2	3	4	N
13	自発的な行動がみられない	0	1	2	3	4	N
14	少しでも難しいと思うと集中できなかったり，やる気がなくなったりする	0	1	2	3	4	N
15	会話の文脈に合わない発言をする	0	1	2	3	4	N
16	話題がかわってもすぐに話についてこられない	0	1	2	3	4	N
17	その場に不適切な発言をする	0	1	2	3	4	N
18	気になることがあると繰り返し行う	0	1	2	3	4	N
19	物の配置や収納場所を過剰に一定にしたがる	0	1	2	3	4	N
20	いったん思い込むとなかなか修正できない	0	1	2	3	4	N
21	ちょっとしたことがきっかけで怒鳴る	0	1	2	3	4	N
22	待たされると怒ったりイライラしたりする	0	1	2	3	4	N
23	情緒的に不安定になりやすい	0	1	2	3	4	N
24	問題を指摘されたり失敗に直面しても気にかけない	0	1	2	3	4	N
25	危険なことをしているのに自分では安全だと思っている	0	1	2	3	4	N
26	与えられた課題に集中して取り組むことができない	0	1	2	3	4	N
27	話を自分の都合のいいように解釈する	0	1	2	3	4	N
28	決まった日課に沿って行動できるが，変更や追加があると対応できない	0	1	2	3	4	N
29	予定が重なるとどうしたらいいか分からなくなる	0	1	2	3	4	N
30	一度に2つ以上のことを説明すると混乱する	0	1	2	3	4	N
31	他のことに気がとられると予定の行動がとれなくなる	0	1	2	3	4	N

【図5】「脳外傷者の認知―行動障害尺度」（TBI-31）の質問紙[4]　　　（久保義郎, 2007）

【表3】 SLTA まんがの説明にみられた発話の誤りの分類[8]

第1次カテゴリー	第2次カテゴリー	第3次カテゴリー
文が短い 発話の量が少ない	表現が乏しい	不完全な発話
接続詞の誤り 助詞の誤り 文形式が終わらない	統語の誤り	
文型がすべて同じである すべて会話体で記述する 同じ表現を反復する	文体の誤り	
意味性錯語 音韻性錯語 錯語の自己修正 新合成語 奇妙で非現実的な表現	語彙の誤り	
一般的でない解釈 登場人物が脱落 絵に合わない表現 絵にならない事がらを付加する 絵をみてもわからない	絵と表現の不一致	視知覚・言語過程の統合不全
個々のコマの記述のみで、全体的つながりがみられない 必要な要素が脱落	物語の構成が不良	思考における脈略の低下
論理的につながらない因果 主題が理解されていない 主題とも絵ともつながらない表現 内容の展開がない 結末が脱落		
文脈上不適切な表現 抑制を書いた表現・暴言 表現に関する規範を逸脱 別の話題を取り上げる	社会規範上不適切な表現	抑制の欠如
聞き手の立場に立った表現ではない 模倣の登場人物を分けて表現しない 表現に感情が伴わない 共感性が低い 独語的言語 退行した表現 外来語の頻用	自己中心的言動	

(種村　純・他, 2006)

覚の障害が関連していたと報告している．この分類は患者の言語障害の全体像を記述するために有用であり，脳外傷だけでなく，その他の疾患による認知コミュニケーション障害の臨床にも役立つと考える．

坂本ら[9]は，後述する脳外傷談話機能検査（試案）[10]を脳外傷患者45名（脳外傷群），健常者30名（健常群）に実施し，談話の意味構造の処理と認知機能の関係について検討した．認知機能の評価として順唱，逆唱，WAIS-R，三宅式記銘力検査（三宅式），Rey-Osterrieth複雑図形検査（ROCFT），7シリーズ，慶應版Wisconsin Card Sorting Test（K-WCST）を実施した．その結果，発話の適切性と，作動記憶（7シリーズ），記憶（ROCFT），遂行機能（K-WCST）に

有意な相関がみられた．オチの表現は，WAIS-R，記憶（三宅，ROCFT），作動記憶，遂行機能と有意な相関がみられた．脳外傷群と健常群は発話量に差はみられなかったが，脳外傷群は内容の適切性に問題があり，因果関係などの推論や，まんがの起承転結とオチの表現が低下していることが示された．また脳外傷群は課題の説明にとって重要でない発話が多く，結果として意味構造の処理に問題を生じていた．

(4) 語レベル，文レベル（microlinguistic）の問題なのか，文と文との関係性や，文レベル以上のまとまりが関与する談話レベル（macrolinguistic structure）の問題なのか

　脳外傷患者は非失語性のコミュニケーション障害を呈することが多く，それは談話レベルの問題であることが指摘されてきた．脳外傷患者はモノローグ[注3]でも障害がみられるし，会話でも障害がみられる．モノローグの障害としては，発話量の低下，情報伝達の効率の悪さ，結束性の問題，談話の根幹となる内容が減る，構造が稚拙があげられる．

　モノローグの談話分析では，評価の視点が発話の量なのか，あるいは談話の意味に注目するのかにより分析方法が異なる．例えば，発話量を問題とするならば，発話語数，C-unit[注4]，T-unit[注5]を計測する．一方，談話の意味に注目して評価するならば，命題[注6]に視点をおき，命題の数と質（真偽），あるいは命題と命題の関係性（例：文と文とのつながりから推論する）や一貫性（例：物語を構成する）について評価する．

　会話で最もよくみられる問題点は，話題の開始，話題の維持，内容の誤りであった．会話の分析にはGriceの格率などを用いて分析する．これらの評価法については，「第7章第1節」で説明した．

　一方，脳外傷患者のナラティブ[注7]には，談話の問題だけでなく，microlinguisticな問題も存在するのだという報告もある．Peachら[11]は，脳外傷患者のナラティブにみられるマクロ構造（文と文とのつながり）の問題とmicrolinguisticな問題の関連性について検討した．対象は重度脳外傷患者15人で，WABの情景画の説明を実施した．被験者は失語症ではなくAQの平均は96.0，SD1.9（91.8〜98.6）だった．情景画説明のmicrolinguisticな側面としてポーズ，言いよどみ（例：フィラー[注8]，繰り返し，言い直し），統語的な誤り（例：動詞の活用の誤り，省略）について計測した．マクロ構造をみるためにcohesive tie（つなぎ目 tie）[注9]を適正に用いているかどうか計測した．結果から，適切なcohesive tieの方が，誤ったcohesive tieより多いことが示された．しかし，cohesive tieの総数の30％にはmicrolinguisticな問題がみられた．また適切なcohesive tieにみられるmicrolinguisticな誤りの数（26％）と，誤ったcohesive tieにみられるmicrolinguisticな誤りの数（19％）には差がないことが明らかになった．一方，個々の誤りをみると，cohesive tieを産出しようとしている場合とそうでない場合を比較すると，cohesive tieを産出しようとしている時の方がmicrolinguisticな誤りの数は有意に多かった．以上のことから，脳外傷患者が文と文とを適切につなげようとする（適切なマクロ構造を作ろうとする）時，文の産出に問題（microlinguisticな問題）が生じるのだと彼らは考察した．

注3）**モノローグ**：談話のうち，一人の発話者が語る談話．複数の人の談話は会話という．ナラティブ，物語り談話，手続き談話などの種類がある．

注4）**C-unit**：談話分析の単位．「第7章 第2節（172頁）」参照．

注5）**T-unit**：談話分析の単位．「第7章 第2節（172頁）」参照．

注6）**命題**：意味をもつ最小の単位．

注7）**ナラティブ**：情景画の説明，まんがの説明などで語られた談話を指す．

注8）**フィラー**：「第7章第1節（169頁）・第2節（172頁）」参照．

注9）**cohesive tie（つなぎ目 tie）**：結束性（cohesion）を示す，語彙的なつながり，指示代名詞，接続詞などのこと．

(5) 日常生活におけるコミュニケーション能力を評価する

　モノローグを用いた談話分析をすると多くの貴重な情報が得られるが，日常生活におけるコミュニケーション能力をみようとする場合には，モノローグではなく，会話分析が適している[6]．会話分析では，適切性，話題の管理，話者交替，言語性あるいは非言語性の行為の観点に基づき評価する[12]．脳外傷患者は対話者がSTや家族である場合と，全く知らない人とでは会話能力が異なる場合があるため，評価の目的が家庭内での会話能力なのか，社会生活における会話能力なのかによって，対話者や状況の設定を考慮する必要がある．例えば，患者が公的な機関に電話をかけて情報提供を求めることができるのか，あるいは通販サイトに電話をかけて注文することができるのか，役所に行って必要な手続きができるのか，会議に参加できるのかなど，模擬的な場面を想定した評価が必要であろう．

2 ── 談話の検査

　わが国で開発された評価法は少ないが，脳外傷患者を対象とした談話レベルの評価法に「脳外傷談話機能検査（試案）」[10, 22]がある．この検査は藤田らが開発した「脳外傷認知・コミュニケーション障害評価票（試案）」[10]の一部として組み込まれている．「脳外傷談話機能検査（試案）」はセリフのない4コマまんがを用いて談話の表出能力を分析する検査である．スクリーニングとして1個の談話，本検査として4個の談話を実施する．結果は事象説明，文脈推測，全発話文数，オチの表現（適切，不適切，脱落），筋の表現（適切，不適切，脱落）の5項目について分析する．

　脳外傷患者を対象とした評価法ではないが，本多らによる「認知症のための談話評定法」（「第7章第3節」参照）や「認知症のための読み能力評価法」（「第7章第4節」参照）は，脳外傷患者の臨床にも活用できる．また，失語症の評価のために開発された検査を組み合わせて，語レベル，文レベル，談話レベルの評価を行うことも可能である．

3 ── 介入

　語レベル，文レベルの訓練には失語症の教材を活用し，問題点に対応した訓練を実施する．例えば呼称障害がみられたならば，呼称訓練を実施する．文産出に問題がある場合には，助詞の誤用など統語に問題があるのか，必須語の省略[注10]や共起[注11]に問題があるのかなどを見極め，適宜訓練を行う．高橋ら[13]に介入例があるので参考にできる．同様に談話レベルでも，評価結果に基づき，訓練を考える．

　認知機能の低下によりコミュニケーション障害が生じていると推測される場合には，言語訓練と並行して，その認知機能に対する機能訓練を実施する．

　介入の対象は患者だけでなく，環境調整の一環として，対話者へのコミュニケーション指導が有効である．対話者へのコミュニケーション指導が効果的であることはすでに失語症患者と対話者を対象とした研究で明らかになっている．Ylvisakerら[14]は，脳外傷患者と会話をする時に，対話者が上手に話しかけるためのスキルを数々紹介している（表4）．例えば，協力的な姿勢を示すための話しかけ方の良い例は「一緒に考えましょう」と語りかけることで，「先生や試験官のように話しかけること」は好ましくない話しかけ方である．よい支援とは，必要な時に情報を

注10）**必須語の省略**：付加すべき語や文節を省略していること．文構成テストにみられる誤り例：デパートの食堂で食べた．「ランチを」などが抜けている[13]．

注11）**共起（collocation）**：ある2つの単語が同時に出現すること．例えば，「しんしん」という単語は「雪」と共起するが，「雨」とは共起しない．文構成テストにみられる誤り例（下線部）：石炭で<u>電車が走る</u>[13]．

【表4】 協力的なかかわり方[14]

協力的なかかわり方	非協力的なかかわり方
支援者が協力的でありたいという意思表示をする	
情報を共有する	情報を要求する
協力的な声かけを用いる「一緒にそれについて考えましょう」	先生や試験官のような話し方をする
当事者がいったことを理解しているということを示す	当事者がいったことを理解しているということを示さない
当事者の貢献を評価しようと呼びかける	当事者の貢献を評価しようと呼びかけない
当事者が貢献していることを確認する	当事者が貢献していることを確認しそびれる
貢献したいという熱意を示す	熱意に欠けていることを露呈してしまう
当事者と支援者は対等にリーダーシップをとる	常にリーダーシップをとる
認知面のサポート	
必要な時に情報を提供する	必要な情報を提供しない，知識をためすような質問をする
記憶したり，整理することを支援する（カレンダー，写真，日記，本，メモの活用）	認知面のサポートが必要な場面で，認知面のサポートを活用することを奨励しそこなう
会話の中でさりげなくヒントを出して手伝う	ヒントを出しそこなう
間違った時にも，責めるような言い方はしないで，正確な情報を提供する	責めるような口調で訂正する，伝達内容よりも正確な表現を尊重する
心理面のサポート	
当事者の関心事や物の見方，能力について敬意を抱いていることを示す	当事者の関心事や物の見方，能力について敬意を抱いていることを示しそこなう
当事者の困難さを認める「問題を全部整理するのは難しいですよね」	課題の困難さを認識しそこない，困難であるにもかかわらず継続する
質問の仕方	
情報を要求するような質問をしない	情報を要求するような質問（やつぎばやに質問する）
支援する姿勢の質問をする「それをするためには何が必要なの？」	支援する姿勢がみられない質問をする「それをどうやってやるつもりですか？」
協力的な話者交替*	
適切に話者交替をする	当事者の考えるプロセスや発言を邪魔するような話者交替をする
言いよどんだ時に，考えを表出することを助ける（喚語困難）	言いよどんだ時に，援助しそこなう

＊話者交替：話し手，聞き手が順番に代わること．「第7章第1節（168頁）」参照

（Ylvisaker et al., 1998より一部改変）

提供することで，好ましくない支援とは，必要な時に情報を提供せずに，情報を要求するようにやつぎばやに質問することである（表4）．高次脳機能障害患者のナラティブをみると，対話者が談話を補うように協働すると，談話産出能力が高まるという報告がある[15]．高次脳機能障害は見えない障害ともいわれ，周囲の人にとっては理解しにくい障害である．就学，就労を支援する時には，患者が希望するならば，脳外傷者と直接関わる周囲の人に，コミュニケーションの特徴や，高次脳機能障害の説明を適宜行うことが有効だと関連学会でも症例報告されている．しかし高次脳機能障害患者と話した経験がある人は少ないだろう．家族指導はもちろんのこと，ボランティア養成講座の開催などを通して，一般の人々がなるべく高次脳機能障害患者と話す機会を作ること，そして，コミュニケーションとは時と場を共有する協働作業だということを確認し合い，どのようにコミュニケーションをとると

よいかを指導していくことは，私たちSTの重要な役割の一つである．

　脳外傷患者は自身の認知機能の障害についての気づきに問題がある場合が少なくない．障害についての内省が深まり，リハビリや情報収集の必要性を意識できるようになることは，訓練効果に影響を及ぼすことが知られている．気づきを改善するためには，問診票を患者と介護者に実施し，異なっている点についてフィードバックする，あるいは認知リハビリを実施し，その結果をフィードバックするという方法がある．ただし，患者の中には気づきの問題ではなく，障害の否認を呈している場合があるので，両者の見極めが重要である．否認している患者にフィードバックして，暴言，暴力といった社会的行動障害を引き起こすことがないように注意する．

4．運動障害性構音障害

　脳外傷では大脳皮質や皮質下が広範囲に損傷される．それらの損傷部位を反映し，これまでに様々なタイプのdysarthriaが報告されている．タイプ別では痙性タイプ，弛緩性タイプ，失調性タイプ，それらの混合型の報告が多いが，運動低下性や運動過多性のdysarthriaの報告がないわけではない[16]．

　評価は他の疾患による運動障害性構音障害の場合と同様，呼吸，発声，構音・共鳴の評価を行う．介入は，従来の訓練を用いた報告のほかに，最近ではLSVT[注12]を実施し効果がみられたという報告もある[17-20]．運動障害性構音障害は受傷後5年，15年経過した後もみられたという報告がある一方，数年たった後でも改善すると考える研究者がいる[21]．

　わが国では，脳外傷後の運動障害性構音障害についての報告が少なく，その特徴や訓練効果，予後については今後の報告を待つ必要がある．

注12）：LSVT（Lee Silverman Voice Treatment）：パーキンソン病患者の声量低下に対する訓練法として開発された．訓練効果については科学的に証明されており，エビデンスの高い訓練法である．

文献

1) Sarno MT, Buonaguro A: Characteristics of Verbal Impairment in Closed Head Injured Patients. *Arch Phys Med Rehabil*, **67**, 400-405, 1986.
2) 道免和久：予後予測の手段．総合リハビリテーション，**28**：129-139, 2000.
3) 永井知代子：Q＆Aでひも解く高次脳機能障害（廣實真弓，平林直次編著），医歯薬出版，2013, p28, 41, 57.
4) 久保義郎・他：脳外傷者の認知─行動障害尺度（TBI-31）の作成─生活場面の観察による評価．総合リハビリテーション，**35**：921-928, 2007.
5) American Speech-Language-hearing Association: Roles of speech-hearing-language pathologists in the identification, diagnosis, and treatment of individuals with cognitive communication disorders: Position statement: American Speech-Language-hearing Association, 2005.
6) Togher, Leanne: Training Communication partners of people with TBI. In Social And Communication Disorders Following Traumatic Brain Injury 2 nd ed. McDonad S, et al（eds）. Psychology Press, 2014, London, pp336-360.
7) Togher L, et al.: Cognitive communication disability following TBI. Examing discourse, pragmatics, behavior and executive function. In Social And Communication Disorders Following Traumatic Brain Injury. McDonad S, et al（eds）. Psychology Press, 2014, London, pp89-118.
8) 種村　純，椿原彰夫：外傷性脳損傷後の認知コミュニケーション障害．リハビリテーション医学，**43**：110-119, 2006.
9) 坂本佳代，藤田郁代・他：脳外傷における談話の結束性の処理．認知機能との関係からの分析．言語聴覚研究，**6**：31-38, 2009.

10) 藤田郁代：脳外傷のコミュニケーション障害の病態と談話機能検査開発に関する研究．平成15・16年度科学研究費補助金基盤研究（C）(2) 研究成果報告書，2005．
11) Peach RK, oelho CA: Intersentential cohesion influences microlinguistic processing in the discourse of speakers with traumatic brain injury. 10 th International Brain Injury Association, Sanfrancisco, 2014.
12) Mozeiko J, et al.: Traumatic Brain Injury. In The Handbook of Language and Speech Disorders. Damico JS,et al.（eds）, Wiley-Blackwell, UK, 2013, pp577-599．
13) 高橋真知子・他：臨床自発話能力評価法文構成テストマニュアル．千葉テストセンター，2013．
14) Ylvisaker M, et al.: Rehabilitation after traumatic brain injury in preschoolers. In M. Ylvisaker（ed）, Traumatic Brain Injury Rehabilitation. Children and Adolescents, p303-329, Newton MA. Butterworth-Heinemann, 1998.
15) Jorgensen M, Togher L: Narrative after traumatic brain injury: A comparison of monological and jointly-produced discourse. *Brain Injury*, **23**: 727-740, 2009.
16) Morgan, Angela: Dysarthria in children and adults with TBI. In Social And Communication Disorders Following Traumatic Brain Injury 2 nd ed. McDonalds, et al (eds). Psychology Press, 2014, London, pp218-257.
17) Solomon NP, et al.: Intensive voice treatment and respiration treatment for hypokinetic-spastic dysarthria after traumatic brain injury. *J Med Speech Lang Pathol*, **10**：51-64, 2001．
18) Solomon NP, et al.: Speech-breathing treatment and LSVT for a patient with hypokinetic-spastic dysarthria after TBI. *J Med Speech Lang Pathol*, **12**: 213-219,2004.
19) Wenke RJ, et al.: The short-and long-terma effectiveness of the LSVT for dysarthria following TBI and stroke. *Brain Injury*, **22**, 339-352, 2008.
20) Wenke RJ, et al.: Effectiveness of Lee Silverman Voice Treatment (SLVTTM) on hypernasality in non-progressive dysarthria: the need for further research. *Int J Lang Commun Disord*, **45**: 31-46, 2010.
21) McDonald S, Pearce S: Requests that overcome listener reluctance: Impairment associated with executive dysfunction in brain injury. *Brain Lang*, **61**: 88-104, 1998.
22) 藤田郁代：第13章脳外傷 2 コミュニケーション障害．高次脳機能障害 第2版（藤田郁代・阿部晶子編），医学書院，2015，pp252-260．

■ 執筆：廣實真弓

第5章

てんかんにみられるコミュニケーション障害

第5章 てんかんにみられるコミュニケーション障害

第1節
医学的知識の整理

　てんかんという病名を聞いた時，突然意識をなくし手足ががくがくとふるえる症状を思い浮かべる人が多いのではないだろうか．手足ががくがくとふるえる「けいれん」は，誰がみてもわかりやすい．逆にいうと，けいれん以外の症状はてんかん発作とわかりにくいため，気づかれないことがある．このことはてんかんの診断を困難にする原因の一つである．
　てんかんは，主症状のてんかん発作以外に精神症状や高次機能障害を合併することがあり，社会生活上の障害となる．

1．てんかんの定義

　「てんかん」は，世界保健機関（World Health Organization：WHO）の定義によると，「大脳神経の過剰放電により反復性の発作を生じる慢性の脳疾患で，種々の原因が存在し，様々な臨床症状および検査所見を伴う」とされている[1]．大脳の神経細胞は規則正しいリズムで調和を保ちながら電気的に活動している．この電気活動を頭皮上においた電極から導出し記録したものが脳波で，リズミカルなサイン波様波形を描く（図1-A）．電極の配置は国際電極配置法（10-20電極配置法），図2が広く用いられている．2つの電極の電位差が脳波として捉えられる．心臓の活動を電気信号として捉えた心電図では，心臓に異常があるとリズムが乱れ波形が変化するように，てんかん発作により，正常な脳の電気活動に突然激しい電気の乱れ（過剰放電）が生じると，脳波には鋭くとがった波形（棘波，鋭波）が記録される（図1-B，C）．

2．てんかんの疫学

　てんかんの有病率（ある時点でてんかんをもつ人の割合を示す指標）は，2005年のWHOの集計によると1,000人あたり8.93人であり[2]，わが国には約100万人のてんかん患者が存在すると推定されている．
　てんかんの発病率（一定期間に対象人口においててんかんを発症する率）は，先進国で全年齢において1年間に人口10万人あたり24〜53人である[2]．小児期で高く加齢に伴い低下するが，50歳を超えると増加に転じる．わが国の高齢化に伴う高齢者の絶対数の増加と加齢に伴う発病率の上昇とが相乗的に作用し，てんかん患者は増加傾向にある[3]．

3．てんかん発作症状の成り立ち

　脳は部位により機能が異なる．これを機能局在という．てんかん発作は大脳皮質の過剰放電によって生じ，てんかん発作症状は過剰放電が拡延した大脳皮質の本来

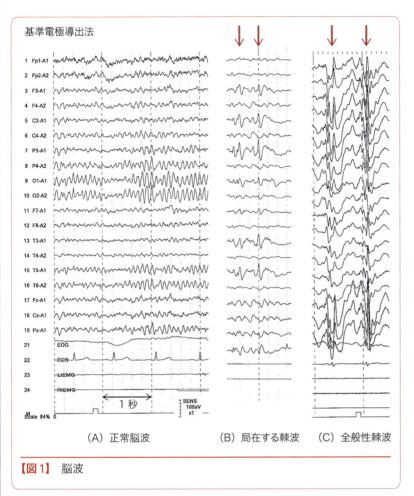

【図1】 脳波

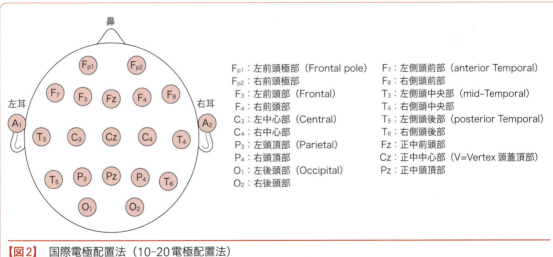

【図2】 国際電極配置法（10-20電極配置法）

の機能を反映した症状を示す（図3）．例えば，左前頭葉運動野に過剰放電が生じると，右手に間代けいれんがおきる．逆に，てんかん発作症状が右手の間代けいれんであれば，左前頭葉運動野に過剰放電が生じたと推定される．このように，てん

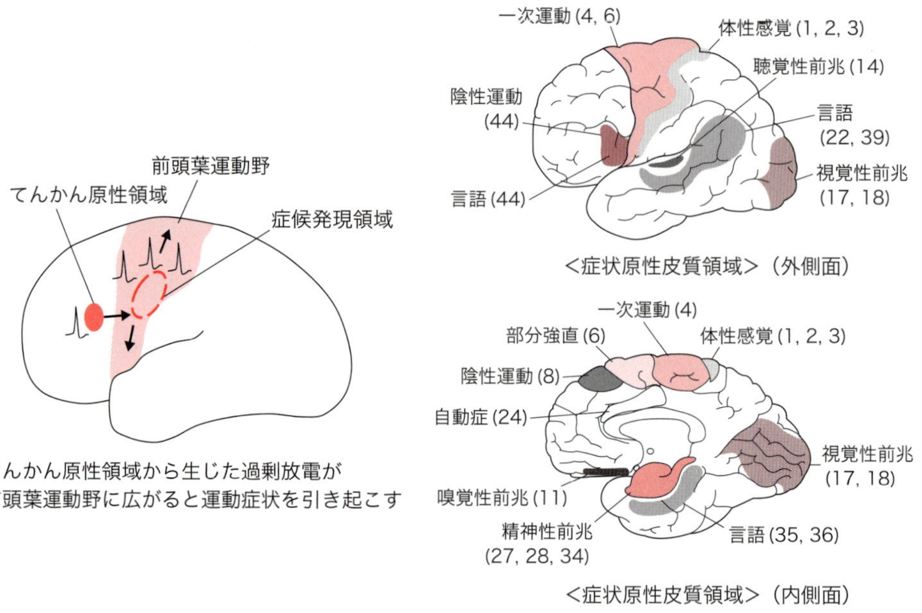

【図3】 てんかん原性領域の概念図[4]
( )内はブロードマン野（ブロードマンによる大脳皮質の細胞構築学的分類）

(ハンス・リューダース・他, 1997より一部改変)

かん発作症状からてんかん焦点を特定することが可能になる．ただし，過剰放電によりてんかん発作が惹起される領域（てんかん原性領域：epileptogenic zone）と過剰放電によりてんかん発作症状が出現する領域（症候発現領域：symptomatogenic zone）とは必ずしも一致せず，てんかん原性領域で過剰放電が生じても臨床症状を示さないことがある．このため，てんかん発作焦点の特定には総合的な判断が必要である[3]．

4. てんかんの分類

てんかん（epilepsy）という疾患は，てんかん発作（epileptic seizure）（発作と略すことが多い）という症状を呈する．日本語表記では，てんかんという用語がepilepsyとepileptic seizureの両者に用いられるため混同されやすく，文脈によりどちらを意味しているのか判断が必要になる．なお，手足ががくがくとふるえるけいれん（convulsion）はてんかん発作症状の一つであるが，けいれんは低血糖，低ナトリウム血症などの内科疾患でも生じるため，けいれん，すなわち，てんかん発作を意味するわけではない．

国際抗てんかん連盟（International League Against Epilepsy：ILAE）は，病因としてのてんかんの概念である「てんかんとてんかん症候群分類[注1]」と，その症状を指す「てんかん発作型分類[注2]」を発表し，改訂が繰り返された．最新は2010年であるが，1981年に発表された「てんかん発作型分類」と1989年に発表された「てんかんとてんかん症候群分類」が，臨床の現場で広く用いられている（表1）．

注1）**てんかんとてんかん症候群分類**：てんかんは単一ではなく多くの種類があり，病名の細分類である．

注2）**てんかん発作型分類**：様々なてんかん発作の症状をその特徴から名前をつけて分類したものであり，発作症状の細分類である．

【表1】 てんかんの分類[5]

てんかん発作型国際分類（ILAE1981）
Ⅰ．部分発作（焦点発作）
A．単純部分発作（意識減損はない）
A-1．運動徴候を呈するもの
A-2．体性感覚あるいは特殊感覚症状を呈するもの
A-3．自律神経症状あるいは徴候を呈するもの
A-4．精神症状を呈するもの
B．複雑部分発作（意識減損を伴う）
B-1．単純部分発作で始まり意識減損に移行するもの
B-2．自動症で始まるもの
B-3．意識減損で始まるもの
C．二次的に全般化する部分発作
Ⅱ．全般発作（けいれん性あるいは非けいれん性発作）
A．欠神発作
B．ミオクロニー発作
C．間代発作
D．強直発作
E．強直間代発作
F．脱力発作（失立発作）
Ⅲ．上記の分類に含まれないてんかん発作

てんかん，てんかん症候群の国際分類（ILAE1989）
1．部分てんかんおよび症候群
1.1　特発性
中心・側頭部に棘波をもつ良性小児てんかん　など
1.2　症候性
側頭葉てんかん，前頭葉てんかん，頭頂葉てんかん，後頭葉てんかん　など
1.3　潜因性
2．全般てんかんおよび症候群
2.1　特発性
小児欠神てんかん，若年ミオクロニーてんかん　など
2.2　潜因性あるいは症候性
ウエスト症候群，レンノックス・ガストー症候群　など
2.3　症候性
3．焦点性か全般性か決定できないてんかんおよび症候群
4．特殊症候群

（辻　貞俊，2012より一部改変）

てんかん発作型分類は現象の記載であり，てんかん発作の症状とそれに関連する脳波所見から，Ⅰ．部分発作（partial seizure），Ⅱ．全般発作（generalized seizure），Ⅲ．分類不能てんかん発作に分けられる．この分類では，発作の起源がどの解剖学的構造から始まるかについては含まれない．

Ⅰ．部分発作：てんかん発作症状および大脳神経の過剰放電が一側半球の特定の部位に限局する発作である．脳波検査では，過剰放電が脳の限局した部位に棘波や鋭波[注3]として出現する（図1-B）．ILAEの新分類では，焦点発作（focal seizure）または局在関連性発作（localization related seizure）とも呼ばれるが，本節では部分発作で統一する．

Ⅱ．全般発作：大脳神経の過剰放電が発作開始時，急速に大脳半球の両側に伝播する，または最初から両側大脳半球が巻き込まれた症状がみられる発作である．脳波検査では脳全体に棘波や鋭波が出現する（図1-C）．

Ⅲ．分類不能てんかん発作：部分発作，全般発作に分類できないものが含まれる．

てんかんおよびてんかん症候群は病因としてのてんかんの概念であり，てんかんの背景に潜む原因を特発性，症候性，潜因性の3つに分けて分類している（表2）．

注3）**棘波や鋭波**：周囲の脳波からはっきりと区別されるとがった波形をいう．持続時間により棘波（持続20～70 msec），鋭波（持続70～200 msec）に分けられる．

5．てんかんの診断

てんかん診断の手順を（図4）に示す．てんかんと診断することは，てんかん発作そのものではなく，その発作をもたらす慢性疾患としての「てんかん」を確定する作業である[6]．てんかんの診断は，抗てんかん薬の選択を含めた治療や予後の推測にも必要である．

5 | てんかんにみられるコミュニケーション障害

【表2】 てんかんの病因[5]

特発性（idiopathic）
基礎疾患が見当たらず遺伝素因が想定されるてんかん 大多数は多因子遺伝によるてんかんと推定されているが，そのメカニズムは未だ解明されていない
症候性（symptomatic）
中枢神経系に既知の障害，あるいは障害が推定されるてんかん 　先天性：中枢神経系奇形，母斑症，染色体異常，その他 　外傷性：出産時外傷，脳外傷 　感染性：脳炎・脳症 　血管障害性：脳出血，脳梗塞 　腫瘍性：胚芽異形成性神経上皮腫瘍，その他 　変性症：アルツハイマー病，その他 　その他：代謝性，中毒性
潜因性（cryptogenic）
病因が隠れて特発性にみえるが，その臨床発作・脳波型は特発性てんかんとは異なるてんかん

（辻　貞俊，2012より一部改変）

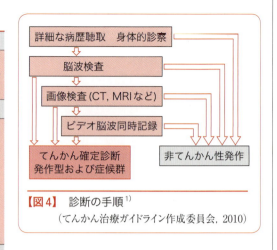

【図4】　診断の手順[1]
（てんかん治療ガイドライン作成委員会，2010）

注4) **意識障害**：変化した認知と反応性によって，外来の刺激に対して正常に反応できないことと定義される．認知とは，問題の期間のできごとに対する患者の接触性とその回想をいい，反応性とは，単純な命令や意図した動作を遂行する能力のことをいう[7]．発作時および発作後に，発作中のことがわからず，単純な指示に従えず，随意的に動くことができなければ，意識障害があると判断される．てんかんでは意識減損と表現されることが多い．

　診断にあたり，てんかん発作の情報（発作の状況と誘因，発作前および発作中の症状，症状の持続時間，発作に続く症状，外傷・咬舌・尿失禁の有無，発作後頭痛や筋肉痛の有無，発作と睡眠の関係など），病歴（初発年齢，発作頻度，最終発作，薬物治療歴，既往歴，生活歴，家族歴など）を詳細に聴取する[1]．医療者がてんかん発作を目撃することは非常にまれであり，意識が障害される注4) てんかん発作の場合，患者自身が発作症状について語ることができないため，てんかん発作の目撃者からの情報が重要となる．

　脳波や脳画像検査で異常を認めた場合，てんかんに関連する異常か判断し，てんかん発作症状に類似したてんかん以外の発作性疾患の鑑別が必要である．このためてんかんの診断には知識と経験，脳波判読力が必要となる[8]．

　部分発作を有すると部分てんかんと診断され，全般発作を有すると全般てんかんと診断される．基本的に一つのてんかん診断は一つの発作型をもつ．部分発作の場合，意識が減損しない単純部分発作から意識が減損する複雑部分発作，さらに二次性全般化発作へと進展するのに伴い，発作症状が変化し複数の発作型を有するようにみえるが，発作起始部であるてんかん原性領域は一つであることから一つの発作型とみなされる．ただし，全般てんかんでは2つ以上の発作型をもつことがある．例えば，全般てんかんの一つであるレンノックス・ガストー症候群では，強直発作，非定型欠神発作，強直間代発作などを併せもつ．

　てんかん以外の発作性疾患として，小児では，熱性けいれん，憤怒けいれん，睡眠時ミオクローヌス，夜驚症/夢遊病，良性乳児けいれん，軽症胃腸炎関連けいれん，チック，失神，心因性発作，急性代謝障害（低血糖，テタニーなど）などがある．成人では，失神，過呼吸やパニック発作，心因性発作，脳卒中，一過性脳虚血発作，急性中毒，アルコール離脱，急性代謝障害（低血糖，テタニーなど），脳外傷後などである[1]．

6. てんかんの画像評価

　脳画像検査は，てんかんに関連する病変を診断するために行われる．脳画像検査の第一選択はMRIであるが，石灰化病変の評価にはCTが有用である．核医学検査[注5]，脳磁図[注6]（magnetoencephalography：MEG）は，MRIで脳病変が明らかでない部分てんかんのてんかん原性領域の検索，てんかん外科の術前検査に有用である[1]．一般的にてんかん原性領域は，発作間欠期には代謝・血流が低下し，発作時には代謝・血流が上昇するとされており，これらを画像化することによりてんかん原性領域を診断する（図5）．特発性てんかんでは器質的異常の頻度は極めて低く，脳画像検査は必ずしも必要ないといわれる．てんかんは脳の電気生理学的異常が原因で生じるため，脳病変があったとしても過剰放電を伴わなければてんかんの原因にならないことに留意する．

7. てんかんの治療

1───薬物療法

　てんかんの発作型と症候群分類から薬剤を選択し，最小の副作用で日常生活を維

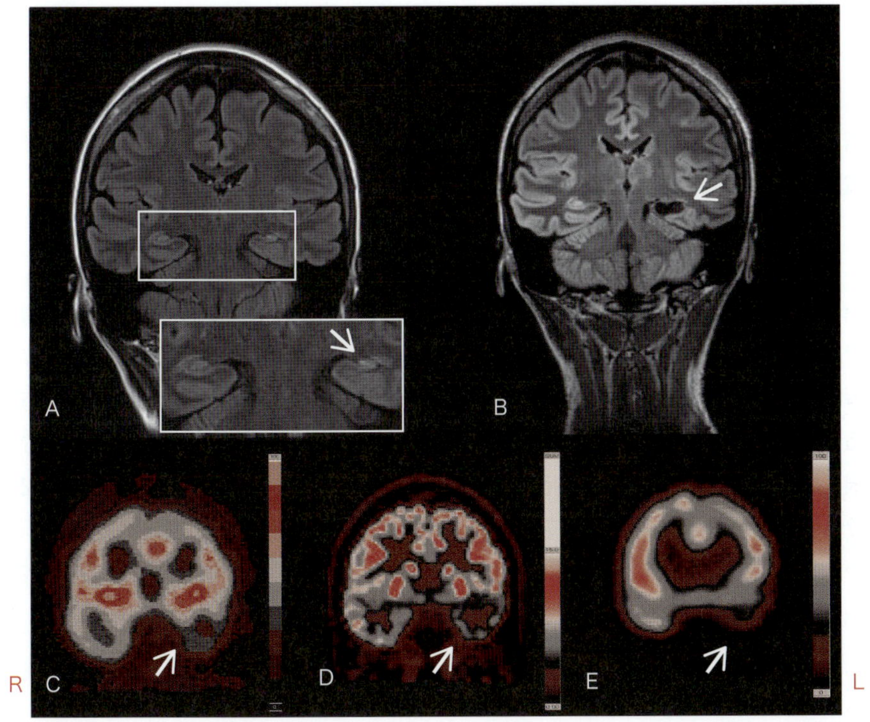

注5）**核医学検査**：核種を用いて脳の血流や糖代謝，さらに興奮・抑制系に関与する神経伝達系の変化を捉える画像検査である．糖代謝画像であるFDG-PET（2-deoxy-2-[^{18}F]fluoro-D-glucose positron emission tomography），脳血流の変化を捉えるSPECT（single photon emission computed tomography），中枢性抑制性神経伝達物質の主要な部分を担うGABA$_A$ receptorの分布を画像化するiomazenil SPECTなどがある．

注6）**脳磁図**：神経細胞活動時に発生する磁気を捉えたもので，脳波に比べ骨などの影響を受けないため，発生源をより正確に推定しやすい．

【図5】 ウイルス性脳炎後複雑部分発作を呈した海馬萎縮を伴う内側側頭葉てんかんの脳画像
A：頭部MRI（FLAIR画像，冠状断像）：左海馬萎縮と高信号変化（矢印）
B：頭部MRI（FLAIR画像，冠状断像）：左海馬扁桃体切除後（矢印）．切除後発作は消失した．
C：脳血流SPECT（冠状断像）：発作間欠期左側頭葉内側血流低下
D：FDG-PET（冠状断像）：発作間欠期左側頭葉内側糖代謝低下
E：iomazenil SPECT（冠状断像）：発作間欠期左側頭葉集積低下

注7) 多剤併用療法：抗てんかん薬を2剤以上併用して治療することである．

注8) 難治性（薬剤低抗性）：てんかん症候群または発作型に対し適切とされている主な抗てんかん薬2～3種類以上を単剤または多剤併用し，かつ十分量で2年以上治療しても，発作が1年以上抑制されず日常生活に支障をきたす状態をいう[1]．

注9) 緩和術：病態生理学的知見に基づき，発作発射の投射経路を遮断する，発作発射の同期化を抑制する，発作の閾値を上げるなどにより，発作が少しでも改善することを期待した手術であり，根治術ができない症例に行われる．脳梁離術，軟膜下皮質多切除術，迷走神経刺激法などがある．

持できるよう，てんかん発作をコントロールすることを目標とする．原則として抗てんかん薬1剤で治療を開始し，効果不十分の場合，抗てんかん薬を変更または追加する（多剤併用療法[注7]）．一般に，約70％の患者は抗てんかん薬で発作が抑制され（寛解），残りの約30％は難治性（薬剤抵抗性）[注8]となる[1]．

抗てんかん薬の副作用は，薬理作用や薬剤量に基づく副作用である直接的副作用，アレルギー機序が関与する特異体質に由来する特異体質性副作用，薬剤を長期的に使用することによる慢性副作用が存在する．副作用は，単剤療法に比べ，多剤併用療法の方が生じやすい．抗てんかん薬同士の相互作用で血中濃度が上昇し，副作用が生じることがある（表3）．

2 ── 外科治療

外科治療には，てんかん原性領域を切除してんかん発作消失を目的とする手術（根治術）と，過剰放電が広がらないよう脳のネットワーク線維を遮断し，てんかん発作を減少させることを目的とする手術（緩和術[注9]）がある．一般に外科治療を考慮するのは，薬剤抵抗性と判断された難治性てんかんである．

外科治療の決定には，病歴，診察所見，脳波所見，ビデオ脳波モニタリング，神経心理学的検査，画像検査などによる包括的な術前検査を行う．検査によりてんかん原性領域を同定できた場合，根治を目指して切除術が行われる．同定できない場合，てんかん発作を減少させる目的で緩和術を考慮する．

3 ── 迷走神経刺激法（vagus nerve stimulation：VNS）

難治性てんかんにおいて，根治術の対象とならない場合に考慮される緩和的治療法である．体内植込型の電気刺激装置で，頸部の左迷走神経を間欠的，慢性的に刺激することでてんかん発作を減少させる．2010年わが国で保険承認された[9]．

4 ── ケトン食療法

絶食がてんかんに有効な場合があることをヒントに，1921年Wilderらは，高脂質低炭水化物食が絶食と同様に血中ケトン体を増加させ，てんかんの治療に有効であることを報告した．ケトン食療法の抗けいれん作用の機序についてはいまだに解明されていないが，ケトン体や低炭水化物による抗けいれん作用が推定されている．従来はケトン食療法は厳しく難解であったため最後の選択肢だったが，最近制限を緩和したケトン食療法が考案され，継続しやすくなった．伊藤らは，年齢および性別にかかわらず，2種類ないし3種類の抗てんかん薬が無効な小児難治性てんかん患者，特に症候性全般てんかん患者においては，導入を積極的に考慮すべきとしている[10]．

8．抗てんかん薬の副作用と認知機能障害

てんかんで認知機能障害を生じる正確な原因は十分に解明されていないが，中心となるのは，てんかん自体，てんかん発作，抗てんかん薬の副作用の3つである[11]．通常，抗てんかん薬の影響は軽度であるが，すでに何らかの認知障害を有する症例では，大きな影響を及ぼす可能性がある．また，多剤併用療法は単剤療法に比べて認知機能が損なわれやすいことが示されている．認知機能障害の原因が抗てんかん薬であれば，減量・変更で悪化した認知機能が改善しうる．

【表3】 主な抗てんかん薬の代表的な副作用[1]

薬剤名	略語	特異体質による副作用	用量依存性副作用	長期服用に伴う副作用
カルバマゼピン	CBZ	皮疹, 肝障害, 汎血球減少, 血小板減少, SJS, TEN, DIHS	複視, 眼振, めまい, 運動失調, 眠気, 嘔気, 低Na血症, 心伝導障害・心不全, 認知機能低下	骨粗鬆症
クロバザム	CLB	まれ	眠気, 失調, 行動異常, 流涎	
クロナゼパム	CZP	まれ	眠気, 失調, 行動異常, 流涎	
エトスクシミド	ESM	皮疹, 汎血球減少	眠気, 行動異常	
ガバペンチン	GBP	まれ	めまい, 運動失調, 眠気, ミオクローヌス	体重増加
ラモトリギン	LTG	皮疹, 肝障害, 汎血球減少, 血小板減少, SJS, TEN, DIHS	眠気, めまい, 複視	
レベチラセタム	LEV	まれ	眠気, 行動異常	
フェノバルビタール	PB	皮疹, 肝障害, 汎血球減少, 血小板減少, SJS, TEN, DIHS	めまい, 運動失調, 眠気, 認知機能低下	骨粗鬆症
フェニトイン	PHT	皮疹, 肝障害, 汎血球減少, 血小板減少, SJS, TEN, DIHS	複視, 眼振, めまい, 運動失調, 眠気, 末梢神経障害, 心伝導系障害・心不全, 固定姿勢保持困難	小脳萎縮, 多毛, 歯肉増殖, 骨粗鬆症
プリミドン	PRM	皮疹, 肝障害, 汎血球減少, 血小板減少, SJS, TEN, DIHS	めまい, 運動失調, 眠気	骨粗鬆症
バルプロ酸	VPA	膵炎, 肝障害	血小板減少, 振戦, 低Na血症, アンモニア増加, パーキンソン症候群	体重増加, 脱毛, 骨粗鬆症
トピラマート	TPM	まれ	食欲不振, 精神症状, 眠気, 言語症状, 代謝性アシドーシス, 発汗減少	尿路結石, 体重減少
ゾニサミド	ZNS	まれ	食欲不振, 精神症状, 眠気, 言語症状, 代謝性アシドーシス, 発汗減少, 認知機能低下	尿路結石

SJS：Stevens-Johnson症候群, TEN：中毒性表皮融解壊死症, DIHS：薬剤過敏性症候群
Gilliam FG et al, Neurology 2004; 62(1): 23-27
この表は注意すべき副作用を示したもので, すべての副作用を網羅していない.

(てんかん治療ガイドライン作成委員会, 2010)

具体的には, フェノバルビタールによる記憶障害, フェニトインによる思考力低下, トピラマートによる思考力低下と言語障害, カルバマゼピン, oxycarbazepine（日本では未承認）, バルプロ酸, ラモトリギンによる軽微な認知機能障害（ほとんどは精神運動性の低下）が生じる（表3）.

9. てんかんにみられるその他の症状

てんかんには併存障害が多く, 精神疾患20〜40％, 中等度以下の知的障害20％, 頭痛20％であり, 睡眠障害も一般の2倍認める[12].

てんかんにおける精神症状は, 発作に関連して生じる発作周辺期精神症状[注10]と発作と直接関連しない時期に様々な精神行動の障害がみられる発作間欠期精神病[注11]に大きく分けられる[13]. 治療のために用いた抗てんかん薬が精神病性障害や気分（感情）障害などの精神医学的合併症の原因となり, 見過ごされていること

注10）発作周辺期精神症状：てんかん発作直前, 発作時, 発作直後の発作周辺期にみられる精神症状である.

注11）発作間欠期精神病：発作と発作の間にみられる精神症状で, てんかん発作と無関係に出現するものと発作の増加または減少に伴って変化するものがある.

注12) **向精神作用**：中枢神経系に対する選択的な作用により、主として精神機能や行動に多少なりと特徴的な変化を起こす薬物作用である．

がある．しかし，抗てんかん薬の向精神作用[注12]には有害なものだけでなく，気分安定作用といった有益なものもあり，こうした効果は抗てんかん薬の作用機序だけでなく，患者の生物学的あるいは心理学的な素因によっても異なってくる．したがって，抗てんかん薬を選択する際にはその向精神作用も考慮する．

てんかん発作時の対応と観察のポイント

　てんかん発作の多くは数分で終了するため，落ちついて対応することが重要である．てんかん発作は毎回同様の症状を繰り返すため，いつもの発作についての情報があり，いつものてんかん発作症状とわかれば，安全を確保し発作中や発作後に怪我をしないよう見守り，発作前の状態に戻るのを待つ．てんかん発作後のもうろうとした状態はてんかん発作そのものではないため，見極めが重要である．

てんかん発作時の対応
- 立位または座位からの転倒外傷予防のため，できるだけ臥位をとらせ，倒れそうであれば支える．
- 周囲に危険物があれば遠ざける．
- 発作中に歩いて動き回る場合は無理に止めない．危険な場合は背後からベルトなどをもって動きをコントロールする．
- 全身けいれんでは吐物による誤嚥を防ぐため，発作終了後，側臥位にする．
- 舌や唇を傷つけないようタオルなどを口の中に入れると窒息の原因になるため，口の中に物を入れない．

病院受診を検討する状態とは
- もともとてんかん発作が多く，一度てんかん発作が出ると止まりにくい傾向がある．
- てんかん発作が止まらないか，短時間のうちに繰り返し意識が戻らない．
- てんかん発作は止まったが意識状態が変動し，いつまでもいつもの様子に戻らない．
- 怪我や病気の兆候がある．

てんかん発作観察のポイント
- 安全を確保したうえで，余裕があれば発作症状を観察し，時間軸に沿ってありのままの言葉で記録する．「いつ？　何をしている時？　最初の症状は何だったか？　手足，頭部，眼球，口角など身体の姿勢やけいれんの左右差は？」
- 名前，場所，日付などを尋ね，答えられるか，挙手など指示動作ができるか確認する．
- 発作が終わって気がついた時の状況などを尋ねる．「発作後意識がすぐに回復したのか？　しばらくもうろうとして回復したのか？　発作終了後本人に発作が起きたことがわかるか？　発作を自覚している場合には，なぜ発作だとわかったのか？」

文献

1) 「てんかん治療ガイドライン」作成委員会編：てんかん治療ガイドライン2010，医学書院，2010．
2) WHO, Atls：epilepsy care in the world. Geneva：World Health Organisation, 2005.
3) 池田昭夫：高齢者のてんかんに対する診断・治療ガイドライン．てんかん研究，28（3）：509-514，2011．
4) ハンス・リューダース，ソヘイル・ノアハタ：てんかんアトラス＆ビデオ，医学書院，1997．
5) 辻　貞俊：最新医学別冊　新しい診断と治療のABC74　てんかん　神経5，最新医学社，2012．
6) 松下正明・他：てんかん　臨床精神医学講座　第9巻，中山書店，1998．
7) Thomas R, et al.（松浦雅人訳）：てんかんハンドブック Handbook of Epilepsy Third Edition．メディカル・サイエンス・インターナショナル，1998．
8) 飯沼一宇：てんかんの診断ガイドライン．てんかん研究，26（1）：110-113，2008
9) 川合謙介：てんかんに対する迷走神経刺激療法実施のガイドライン．てんかん研究，30（1）：68-72，2012．
10) 伊藤　進：小児難治性てんかんに対するケトン食療法－「最後の選択肢」から「早期の選択肢」へ．Brain and Nerve，63（4）：393-400，2011．
11) 吉野相英監訳：臨床てんかんnext step –知的障害・自閉症・認知症から併発精神障害まで，新興医学出版社，2013，pp163-174．
12) 井上有史：てんかんの診断と連携–プライマリ・ケア医に求められるてんかん診療–てんかん診療における医療連携と社会的医療資源　てんかんの一次・二次・三次医療．治療，94（10）：1697-1702，2012．
13) 松浦雅人：成人てんかんの精神医学的合併症に関する診断・治療ガイドライン．てんかん研究，24（2）：74-77，2006．

■執筆：村田佳子

第5章 てんかんにみられるコミュニケーション障害

第2節 てんかん患者のコミュニケーション障害の診かた

1. てんかん患者の評価・介入開始前に必要な情報

　STは小児期にてんかんを発症する患児だけでなく，脳外傷後や脳血管障害後にてんかん発作のみられる成人患者を評価，介入することが少なくない．例えば，閉鎖性頭部外傷では1〜5％，開放性頭部外傷では20〜50％にてんかん発作がみられ，脳血管障害ではくも膜下出血後に10〜20％，脳塞栓では40〜50％と高い頻度でてんかん発作がみられる[1]．

　てんかん患者の言語臨床を始めるにあたってSTが情報収集すべき項目と観察すべき項目は，ほかの障害と共通する項目（基本情報，家族構成，既往症，生育歴など）と，てんかんに特徴的な情報収集・観察の項目がある（**表1**）．

2. てんかん発作と言語症状

　STが発作をおこしている患者を目撃した時には情報提供者の役割を担うため，発作時や発作後にどのような症状が起こりうるのか知っておくことは重要である．また患者や家族にコミュニケーションについて問診をしていると，言語症状についての情報が提供されるだけでなく，発作症状が話題にのぼる場合もある．どこに注目して患者や家族の話を聞くべきなのか理解しておくと，診断に役立つ情報収集ができる（「第5章第1節」参照）．

　てんかん発作に伴う言語症状は通常，分単位の一過性の症状であり，直接検査をする機会はきわめてまれである[2]．てんかん発作性の言語症状について，兼本らの

【表1】 てんかん患者の評価・介入にあたり情報収集すべき項目とその目的

情報収集すべき項目	目的
医学的診断名（てんかんの分類「第5章第1節」参照） 　例）症候性てんかん 　例）左側頭葉てんかん 　例）複雑部分発作	・検査の選択の参考にする
初発の発作年齢 発作頻度 発達の問題の有無 心理社会的問題の有無 身体的問題の有無	・罹病期間や発作頻度は検査結果に影響する場合がある ・発作頻度は社会生活に影響を与える場合がある．必要に応じて環境調整を行う ・ニーズを見極める．介入のゴール，次の支援先との連携を検討するために必要な情報である
認知機能の障害の有無	・検出された障害に応じた介入が必要になる ・認知コミュニケーション障害との関係を考える
外科的治療の有無	・高次脳機能障害との関連を検討する
服薬状況	・副作用として高次脳機能障害への影響を検討する

論文[2,3]を参照し，言語症状についてまとめた（表2，表3）．

3. コミュニケーション障害・認知機能の評価と介入
1──初回のST評価では何を評価するべきか

てんかん患者がはじめて受診した段階，すなわちまだ服薬などは開始されていない未治療の段階で約半数の患者に何らかの認知機能の障害がみられるという報告[5]があり，認知機能の評価はしておくべきである．さらに，認知機能の障害がみられたならば，認知コミュニケーション障害を疑い言語検査をすることを勧めたい（「第4章第2節」参照）．

神経心理学的検査だけで，言語や高次脳機能障害の症状を予測できるわけではない．初回面接では，患者および家族に高次脳機能障害や言語症状に関連する症状が日常生活でみられているかどうか，具体的に問診することが有用である．

評価結果はてんかんの影響，発作の影響，服薬の影響（「第5章第1節」参照）などを考慮して，総合的に判断する必要がある．

【表2】 てんかん発作性の言語症状[2,3]

失語発作	・直接的に観察することは極めてまれな病態 ・左側頭部が焦点であることが多く，新皮質との関わりが深い ・意識保持下に（a）言語理解障害，（b）喚語困難，（c）錯語，（d）読字，書字障害，（e）言語停止・構音障害に還元しえない言語表出障害がみられる
言語自動症	・発作時の発話で，発作後に自分がそういう言葉を語ったのを思い出すことができない ・広義の言語自動症：発作の一部である言語自動症（Serafetinidesの分類Ⅱ型，Ⅲ型，Ⅳ型）と反応性の言語自動症（発作が到来することに対する恐怖，もうろう状態から正常意識に戻る途上にみられる見当識再獲得のための質問など：Serafetinidesの分類Ⅰ型，Ⅴ型） ・狭義の言語自動症：発作の一部と捉える（Serafetinidesの分類Ⅱ型，Ⅲ型，Ⅳ型）
発作性パリラリア	・健忘を伴わずに単語の断片や音声が反復される ・補足運動野が関連している
言語停止	・言語理解障害を伴わず，しゃべることができなくなる ・補足運動由来の発作を含む

【表3】 Serafetinidesによる言語自動症の分類[4]

Ⅰ型	warning utterance	・発作の到来を告げる合図の発言 　例）「発作です」「おかしくなりそうです」など ・発作開始時に観察される
Ⅱ型	recurrent utterance	・同一語句の反復 　例）「ごめんなさい，ごめんなさい」など
Ⅲ型	irrelevant utterance	・その時の状況（すなわち発作体験）と関係のない発言 　例）「水を汲んできてください」など
Ⅳ型	emotional utterance	・情動的発言 　例）「このやろう」「なにしてんの」など
Ⅴ型	perplexity utterance	・見当識を次第に取り戻していく際の発言 　例）「私，どうしたんやろ」「どこいくの」など ・発作の終了時にみられ，周りの反応によって内容が変化する

（兼本浩祐・他，1990より一部改変）

2 ── 検査の選択と検査実施時の留意点

てんかん患者の中では，側頭葉てんかん（TLE）や前頭葉てんかん（FLE）について神経心理学的研究が進んでいる．てんかん患者に高次脳機能障害が起こる理由としては，てんかんの脳波異常が影響している場合や，外科的治療や服薬などてんかんの治療が影響している場合などが考えられる（「第5章第1節」参照）．てんかん患者の状態像は，発作時，発作後，発作間欠期に分けて考える[6]．自分が担当する患者のどの時期の症状を診ようとしているのか明確にし，先行研究を参考にすることが大切である．

（1）発作の焦点部位と神経心理学的所見

てんかんの発作の焦点と神経心理学的関連については不明の点もあるが，発作の焦点のある部位に関連する言語症状や高次脳機能障害（表4）が起こっていることを想定し，検査を選択するのが一般的である．また，てんかん患者の中には認知機能や知能の発達の問題を合併している患者もいるので，WAIS-Ⅲのような知能検査を実施する．

①FLE患者の評価

FLE患者の場合には，前頭葉機能，すなわち遂行機能との関係について検討した研究が行われてきた．ただし機能不全と発作頻度，罹病期間などの臨床指標を検討しても，一貫した結論は得られていない[6]ため，個々の患者の評価と対応が重要である．

②TLE患者の評価

TLE患者の高次脳機能障害についてはすでに数多くの研究がなされているため，まずは先行研究から得られた知見を参考にし，検査を実施するとよい．TLEであっても，脳外傷や脳炎などにより器質的な損傷が前頭葉や後頭葉などに及んでいる場合には，器質的な病変に関係がある高次脳機能障害が起こる可能性がある．

・幼少期にTLEを発症している場合，発達が障害されて，全般的な知能低下が生じることがある[6]．

【表4】 損傷部位と高次脳機能障害[7,8]

損傷部位	起こりうる高次脳機能障害
前頭葉	注意障害（持続性注意，選択的注意，注意の配分，ワーキングメモリ，セットの変換） 遂行機能障害 言語障害（失語症，呼称障害，発語失行） 脱抑制
側頭葉	記憶障害 言語障害（失語症，呼称障害） 地誌的見当識障害*（側頭・後頭葉）
頭頂葉	失行 ゲルストマン症候群（手指失認，左右障害，失算，失書） 構成障害 半側空間無視*（下頭頂小葉，側頭-頭頂-後頭葉）
後頭葉	相貌失認* 視覚失認（後頭-頭頂葉）

*責任病巣についてさまざまな見解が出されている障害

- Helmstaedterらは，FLE患者とTLE患者849人（左側焦点群420人，右側焦点群429人）を対象に検討し，左側焦点の患者は言語性記憶，言語機能が有意に低下し，右側焦点では注意，協調運動，視覚性記憶が有意に低下していたことを報告している（図1）[6]．
- 内側側頭葉てんかん（mTLE）患者に表情認知の低下がみられる[9]．

(2) 発作後どのぐらい時間をあけて検査を実施するのが妥当なのか

Helmstaedter & Witt[6] は，以下の2つの研究結果から，妥当性のある検査を実施するには，TLE患者では発作後1時間以上あけることを推奨している．

①てんかん発作後の症状：見当識と回復までの所要時間

Helmstaedter & Witt[6] は，発作後，見当識が回復までの所要時間を検討した．対象は右TLE患者8人，左TLE患者15人，FLE患者8人だった．FLE患者では意識が減損したとしても軽微で，発作が終われば見当識は速やかに回復した．TLE患者では回復に時間がかかった．

②てんかん発作後の検査：言語性記憶課題，図形記憶課題と反応時間

Helmstaedterら（1994）[10] の研究では，てんかん患者31人（FLE患者8人，右TLE患者8人，左TLE患者15人）と健常者14人を対象に検討した．言語性の記憶課題として15単語を記憶する課題と，非言語性の課題として9種類の積み木の模様を記憶する課題（1つの模様は，縦横4×4の計16個の積み木からなり，そのうち4つの積み木に色が付いている）を実施した．その結果，見当識回復後の言語・図形記憶課題に対する反応時間は，FLE患者群では遅延がなかったが，TLE患者群では回復まで少なくとも1時間かかった．

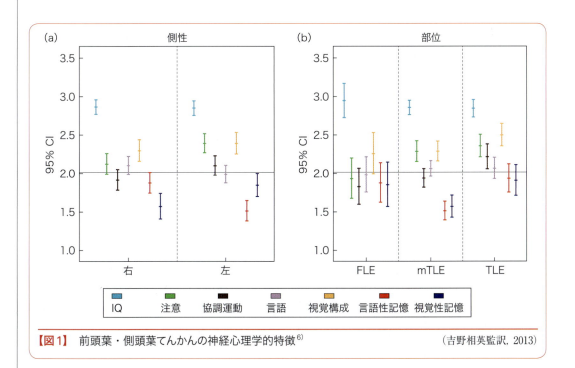

【図1】 前頭葉・側頭葉てんかんの神経心理学的特徴[6]　　　（吉野相英監訳，2013）

3 ── てんかん患者にみられるコミュニケーション障害の特徴

てんかんと神経心理学的についての研究に比べ，てんかんと言語障害についての研究は十分に実施されてきたとはいえない．Bartha-Doering & Trinka（2014）[11]は，2013年までのMEDLINEを始めとする6種類のデータベースから，成人を対象とした研究で，「てんかん」「言語」「呼称」「読み」「書字」「復唱」「理解」「自発話」というキーワードを使用している論文を検索した．その結果，933論文が抽出されたが，言語検査として2種類以上の検査を実施していること，対象数が10人以上であること，言語検査についての結果が示されていることなどの条件を満たしていた研究は31論文にすぎなかった．31論文を対象に検討すると，少なくとも17%の患者は2つ以上の言語機能の障害を呈しており，その中でも呼称，読解，自発話，談話の産出の問題はよく起こっていたことが示された．

てんかん患者のコミュニケーション障害は十分に解明されているとは言いがたく，今後の臨床研究の蓄積が重要である[11]．このようにデータが十分に蓄積されていない研究分野の評価には，標準化された言語検査を用いることを推奨したい．その理由は①健常者のデータが提示されており健常者の成績と患者の成績を比較することで問題点が明らかになり，また訓練目標が設定しやすくなること，②てんかんを対象とした他の研究者のデータとの比較が可能であること，③てんかん以外の障害との比較が可能になることなどが挙げられる．ただし，ある特徴的な問題を検討したい場合には，市販されている検査だけでは十分に検討できない場合がある．その際は精査の仕方を考案し，試してみる必要が生じる．

てんかんとコミュニケーション障害について検討していく際には，すでにデータの蓄積のある脳外傷患者を対象とした研究を参考にするとよいかもしれない．脳外傷患者のコミュニケーション障害についての知見や研究方法は，脳外傷と似たような認知機能の低下を伴うてんかん患者のコミュニケーション障害について示唆を与えるものであるからである．

ここでは，てんかん患者の特徴的なコミュニケーション障害についての研究と，てんかん患者のコミュニケーション障害を市販されている複数の検査を用いて検討した研究を紹介する．

(1) 呼称の検査を実施する理由

Mayeuxら（1980）[12]は，左TLE患者には呼称障害がみられ，呼称障害と言語性の知能や，学習，記憶には有意な相関がみられたと報告した．その後，呼称障害が学習や言語性の記憶に関係があることが示され，てんかんの神経心理学的検査では呼称の検査がスタンダードな検査になった[11]．

(2) てんかん患者の談話の産出能力についての検討

Bellら（2003）[13]は，14歳以下で発症した成人TLE患者27人と統制群28人を対象に研究した．TLE患者群では，手続き談話（procedural discourse）課題は統制群と同様の成績だったが，いくつかのナラティヴ談話課題では有意に成績が異なっていた．個人のレベルで成績をみると，TLE患者群の30%と統制群の4%が談話に障害がみられ，両者には有意な差がみられた（$p < 0.01$）．TLE患者群の談話の成績と基本情報や発作に関連する要因には相関がみられなかった．認知

機能面との関連では，談話の成績はワーキングメモリと有意な相関がみられた．

(3) てんかん患者にみられる冗長性

Fieldら（2000）[14]は，TLE患者の談話の産出能力について研究した．対象は左TLE患者16人と健常統制群17人だった．8コマ漫画について説明する課題を3回続けて行ったところ，健常統制群は繰り返すごとに正確に表現していったが，左TLE患者群は冗長になっていった．

(4) TLE患者の語レベル，文レベル，談話レベルの言語障害の評価（自験例）

TLEてんかん患者のコミュニケーション障害について検討するために，市販の検査を用いて語レベル，文レベル，談話レベルの予備的研究を行った[15]．

対象は失語症のない右利きのTLE患者9人（男7人，女2人；年齢19〜62歳；左TLE患者6人，右TLE患者3人；経過1〜47年；教育歴9〜16年）だった．言語検査として，語レベル，文レベル，談話レベルの各種言語検査（表5）を実施した．各検査のカットオフポイントは「健常群の平均値－2SD」とした．その結果，失語症検査の語レベル，文レベルの課題で低下がみられた患者はいなかった．しかしTLPAや文構成テストでは語レベル，文レベルの問題が検出された．てんかんにより認知コミュニケーション障害が疑われる患者には，失語症検査だけでなく精査を実施するべきだと考えた．また呼称障害があるが文産出能力には障害がない患者が2人，また呼称障害はないが文産出能力には障害がある患者が1例いた．このことから，呼称と文産出能力は別個の機能なのではないかと推測された．

てんかん患者のコミュニケーション障害については不明な点が多く，体系的な機能訓練を構築することは現状では難しい．そのため，問題点に対応した訓練を実施し，その訓練効果を検証しながら，訓練効果がみられたならば訓練を継続し，十分な訓練効果がみられないならば，他の訓練方法を検討するというプロセスをとる．例えば，呼称障害が起こっているならば，カテゴリー特異性があるのか，親密度による成績の違いがあるのかを分析し，訓練を選択する．

繰り返しになるが，てんかん患者のコミュニケーション障害は多様である．語レベルだけでなく，文レベル，談話レベルの問題が生じているのであれば，必要な訓練を実施する．介入の効果については今後の研究成果を期待したい．

てんかん診療においては，長期的視点に立つ包括的な介入が重要である．そのた

【表5】 てんかん患者に実施した言語検査

	検査名	下位検査名	特記事項
語レベル	WAB	呼称	20語
		語の流暢性	1分間にできるだけ多くの動物の名前を挙げる
	TLPA	呼称	低親密語100語，高親密語100語；計200語
文レベル	WAB	文の完成	5試行
		会話	5試行
	文構成テスト		レベル1〜4；計33試行
談話レベル	WAB	情景画の説明	
	SLTA	まんがの説明	

めにはSTも他職種との連携や，他施設との連携を推進していくことが重要である．てんかん患者が小児期にかかえる問題と，成人期にかかえる問題は異なるため，長期的な視点に立つサポートが必要である．成人期には，①就職，運転，避妊，結婚，出産，育児のサポート，②身体合併症への対応，③成人で発生する精神・心理的合併症や行動異常への対応，④引っ越した場合，新たな受け入れ先の確保[16]の問題が生じる可能性がある．これらのニーズに対応し，またキャリーオーバー[注1]を解消するためにも，診療科の連携，医療機関の連携は言うに及ばず，多職種間の連携，福祉・教育・行政機関との連携を可能にするサポート体制の構築が必要である[16]．

他職種や，他施設との連携にSTはどのように貢献できるのだろうか．多職種のチーム・アプローチの中でのSTの役割の一つは，知能や認知機能，コミュニケーション障害について評価し，速やかに適切なコミュニケーション方法を報告することである．てんかん患者では，失語症検査で検出できるような言語障害だけでなく，認知コミュニケーション障害がみられる場合がある．認知コミュニケーション障害があると，日常会話で齟齬が起こりやすく，対人関係にも影響を及ぼす場合がある．

福祉・教育・行政機関との連携にSTがどの程度関わるかは，勤務する施設の地域内での役割や，患者のおかれた環境によって異なるだろう．いずれの場合でも，情報を受けとる側の専門性や求められている情報の内容を理解した上で情報提供することが大切である．非専門職のスタッフが多い施設への報告書は，難解な専門用語ばかりを用いるのではなく，わかりやすい表現を使い，また具体的な症状の説明や対応策を挙げながら情報提供する．地域支援の現場に専門職が配置されているにもかかわらず，病院からの医学的情報が報告されていないため，どのような対応をするべきなのか不明で，改めて評価が必要になることがある．あるいは成人科で小児期発症のてんかん患者を診る時に，小児期の神経心理学的検査の結果や支援の経過がわからず，家族からの情報に頼らざるを得ないという場合もある．患者を支援する施設へは，患者や家族の同意を得た上で，支援する機関の間で検査結果や支援の経過についての情報共有を心がけることも重要である．

注1) **キャリーオーバー：**小児期に発症し，成人後も小児専門の診療科で治療を続けている患者をわが国では「キャリーオーバー」と呼んでいる．

文献

1) 兼本浩祐：てんかん学ハンドブック，医学書院，2012．
2) 兼本浩祐：てんかん発作性言語症状．失語症研究，12：174-181，1992．
3) 兼本浩祐，馬屋原健：失語発作を呈した42例のてんかん患者の臨床的検討—随伴する他の発作症状の考察を中心として—．失語症研究，13：230-236，1993．
4) 兼本浩祐，河合逸雄：言語自動症と大脳優位性．精神医学，32：207-209，1990．
5) Witt JA, et al.: Should cognition be screened in new-onset epilepsies? A study in 247 untreated patients. *J Neurol*, 259:1727-1731, 2012.
6) Helmstaedter C, Witt JA：前頭葉・側頭葉てんかんの神経心理学．臨床てんかんnext step—知的障害・自閉症・認知症から併発精神障害まで（吉野相英監訳），新興医学出版社，99-116，2013．
7) 渡邊 修：高次脳機能障害CD-ROMで情報提供，医歯薬出版，2011．
8) 藤田郁代・阿部晶子編著：高次脳機能障害学 第2版，医学書院，2015．
9) 山野光彦・他：側頭葉てんかんに関する認知機能研究の進歩—社会的認知機能を中心に—．産業医科大学雑誌，34：245-258，2012．
10) Helmstaedter C, et al. : Postictal Courses of Cognitive Deficits in Focal Epilepsies. *Epilepsia*, 35 : 1073-1078, 1994.
11) Bartha-Doering L, Trinka E : The interictal language profile in adult epilepsy. *Epilep-*

sia, **55** : 1-14, 2014.
12) Mayeux R, et al : Interictal memory and language impairment in temporal lobe epilepsy. *Neurology*, **30** : 120-125, 1980.
13) Bell B, et al : Narrative and procedural discourse in temporal lobe epilepsy. *Journal Of The International Neuropsychological Society*, **9** : 733-739, 2003.
14) Field SJ, et al : Interictal Discourse Production in Temporal Lobe Epilepsy. *Brain and Language*, **74**, 213-222, 2000.
15) 廣實真弓・他：側頭葉てんかん患者の言語障害についての定量的，定性的検討．第37回日本高次脳機能障害学会会議録，2013．
16) 渡辺雅子・他：てんかんの，小児から成人へのよりよいトランシションをめざして：報告と提言．てんかん研究，**31**：30-39，2013．

■ 執筆：廣實真弓

第6章

検査の特性を活かす診かた

> 第6章 検査の特性を活かす診かた

第1節 SALA失語症検査（SALA）

> **検査の特徴**
> - 認知神経心理学的アプローチに基づいた失語症評価法
> - 40個の下位テストはすべて「掘り下げテスト」
> - SALAモデル（箱と矢印の図）で，言語処理の状態を推測できる

1. 検査の特徴

SALA失語症検査（SALA）[1]は，認知神経心理学[注1]的アプローチに基づいた失語症評価法で，英国の失語症検査法PALPA[2]を基礎理論として作られている．言語の4つのモダリティにわたって検査ができる下位テストから構成されているが，患者の失語症プロフィールを評価するための「包括的」検査法ではなく，40個の下位テストはすべて「掘り下げテスト」である．したがって，通常の総合的評価（SLTAやWABなど）を行った結果を踏まえ，気になる症状や言語プロセスを詳細に診るための検査である．

言語活動の認知神経心理学的アプローチとは，健常者の言語処理プロセスを想定し，それを「箱」と「矢印」で表し（これを「モデル」と呼ぶ），検査の結果をそのモデルに照らして分析する試みである．「箱」は蓄えられている言語情報や特定の言語操作を，「矢印」は情報の流れを示している．単語レベルの聴覚入力，視覚入力，音声表出，書字表出のすべてのモダリティについて，そのプロセスを箱と矢印で想定している．

ここでは主に聴覚的理解について解説する．単語を理解するということは，例えば「りんご」と聴いて，赤い果実のイメージが絵のように浮かぶことといえる．瞬時に行われるこの言語情報処理過程を，聴覚入力の直後に「聴覚的音韻分析」，次に「音韻入力レキシコン」という箱を経て，「意味システム」で理解に至ると考える（図1）．「聴覚的音韻分析」において，単語を構成している「り」「ん」「ご」という音韻がそれぞれ聴きとれ，次の「音韻入力レキシコン」で「りんご」という固まりで，自分の知っている単語として認識し，最後に「意味システム」において色や形などの情報を伴った「りんご」として意味が理解される．

> **注1）認知神経心理学**：記憶や言語など高次の認知機能に関し，健常者の脳内の複雑な情報処理システムを理解しようとする「認知心理学」に基づいて，神経心理学的な障害をもつ患者の症状を研究する分野である．

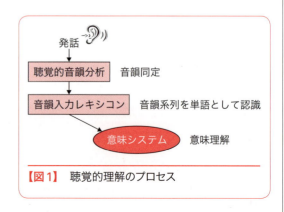

【図1】 聴覚的理解のプロセス

「レキシコン」とは，「(心的)辞書」と訳されることが多いが，SALAモデル(いわゆるロゴジェンモデル[注2])におけるレキシコンは，「辞書」でも意味は含まれておらず単語の項目だけが並んでいる，と考える．つまり，「りんご」と聴いて，意味がわかる直前に，単に「自分の辞書にある」と既知感を覚える瞬間があるという想定である．

　最初の箱「聴覚的音韻分析」の状態を検査するのがSALAの下位テストAC1とAC2である．次の「音韻入力レキシコン」のテストはAC3である．AC4〜AC7は，「音韻入力レキシコン」から「意味システム」への矢印もしくは「意味システム」の状態を検査している．AC1〜AC7の下位テスト名とその内容を，表に示す(表1)．

　AC1は「聴覚的異同弁別－2モーラ無意味語」という検査で，2モーラ非語のペア(例：「かぽ」「たぽ」)を聴いて，2つの語が同一か否かを判断する課題である．この例の場合は，/k/と/t/という音素を聴き分けられなければ正答できない．この成績が悪い場合は難聴の疑いもありうるので，特に高齢者の場合はその点も注意は必要だが，難聴がないとすれば36項目中32以下の正答で健常域を下回る．その場合，単語の聴覚入力経路の最初の箱「聴覚的音韻分析」に支障があると考える．次の「音韻入力レキシコン」の状態を診るAC3は，単語を聴いて実在することばか否かを判断する「語彙性判断」課題である．さらに次の段階を診る検査の一つであるAC6「名詞の類似性判断」は，2つの単語を聴き(例：「印鑑」「判子」)，それらの意味が似ているかどうかを判断する課題である．単純な名詞の聴覚的理解課題(AC4)よりも難易度が高く，意味システムの状態を敏感に捉えられる．

　SLTAなどの検査結果の報告では，「聴覚的理解は，単語レベルで良好，短文レベルでわずかな低下，文が複雑になると困難」などと表現されることは多い．刺激

> 注2) **ロゴジェンモデル**：「箱」と「矢印」で示される単語処理モデルの原形．入力された単語の音韻的・視覚的情報などが一定以上積もると「ロゴジェン」(レキシコン)という箱が反応して処理が進む．通常，このようなモデル一般をロゴジェンモデルと呼ぶ．

【表1】 SALAの聴覚的理解テスト

下位テスト名称	テストの内容	項目の例
■「聴覚的音韻分析」		
AC1 聴覚的異同弁別－2モーラ無意味語	2モーラ非語のペアを聴いて，2つの語が同一か否かを判断する課題	「かぽ」「たぽ」
AC2 聴覚的異同弁別－2モーラ語	2モーラ単語のペアを聴いて，2つの語が同一か否かを判断する課題	「たき」「かき」
■「音韻入力レキシコン」		
AC3 語彙性判断（聴覚呈示）	単語／非語を聴いて，実在する単語であるか否かを判断する課題	さくら(実在語) かぞき(非語)
■「音韻入力レキシコン」から「意味システム」への矢印／「意味システム」		
AC4 名詞の聴覚的理解	名詞を聴いて，呈示されている絵を示す語であるか否かを判断する課題	椅子(絵は「机」)
AC5 動詞の聴覚的理解	動詞を聴いて，呈示されている絵を示す語であるか否かを判断する課題	読む(絵は「書く」)
AC6 名詞の類似性判断（聴覚呈示）	2つの名詞を聴いて，意味が似ているか否かを判断する課題	「印鑑」「判子」
AC7 動詞の類似性判断（聴覚呈示）	2つの動詞を聴いて，意味が似ているか否かを判断する課題	「光る」「輝く」

が長い，もしくは複雑だと理解力が下がるのだろうと想像はされるが，そのようなプロフィールを示す多くの患者の聴覚的理解能力が同程度あるいは同質とは言い難い．また，そのような評価結果では介入プログラムのとっかかりがつかめず，何となく理解課題を行うことにもなりかねない．SALAを施行することで，言語の処理プロセスのどの箱や矢印が（相対的に）障害されているかを特定することが可能になり，訓練の的が絞りやすくなる．

　SALAの健常者データ（点数の平均と範囲）は，各下位テストの記録用紙に掲載されている．標準偏差などのデータは，『SALA失語症検査』のマニュアルに記載があるので参考にするとよい．

2. 対象となる障害

　脳損傷を被った患者の言語処理の障害，すなわち失語症が主な対象で，言語獲得を終えた成人における障害を想定している．小児失語症や一部の発達関連障害でも検査自体を使うことはできるが，被検者の語彙への親密度が不安定なため，SALAで示されている健常者データと比較することはできない．結果の分析には工夫が必要である．認知症による意味障害にも場合によっては使える．また，失語症を伴わない失読や失書の様々な症状を診る時にも使うことができる．

3. 対象となる症状

　言語の4つのモダリティ（聴く，話す，読む，書く）のいずれの症状でも対象となる．特に，それぞれのモダリティの症状を詳細に評価したい時に役立つ．また，同じ検査項目（単語）を異なるモダリティで検査できるようになっているため，モダリティ間の違いや関連を診る時にも使える．音読と書字に関しては，3つの文字タイプ（漢字・カタカナ・ひらがな）での言語処理を比較できる．SALAモデルに照らして分析できるのは，どのモダリティについても単語レベルまでの処理である．

　文レベルの理解のテスト（AC8とVC18）と産生テスト（PR27）も下位テストに含まれているが，解釈についてはSALAモデルの対象外である．文レベルの障害の分析は，『SALA失語症検査』のマニュアル第3章と第4章の解説が参考になる．

4. 検査の使い方

　SALAの使い方は以下の通りである．
　①始めからピンポイントで調べたい機能（「箱」や「矢印」）があれば，その下位テストを施行する（『SALA失語症検査』のマニュアル参照）．
　②調べたい言語モダリティ（処理経路）が決まっていれば，その経路をすべて使うテストをまず施行し，その結果から次に調べるべき機能を特定していく．
　③ある「箱」の障害が疑われたら，その機能を共有する別のモダリティ検査を施行し判断材料とする．
　上記①は，前もって総合的検査で評価した結果あるいはそれまでの患者との関わ

りの中から言語障害に関する仮説を立て，調べたい機能が明確な場合である．②は，例えば単語の聴きとり能力に焦点を当てたい失語症患者に対して，まず聴覚入力経路をすべて使うAC6とAC7を施行してみる．この2つのテストで健常域であれば，この経路にはほとんど問題がないことになる．逆に，ここで成績が悪ければ，一つ手前の箱を調べるAC3を施行するか，あるいは経路の最初の箱から順番に調べるためにAC1を施行するかを決める．単語の中でも名詞の理解に関してのみ調べるというのであれば，AC7とAC5（動詞の検査）は施行しなくてかまわない．③は，例えば聴覚入力経路の検査の結果，意味システムの障害が疑われた場合，同じ単語を使った視覚入力のテストを施行して確認する．AC4～AC7の視覚呈示版はVC14～VC17である．意味システムは当然発話にも大きく関わるため，口頭表出が可能な失語症患者には，呼称などの検査でさらに意味システムの状態を確認することが必要である．

　ことばの意味や概念が脳のどこかに貯蔵されている，ということは誰にも納得できることであるが，そこへ達する経路で何がどのように行われているのかについては，明確にわかっているわけではない．認知神経心理学では，脳の解剖学的部位のことはさておき，ことばの処理を情報処理プロセスとして考える．SALAの聴覚入力経路には，前述のように「意味システム」の手前に2つの箱が想定されている．これらの箱はあくまでも仮説であるが，英語圏での多くの研究の結果，一つの妥当な考え方であるとされている．

　単語の視覚的理解（文字理解），口頭表出（呼称など），書字表出についても，聴覚的理解と同様にそのプロセスを箱と矢印で説明できる．検査に使われている単語の親密度[注3]（または頻度）・心像性[注4]・長さなど，「心理言語学的変数[注5]」と呼ばれる特徴によって成績がどのように影響を受けるかを分析することで，障害像がより深く理解できる．親密度や頻度（高：「電車」，低：「吊橋」）によって影響を受ける場合は，主にレキシコンの障害が疑われる．心像性（高：「本」，低：「費用」）の影響が大きい場合は，意味システムに問題があるといわれている．長い語で発話につまずきが多ければ，語彙を選択した後の音韻の配列かそれ以降の段階に障害があると考えられる．

　文字単語の音読については英語圏での研究が多く，モデルの有用性が謳われている．漢字，ひらがな，カタカナと3つの異なる表記文字がある日本語においても，興味深い研究は多い．SALAにおける考え方は基本的に「二重経路モデル」[3]と同じである．レキシコンや意味システムを介する「語彙経路」（文字認知→文字入力レキシコン→意味システム→音韻出力レキシコン→音韻出力配列）と，文字から音韻へ直接変換する「非語彙経路」（文字認知→文字—音韻変換→音韻出力配列）を想定し，その経路のどこで不具合が起きているかをSALAで評価した結果をもとに検討する．SALAモデルの全体像[注6]は，図2に示す．

注3）**親密度**：単語への親しみの尺度で，個別に評定させた結果から得た指標．客観的に得られる単語の使用「頻度」指数と強い相関がある．

注4）**心像性**：単語がどの程度視覚などの心的イメージを呼び起こすか，個別に評定させ算出した指標である．

注5）**心理言語学的変数**：言語の中に潜んでいる特徴で，言語を操作する際の心的過程（メンタルプロセス）に影響を与えているであろう変数である．

注6）**SALAモデルの全体像**：ロゴジェンモデルの一つ（発展形）で，中枢に意味システムを据え，4つのモダリティをカバーし，左側が音声入出力，右側が文字入出力のプロセスを示す．

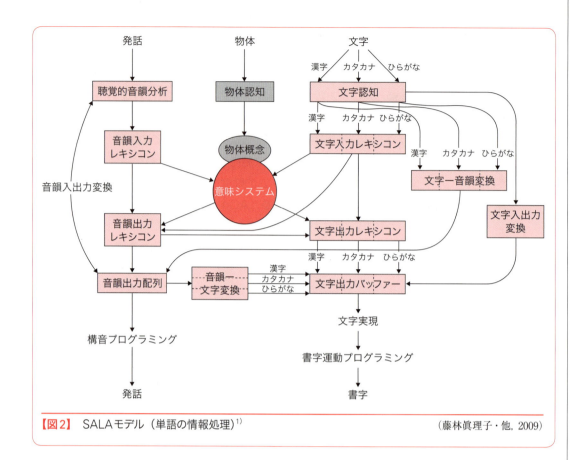

【図2】 SALAモデル（単語の情報処理）[1]　　　　　　　　　　　　　　　　（藤林眞理子・他，2009）

症例

70歳代，男性

- 古典的分類では超皮質性感覚失語に当たる症状である（認知神経心理学的評価では，あくまでも言語情報処理モデル上で症状を分析するため，通常，古典的タイプは問題とされず記載しないことが多い）．
- 検査時，脳梗塞発症後6年余経過していた．SLTAの下位テスト1) 単語の理解，2) 短文の理解，3) 口頭命令に従う，の結果は，1) 10問正答，2) 9問正答，3) 正答なしだった．
- 会話での理解は，状況が伴えばある程度可能である．発話は流暢で意味性錯語が多い．

　SLTAの下位テスト1)～3)の結果は，前述したように，失語症患者によくみられる成績のパターンを示している．そこで，症例の聴覚入力経路に何が起こっているのかを理解するために，SALAの聴覚的理解テストを施行した．下位テストの結果をSALAのマニュアルで示されている健常者データとともに表2に示す．

1 ｜ 言語所見

- 語音の異同弁別（AC1，AC2）が極めて良好で，聴覚的音韻分析レベルの問題は見当たらない．
- 語彙性判断（AC3）の86％正答は，健常者域を下回っており，音韻入力レキシコンの若干の

【表2】 症例のSALA聴覚的理解テストの成績と健常者データ

テスト（項目数）	正答数	正答率（％）	正答数健常者平均*	正答数健常者域*
AC1 異同弁別－無意味語（36）	33	92	35.1	33-36
AC2 異同弁別－有意味語（36）	36	100	35.8	34-36
AC3 語彙性判断（104）	89	86	100.6	91-104
AC4 名詞の聴覚的理解（96）	83	86	95.5	92-96
AC5 動詞の聴覚的理解（48）	39	81	47.7	46-48
AC6 名詞の類似性判断（48）	41	85	47.4	45-48
AC7 動詞の類似性判断（48）	30	63	46.8	44-48

*健常者データは『SALA失語症検査』のマニュアル[1]より

不具合が推測される．この障害によって，それ以降の情報処理である意味理解課題（AC4〜AC7）の遂行に支障をきたしている可能性が考えられる．

- AC4以降の成績の低さが聴覚入力のみの意味理解の悪さか，文字入力でも理解が悪いのかを確認する．すでに行っているSLTAなどで，全体像が掴めていればそれが参考になる〔SALAでは，同じ単語を使った文字入力のテスト（VC14〜VC17）で検査できる〕．文字入力でも理解が低下していれば，中枢の「意味システム」の障害が疑われ，介入の方針にも影響を与える．
- 聴覚入力経路内でどこが相対的に機能低下しているかという視点からは，以上の結果から「音韻入力レキシコン」自体か，そこから「意味システム」へのアクセスの障害を疑ってリハビリを考えていく．

2 ｜ 介入プログラムの立案

　認知神経心理学的アプローチに特有のリハビリ方法があるわけではない．大切なのは，検査する目的に沿ったテストの選択とその解釈である．本症例の場合には，上記の評価の結果，まずは，音韻入力レキシコンとそこから意味システムへのアクセスに焦点を当てて，再活性化を目指す訓練が考えられる．以下に，介入プログラムの立案例を示す．

- もっともよく使われるのは，聴覚入力による単語と絵のマッチング課題である．選択肢の数，選択肢の特徴（意味的に関連した単語であるかどうかなど），正答率何%で選択肢に変更を加えるかなどを考慮するとよい．
- 読解や音読が比較的良好であれば，文字入力も同時に行った類似性（あるいは類義語）判断課題もよい．具体的には，「ほん，ざっし，てれび」と聴覚呈示し，「本」「雑誌」「テレビ」という文字カードを示し，「本と意味が近いのは，雑誌とテレビのどっち？」と質問する，などである．非類似語の選択肢を，どの程度意味を「遠く」あるいは「近く」設定するかで，課題は易しくも難しくもなる．この課題では聴覚入力が必須である．できれば通過率などの条件を決め，徐々に文字入力をなくしていけば，なおよいだろう．
- 単語の意味（定義）の音読課題も考えられる．例えば，「読むもの．毎日配達されて，ニュースや様々な記事が書いてある」と聴覚的に与え，次にこの定義文を文字で示して音読させ，「新聞」という単語を複数回復唱する．

　どの課題も特に目新しいものではないが，なぜこの課題を行うか，モデルのどこを活性化しようとしているのか，ということが明確になっていることに意味がある．可能なら，訓練に使う単語の

セットと同程度の（親密度や心像性の）セットを別に用意して，リハビリの前後で訓練語と非訓練語の変化を捉えられるようにしておくとよい．訓練効果と般化を検討することができる．当初の評価結果での患者の障害に関する仮説を検証していくという視点をもち，必要であれば仮説を立て直し，訓練課題を変更していくこともできる．意味システム自体の障害が強く疑われた場合についての詳細は割愛するが，絵カードのカテゴリー分類など，ことばを使わない課題も検討することになるであろう．

　認知神経心理学的アプローチでは，読字，書字，呼称についての研究が多いが，今回はSALAを使う具体的なイメージをもてるよう，比較的わかりやすい聴覚入力経路を例に示した．ほとんどの下位テストは，SALAのマニュアル第4章の手続きを参考にすれば簡単に施行できる．評価結果の解釈を試みることで，失語症への認知神経心理学的アプローチの理解を深めることもできよう．もちろん，脳の中が箱や矢印のように整然としているわけではないし，SALAで評価することで介入立案の悩みが消えるわけでもない．が，患者個別の全体像を踏まえながら，SALAで評価した結果が患者の理解と介入に役立つことはあるだろう．

次に読むとよいお勧めの文献
　　種村　純編：失語症Q&A検査結果のみかたとリハビリテーション，新興医学出版社，2013．

文献
1)　藤林眞理子・他：SALA失語症検査，第2版，エスコアール，2009．
2)　Kay J, Lesser R, Coltheart M: PALPA: Psycholinguistic assessments of language processing in aphasia, Lawrence Erlbaum Associates, Hove, 1992.
3)　Coltheart M, et al.: Models of reading aloud: Dual-route and parallel-distributed-processing approaches. *Psychological Review*, 100（4）：589-608, 1993.

▌執筆：長塚紀子

第2節 実用コミュニケーション能力検査（CADL）

第6章 検査の特性を活かす診かた

> **検査の特徴**
> - 代償手段の活用も含めた実用コミュニケーション能力を検査室内で直接的に評価でき，問題点の発見・整理と介入の方針立案に役立つ
> - 総得点によってコミュニケーション・レベルが示され，実生活への復帰に際して判断材料となる．また，レベルごとに，実用コミュニケーションの改善を目指す訓練や家族指導の指針が提示されており，介入に結びつけやすい
> - 視空間情報処理能力や複数の行為を実行する能力など，コミュニケーションに関連する様々な認知的要因を把握することができる

1. 検査の特徴

　CADL（Communicative Abilities in Daily Living）[1]は，言語機能に焦点を当てた従来の検査では捉えきれない，失語症患者の日常生活におけるコミュニケーション能力を評価する目的で開発された．日本版CADL（実用コミュニケーション能力検査，Communication ADL Test）[2]は，米国版著者Hollandと情報交換を行いながら，日本の生活習慣や言語体系に合わせて，綿森らにより開発・標準化された．

　CADLの特徴を，SLTAなどの総合的失語症検査と対照させて**表1**に示す．ST

【表1】 CADLと総合的失語症検査との比較[2]

	CADL	総合的失語症検査
測定対象とする能力	日常のコミュニケーション活動そのものをみる主に活動制限のレベルを評価する	聞く・話す・読む・書くの言語様式ごとに単語・文・パラグラフの各段階をみる機能障害レベルを評価する
検査刺激	主として実際の生活用品：言語以外の状況文脈を積極的に利用している	絵カード・字カード：言語以外の状況文脈の手がかりが少ないように構成されている
検査方法	ロールプレイなど相互のやりとりを重視する	検査者が刺激を提示し，患者がそれに反応する
採点	実用性（情報が伝達できたかどうか）の有無が採点の基準となる．非言語的手段の利用も評価される	言語学的に正確であるかどうかが採点の基準となる
解釈	コミュニケーションの実用性によるレベル分け，障害された機能の代償法（コミュニケーション・ストラテジー）の分析　など	失語症の重症度・タイプの分類 障害された機能の分析　など

（綿森淑子・他，1990より一部改変）

は狭義の言語機能の回復をはかるだけでなく，総合的なコミュニケーション能力を評価しアプローチを行うことから，総合的失語症検査とは異なるコミュニケーションの側面を評価する必要性が，今日では広く認識されているといえよう．

各下位検査の採点方法は4～0の5段階評価であり，健常者が通常行う反応は4点，身振りや描画，書字などによる代償反応は3点で評価される．下位検査得点の合計が総得点となり，総得点からコミュニケーション・レベル（自立・実用的・一部援助・大半援助・全面援助）に分けられる．また，施行にあたっては，反応を採点するだけでなく，**表2**に示す聞き返しや代償反応といったコミュニケーション・ストラテジーも観察し，記録する．コミュニケーション・レベルやコミュニケーション・ストラテジーなどの情報を総合して，対象者のコミュニケーションの特徴を捉える．

CADLの遂行にあたっては，言語・認知の複合的な能力が必要となる．検査遂行に関与する能力が，**表3**に示す関連要因として下位検査ごとに示されており，対象者の反応から，言語や認知機能のどういった面が保たれて，どういった面に問題があるかを推測できるようになっている．具体例は症例1（表4, 5）および症例2（表6, 7）に詳説されている．

2．対象となる障害

失語症患者を対象として開発されており，発話での反応が困難な重度患者から，

【表2】 CADL検査中に記録するコミュニケーション・ストラテジー[2]

聞き返し （REP：Repetition）	指示や情報が理解できない時，患者自身が繰り返しを求めたり，復唱して相手に確認を求めたりするもの
代償反応 （COM：Compensation）	話し言葉による反応が要求される場合に，身振り，指さし，書字，描画など発話以外の手段によって代償するもの．書字反応を描画により代償するもの
自己修正 （SC：Self Correction）	自分で誤りに気づき自己修正するもの
回避 （AV：Avoidance）	失敗を予測してコミュニケーション場面を避けようとするもの

（綿森淑子・他，1990）

【表3】 関連要因[2]

言語の側面	認知・行為の側面
①聴覚的理解力 ②与えられた言語情報の記憶 ③口頭言語による伝達能力 ④書字能力 ⑤読みの能力	①情報処理の効率性 ②コミュニケーション手段の選択能力 ③状況文脈を利用する能力 ④ジェスチャーによる伝達能力 ⑤複数の行為を実行する能力 ⑥記憶からの想起 ⑦視空間情報の処理能力 ⑧数と計算の能力 ⑨日常遭遇する事柄についての知識 ⑩病識の有無

（綿森淑子・他，1990）

日常的なやりとりには大きな問題を感じさせない軽度患者までが対象となる．ストラテジーや代償手段の使用能力をはじめ，言語外の認知機能がコミュニケーションに及ぼしている影響も観察できることから，応用範囲は広い．また，職業復帰の検討にあたっては，コミュニケーション・レベルが一つの指標となろう[3]．失語症以外では，右半球損傷[4]，認知症[5]について詳しく検討されているほか，精神発達遅滞（成人），難聴，脳性麻痺患者のプロフィールが紹介されている[2]．

3. 対象となる症状

日常コミュニケーションの困難に関わる症状はすべて対象となる．詳細は，表3の関連要因に示されている．失語症患者の場合には，言語の理解・表出に関わる症状が主たる対象となる．右半球損傷患者の場合には，主として空間情報の操作，複数の刺激や複雑な情報の整理・統合に関わる症状が，認知症患者では，状況文脈[注1]の理解をはじめ，言語・認知機能に関わる様々な症状が対象となる．

注1）**状況文脈**：CADLでは，いくつかのコミュニケーション場面をシミュレーションする形で検査が進められる．このため，各下位検査で設定されている場面を理解し，そこで行われる通常のやりとりの流れについての知識を活用できると成功しやすい．例えば，「病院の受診」「買い物」などである．

症例1

慢性期重度ブローカ失語
60歳代，男性

1 | 言語検査

CADLプロフィールを図1に示す．

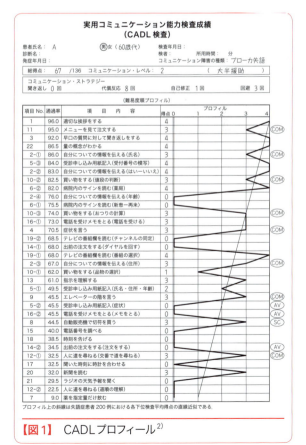

【図1】　CADLプロフィール[2]

2 | 所見（表4）

【表4】 検査結果と所見

	検査結果・観察されたこと	所見・対応すべきポイント
#1	理解面：設定されている場面を正しく理解し，反応を返した	①聴覚的理解力，読みの能力ともに，理解面は推測を含めれば良好である
#2	理解面：テレビ番組のチャンネルを聞かれて，番組の終了時間を答えた〔19-②〕	①細部の理解は困難で，推測の誤りによる誤反応がみられる
#3	表出面：口頭表出で成功したものはなかった	①口頭による伝達は困難である
#4	表出面：「〔9〕エレベーターの階を言う」「〔10-②③〕買い物をする（値段の判断・おつりの計算）」「〔11〕メニューを見て注文する」「〔12-①〕人に道を尋ねる」はジェスチャーで応答した	①ジェスチャーによる伝達が主である
#5	表出面：「〔2-①③〕自分についての情報を伝える（氏名・住所）」は書字で応答した	①書字能力にも低下があるが，氏名，住所，数字などは，部分的に有効な代償手段となっている
#6	観察されたこと：代償反応8回，自己修正1回，回避3回	①自分の能力を超えると判断した場合に，回避を用いて"できない"ことを明確に伝達することが可能である
#7	観察されたこと：日常場面では，自分から援助を求める行動がよくみられた	①他者からの援助も含め，どのようなコミュニケーション手段が適切かを総合的に判断し，効果的に活用できている

〔 〕内はCADLプロフィールの項目No.である

3 | 介入（表5）

【表5】 保たれている機能・問題点と介入方針・介入方法

保たれている機能・問題点	保たれている機能・問題点の根拠	介入方針と介入方法
言語機能面・実用コミュニケーション面：言語表出の困難が大きいが，発話への意欲が高い．またジェスチャーが有効に使用できている	#3-① #4-①	●ジェスチャーを手がかりに実用的な発話を引き出すことをねらう．効果的に表出されたジェスチャー表現を集め，そこに短い発話を付加していく ＊例えば，「はい」「違う」「できない」「どうぞ」などをジェスチャーに合わせて口頭表出の練習を行い，短い会話スキットや漫画の中での表出を促す
実用コミュニケーション面：細部になると早合点や勘違いが目立つ	#2-①	●理解があやふやな時に聞き返したり，提示された刺激を注意深く確認したりする習慣をつける．聞き返しや確認の必要性を本人と話し合い，理解してもらった上で，「もう一度」「違います」などを表現するジェスチャーを決める ＊聞き返しや確認が必要となる刺激（やや長い刺激・複雑な刺激）を提示し，聞き返しや確認のジェスチャーを表出してもらう
代償手段：伝達手段としてジェスチャーを主に用い，書字が部分的に有効であるが，より複雑な内容を伝達したいという希望がある	#4-① #5-①	●より複雑な内容を伝達するための代償手段として写真の活用を試みる ＊写真を選んできてもらい，その写真について話したい内容を家族も交えて聞き，短い文章にして書き添える．デイサービスに持参して活用してもらう

症例2

慢性期中〜軽度ウェルニッケ失語
60歳代，男性

1 │ 言語検査

CADLプロフィールを図2に示す．

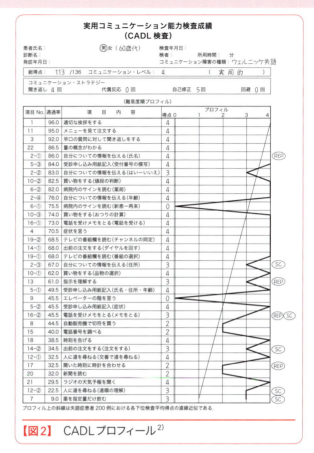

【図2】 CADLプロフィール[2]

2 │ 所見（表6）

【表6】 検査結果と所見

	検査結果・観察されたこと	所見・対応すべきポイント
#1	聴覚的理解：繰り返し聞き返すことによって対処できたが，「〔13〕指示を理解する（体を動かす指示）」「〔16-②〕電話を受けメモをとる」「〔17〕聞いた時刻に時計を合わせる」については，3回以上の聞き返しや，聞き返しても最終的にわからないことがあった．実生活（仕事上）でも，聞き返しの回数が多いこと，最終的に理解に至らない場合があることが問題となっている	①場面に応じた効率的な聞き返しの方法を検討し，活用できるようにする
#2	口頭言語による伝達能力：自己修正を含め実用的であった	①トラブルのないように適切に対処できている
#3	読み：総合的失語症検査において読解は100%の正答率であったが，CADLでは「〔6-①〕病院内のサインを読む」「〔9〕エレベーターの階を言う」といった課題でミスがあった．実用的な読みについては，早合点する傾向がある	①文・文章のみの刺激だけでなく，表や図，地図などを含む多様な刺激から，必要な情報を正しく読み取れるようにする
#4	複数の行為の課題：「〔7〕薬を指定量だけ飲む」「〔8〕自動販売機で切符を買う」「〔15〕電話番号を調べる」といった，複数の行為を順序立てて実行しなければならない課題には慎重に取り組んでいたが，手順に抜けがありスムーズに成功には至らなかった．目的に向けて，物事を順序立てて処理することが難しい	①順序立てて考えるプロセスを必要とする課題に取り組み，目的に応じて必要な情報を収集し，活用する能力を強化する
#5	仕事（自営業）：実生活では仕事に復帰しており，口頭での実務的なやりとりや挨拶状・その他の文書作成が必要で，ストレスが大きい	①実用コミュニケーションの改善を意識しつつ，より全体的な視点でも支援を行う

〔　〕内はCADLプロフィールの項目No.である

3 | 介入（表7）

【表7】 保たれている機能・問題点と介入方針・介入方法

保たれている機能・問題点	保たれている機能・問題点の根拠	介入方針と介入方法
3回以上の聞き返しや，聞き返しても最終的にわからないことがある	#1	●聞き返しの方法がいくつかあること（「もう一度」「書いてください」「初めの音は？」「数字を1つずつ」など）を確認し，どういった場面でどの方法がよいかを話し合う．次に場面を想定し，聞き返しが必要となる問いかけをして，適切な聞き返しの方法を使ってもらう．初めは，聞き返しの方法をリストした紙をみながら，次第にみないで行えるようにする ●聞き返し訓練の応用として，メモをとる，予定を聞いて表に書き込むなどの課題を行う
実用的な読みについては，早合点する傾向がある 目的に向けて，物事を順序立てて処理することが難しい	#3 #4	●実用的な課題として，「予算○○円で会社から近い場所で送別会を開く」「×時までに○○へ行く」などの目的を提示し，新聞や広告，地図，時刻表など，日常生活で用いられる素材から，目的にあった情報を取り出し，実行に移すためのメモを作成してもらう
実生活（特に仕事上）で，口頭での実務的なやりとりや挨拶状・その他の文書作成を行う必要があり，レベルの高いコミュニケーション能力が要求され，ストレスが多い	#5	●時季に応じて，年賀状や暑中見舞いなどを書く際の支援を行う ●心理社会的支援を含めたアプローチとして，仕事でのコミュニケーション状況について話をうかがい，良かった点や有効だった対処法を確認し，問題があれば新たな方法を一緒に考える

文献

1) Holland AL: Communicative Abilities in Daily Living. University Partk Press, Baltimore, 1980.
2) 綿森淑子・他：実用コミュニケーション能力検査―CADL検査―，医歯薬出版，1990．
3) 綿森淑子・他：実用コミュニケーション能力検査の開発と標準化．リハビリテーション医学，24(2)：103-112，1987．
4) 竹内愛子・他：右半球損傷者のコミュニケーション能力．音声言語医学，30：178-187，1989．
5) 綿森淑子・他：痴呆患者のコミュニケーション能力．リハビリテーション医学，26(1)：23-33，1989．

▎執筆：本多留美

第3節
標準抽象語理解力検査 (SCTAW)

第6章
検査の特性を活かす診かた

> **検査の特徴**
> - 軽い失語症における意味理解障害を検出する
> - 小児における発達障害に併存する言語性意味理解障害を予測する
> - 前頭葉機能障害，右半球のコミュニケーション障害における認知スタイルの特異性を描出できる

1. 検査の特徴

　標準抽象語理解力検査（The Standardized Comprehension Test of Abstract Words：SCTAW）は，通称エス・シー・タウと呼ばれ，抽象語に特化することで単語レベルの意味理解力を検出することを目的に標準化された検査である．抽象語は直接的な具象語とは異なり，語の概念的な共通特性を含む語と考えられ，SCTAWはこの共通特性をより多く含む絵を選択肢から選ぶ検査である．その選択肢の絵には，目標語のほかに，意味的関連語2語，音韻的類似語2語，無関連語1語を含む6つの絵が提示されている．そして，これらの6つの絵の中からポインティングにて目標語と考えられる絵を1枚選択することを求める平易な検査である．

　目標語の刺激提示には，聴覚的な提示と文字カードによる視覚的な提示の二通りがあり，提示モダリティ間による差を検出できるように工夫されている．SCTAWの課題数は標準化を行い選択された32課題と，それに臨床的に有効と考えられる13課題を加えた45課題から構成されている．したがって，施行すべき必要最低限の課題語数は32課題であり，32課題と45課題でそれぞれの基準値が示されている．SCTAWの対象年齢層は，小学1年生から70歳代である．各年齢に該当する健常児・者の基準値が示されており，年齢層を問わずに施行できる検査である．

　SCTAWは意味理解力を客観的に評価するためにすべての目標語に抽象語が用いられているため，具象語のように絵と目標語が直接的な関係にはないのが本検査の特徴である．したがって意味と目標語の間に存在する共通特性を読みとることが求められることから，誤って選択した絵の誤反応を分析することで症例の特徴となる独自の認知スタイル[注1]を予測することが可能である．また，SLTAなどでは検出できない認知心理学的な情報処理過程である認知システム（意味システム）[注2]へのアクセス障害を検出できる検査でもある．

2. 対象となる障害

　SCTAWの対象となる障害は，成人では失語症，劣位半球症状[注3]を含む高次脳

注1) **独自の認知スタイル**：ある認知課題の処理過程において多くの平均的な個人が示すであろう処理反応形式をとらずに，個体独自の反応処理形式を含む一つの逸脱の形式を指す．

注2) **認知システム（意味システム）**：二重経路モデルにおける語彙経路と非語彙経路のうち，語彙経路における意味処理過程を担うモジュールを指す．

注3) **劣位半球症状**：右半球のコミュニケーション障害を特徴とする症候で，優位半球症状に対比した言い方である．

機能障害，認知症，さらに小児では発達性ディスレクシア（Developmental Dyslexia：DD），特異的言語発達障害（Specific Language Impairment：SLI），自閉性障害（Autistic Spectrum Disorder：ASD）などである．

3. 対象となる症状

SCTAWは，失語症においては，例えば口頭命令で高得点を得るような軽度から中等度の失語症例に適した検査である．特に，SLTAの口頭命令や書字命令などの理解課題で天井効果が認められる症例において，軽度な意味理解障害を検出することが可能である．また，思考障害，思考の緩慢さ，固執傾向といった前頭葉機能障害や話のまとまりにくさや自己中心的な思考などの劣位半球症状，さらに初期の認知症に認められる独特な認知スタイルの特異性を描出することで障害を検出することが可能である．さらに，小児ではSLIに認められる言語性意味理解力の低下や，DDに併存する言語性意味理解障害[注4]などを予測することが可能である．また，ASDの周辺症状として捉えられる言語性意味理解力の障害を検出することも容易である．

注4）**言語性意味理解障害**：SLIとDDの対比として考えるとわかりやすい．SLIは語彙に関する意味理解力の低下が仮定されている．DDは語想起や音韻操作課題の困難に裏打ちされた音韻障害である．多くのDD例では両者の特徴が併存している可能性が高い．

4. 検査用紙とその解説

SCTAWの検査用紙は，検査結果（表1）を記入する表紙と，標準化によって選択した32課題（図1），標準化作業から外れたが臨床的に有用と考えられる13課題で構成された記録用紙で成り立っている．

①**32課題**：親切，主食，家事，事故，混雑，主張，競争，保存，疲労，無事，対立，幸福，固定，賛否，救助，知識，悲鳴，比較，労働，失敗，安全，好物，訪問，発育，協力，限界，興奮，技術，休息，飼育，秘密，栄養．

②**13課題**：分配，得意，興味，季節，回転，複雑，弁解，心配，最小，変化，広大，願望，実現．

【表1】 SCTAW検査結果（後述の症例）[1]

■正答数	32課題	45課題
聴覚—指さし	16	20
文字—指さし	17	27
復唱	32	45
音読	32	45

■誤反応パターン		32課題	45課題
意味的誤り	聴覚—指さし	11/16 (69%)	17/25 (68%)
	文字—指さし	7/15 (47%)	9/18 (50%)
音的誤り	聴覚—指さし	5/16 (31%)	11/25 (44%)
	文字—指さし	6/15 (40%)	7/18 (39%)
無関連な誤り	聴覚—指さし	0/ (%)	0/ (%)
	文字—指さし	0/ (%)	0/ (%)
無反応	聴覚—指さし	0/ (%)	0/ (%)
	文字—指さし	2/15 (%)	0/ (%)

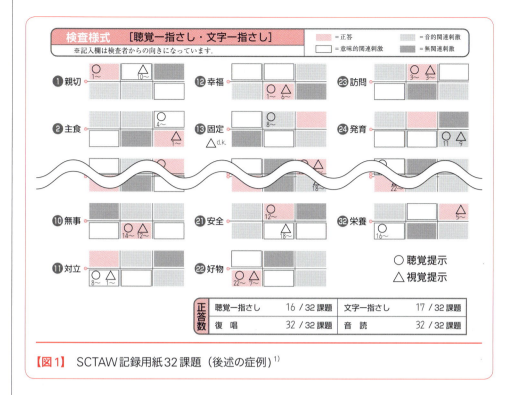

【図1】 SCTAW記録用紙32課題（後述の症例）[1]

　記録用紙には，音読による聴覚－指さしによる方法と，文字カードによる文字－指さしの2通りで記入することになる．どちらを先に行うかは被検者の障害構造によって異なる．通常は，SLTAなどの検査後に聴覚提示と文字提示のうちでより重篤なモダリティを先に行うことになる．例えば，漢字音読に障害を認める症例に聴覚提示を先に行うことは，続く漢字カードの視覚的提示に音韻的または，意味的な手がかりを与えている可能性があるため，結果として文字－指さしの成績を促進させることに注意が必要である．

　通常，記録用紙への記載は聴覚提示と文字提示の2種類の検査様式を記録することになる．記録用紙は検査様式ごとに分割されていないが，多様な症状に合わせて臨機応変に記録が可能になっている．したがって，検査様式ごとに個々に記録マークの形を変えたり，色を変えるなどの工夫が必要である．そのため，記録用紙に記号の意味を記載しておくことが重要である．反応時間の記載や反応時のコメントなどを記載しておくことも反応分析をする時に役立つ．

　記録用紙の表紙には介入例の検査結果をまとめてある．主に正答数をみることで障害の有無を鑑別することができる．マニュアルに記載されている対応する年齢群の平均から－1.5 SD以上の低下が認められればSCTAWを低下させる認知機能の障害が根底にあると考えられる．例えば，失語症患者ならば意味理解障害の存在を予見させ，認知心理学的な認知システムの水準に障害があることを仮定させる．

　一方で，劣位半球障害例などでは正答数のみでなく誤反応分析を行うことで，自己中心的や話のまとまりにくさなどの認知スタイルの特異性を見出すことが可能である．例えば，記録用紙の表紙（図1）にある介入例では，意味的誤りと音的誤りに誤反応出現が特徴的に認められる（詳細は「症例」参照）．

症例

前頭葉機能障害
40歳代，女性

- 平成×年，脳外傷にて急性硬膜下血腫のため某院入院．2年後に記憶障害を主訴とした再検査のため本院を受診した．

　症例自身には病識がなく，何に対しても「問題はありません」と話し，検査後には「難しかった」「できない」という認識をもつものの，次の来院時には忘れている．できないことへの認識はなく，検査の記憶もないなど，記憶障害が認められた．また，日常の薬の服薬や次回の約束も忘れてしまい，麻痺などの身体的な制限はないが，生活に見守りが必要な状況である．自発的に動くことは少なく，食事も用意されないと食べない．また，外出せずに自宅にこもるなど自発性と活動性の低下が著しい．全体的に反応が遅く，会話は冗長であり，言いたいことがうまくいえず，訂正を繰り返したり，保続を多く認めた．易疲労性もあり，記憶障害とともに前頭葉機能障害も疑われた症例である．

　本例の基本的な認知検査の結果と所見を**表2**に示した．

　また，SCTAWの結果では視覚提示，聴覚提示ともに年齢平均の−2SD以下の値を示しており，何らかの認知機能の低下を予見させる．視覚提示，聴覚提示で差異は認められず，誤反応分析をみると明らかに意味的誤りが最大で69％認めるものの音的誤りも多いことがわかる．しかし，検査場面では音的誤りを示した反応も「失敗ってこんな感じ…」と考えながら指すことが多く，復唱も音読も確実であり，失語症をみとめないことから音的に誤って選択したというより独自の意味解釈をし，答えを選択していることがわかる．さらに何度も同じ考えを述べ，なかなか一度思いついた

【表2】 認知検査の結果と所見

検査名	検査結果	所見
RCPM	32/36（所要時間15分）	知的機能の問題はない
FAB	13/18	類似性，語の流暢性抑制課題で低下を認める
TMT-A	4分24秒（TMT-B　思考が混乱し途中で中止）	持続性あるいは選択性注意障害を認める
SLTA	聴く：口頭命令に従う8/10，呼称：20/20 読む：書字命令に従う10/10	失語症は認めない
ROCFT模写	模写：36/36，直後再生：15/36， 遅延再生：20/36	記憶処理過程に低下を認める
AVLT	1-2-2-2-5，遅延：1/15，再認：2/15	記憶処理過程に低下を認める
SCTAW	聴覚提示：20/45，視覚提示：27/45	年齢平均の−2SD以下の値を示し，何らかの認知機能の低下を予見させる
	誤反応パターン 　意味的誤り：聴覚—指さし　11/16（69％） 　　　　　　　文字—指さし　　7/15（47％） 　音的誤り　：聴覚—指さし　　5/16（31％） 　　　　　　　文字—指さし　　6/15（47％） ・聴覚提示，文字提示ともに意味的誤りが多い ・正答の中には15秒以上経過したものが多い	・音的誤りを示した反応も「失敗ってこんな感じ…」と考えながら指すことが多く，音的に誤ったというよりは，独自の意味的判断基準にて絵を選択 ・思考の緩慢さ
	復唱：45/45，音読：45/45，復唱と音読が確実	独自の意味的判断基準に偏りがちである

思考パターンから離れられず自己修正をくり返し，思考がまとまらない様子も観察された．全体的に即答する課題は少なく，答えの選択にも時間がかかり，思考の緩慢さもうかがえる．SCTAWの施行結果と反応過程の分析から独自の意味的判断基準で考える傾向が強く，思いこみが激しいこと，柔軟な思考が困難で自身の考えに固執し，さらに思考のまとまりのなさ（収束的思考）や緩慢さが問題として浮かび上がった．様々な認知検査の結果とSCTAWの結果をうけ，思考面の影響を最小限にするために，薬カレンダーの導入やメモリーノート支援方針の決定の際のやりとりの時に選択肢を提示し，どちらの選択肢を選ぶとどういう可能性があるかを言語化して伝え，選んでもらったその過程をメモリーノートに残して後日確認する際に使用するようにした．また，会話の中で流れの確認は丁寧に行った．このようにSCTAWを使用することで，認知スタイルの特性を捉えることができ，記憶障害のメモリーノート導入においても工夫につながったと考えられる．

次に読むとよいお勧めの文献
- 金子真人：右半球コミュニケーション障害．リハビリテーション評価；高次脳機能障害マエストロシリーズ③（鈴木孝治・他編），医歯薬出版，2006．
- 竹内愛子：右脳損傷によるコミュニケーション障害．新編言語治療マニュアル（伊藤元信，笹沼澄子編），医歯薬出版，2002．
- 金子真人，春原則子：4―検査の認知神経心理学的解釈―．ことばと心の発達と障害（宇野　彰編），永井書店，2007．

文献
1) 春原則子，金子真人：標準抽象語理解力検査（宇野　彰監修），インテルナ出版，2002．

執筆：金子真人

第6章 検査の特性を活かす診かた

第4節
文構成テスト

> **検査の特徴**
> - 自然な会話場面での話しことばの特徴を備えた文発話を引き出す
> - 量的質的に，かつ簡便に評価する検査法

1. 検査の特徴

　失語症患者の自発話能力は標準失語症検査の成績と一致しない場合が少なくない．ブローカ失語は失語症検査結果から期待されるよりは自発話に乏しく，短い受け応えにとどまりがちであり，逆に，ウェルニッケ失語は発話による伝達力に比べて言語成績が不良なことが多い．これらは臨床上，よく観察される事実である．それと同時に，言語聴覚療法の最終的な目標が言語検査得点の改善ではなく，自発話能力の改善にあるとすれば，このような発話能力を評価し，介入の手がかりを与えてくれる検査法が必要である．

　標準失語症検査の発話課題では，絵や文字，音声といった刺激によって引き出される収束的言語能力が主に評価されている．しかし，言語行動は収束的意味と拡散的意味の連続体で構成されており，自発話の産生には拡散的思考が不可欠である[1]．つまり，語彙や文法知識により文を構成するに先だって，自分の関心やニーズに応じて，相手に伝えたいメッセージを命題として創り出す過程が不可欠である．言語・コミュニケーション障害を評価する場合にはこうしたレベルも検討に加える必要がある．

　さらに，自然な会話場面における発話には，情報の核である命題部分だけでなく，モダリティと呼ばれる，話者の心的態度を表す部分の産生もまた不可欠であり，日本語では多彩な文末表現として現れる．文構成テストは，こうした個人性・相互性・機能性をもった発話を被検者から引き出し，その特徴を量的質的に評価しようとする検査法である．

2. 対象となる障害

　主たる対象は脳卒中後の成人の失語症であるが，右半球損傷によるコミュニケーション障害や脳外傷例，MCIなど，様々な高次脳機能障害による言語・コミュニケーション障害をもつ症例あるいは疑われる症例についても対象とすることができる．特に，包括的言語検査では捉えにくい軽度障害の検出に有効である．一方，文発話産生能力を測定する性質上，単語レベルの発話にとどまる重度症例は対象外となる．

　年齢面では標準化の過程で20～70歳代前半までを対象としており，小児や70歳代後半以降の症例については含めていない．そのため，実際には実施可能で

あるが，意義づけには一定の制限がある．

3．対象となる症状

本検査ではメッセージ形成・語彙選択・文体企画という個人内の言語学的操作能力が健常レベルからどの程度離れているかを把握できるだけでなく，相手の存在をもとにコミュニケーションを規制し構成する要素，発話行為の抑制と抑制解除，これら並列的作用に対する注意配分など，注意力や遂行機能能力に関わる側面[2]も，視野に入れて解釈すべきことが示唆されている．そのため，語彙・統語・語用の障害を呈する症状であれば，広く評価可能である．

4．検査の構成

本検査では，拡散的言語能力訓練法として古くから用いられてきた「2つの語から文章を作る」課題形式[1,3]を採用している．検査語の選択とその組み合わせに際しては，被検者の自発話生成努力—自分で伝えたいメッセージの内容を決め，その発話意図に合致した語彙と文型を選択し，実際に話す一連の言語心理学的営み—が徐々に増すように，対語間の意味的関連度を4段階に操作して選択されている．

1────検査語と反応例

レベル1：格助詞を挿入して文形式を整える，名詞と動詞の組み合わせ，9組18語．

　例）[りんご・切る]→「りんごを切る」

レベル2：日常的な場面を想起しやすく，文型も短い文で表現できる，主として名詞と動詞の組み合わせ，8組16語．

　例）[コーヒー・眠れない]→「コーヒーを飲むと眠れない」

レベル3：多様な関連事象を想起し，語彙を取捨選択して，より複雑な文型を用いる可能性のある，名詞と形容詞や動詞との組合せ，8組16語．

　例）[雨・干上がった]→「雨が降らないので，ダムが干上がった」

レベル4：叙述文だけでなく，条件文や会話文など文法的にも機能的にも多様な文を産生する可能性のある，名詞と副詞や接続詞の組合せ，8組16語．

　例）[服・せっかく]→「せっかく服を着たのに，どうして汚くしてしまったの？」

これら計33組66語（**表1**）は，比較的高親密度の語彙であり，頻度はばらつきが大きいものの[4,5]，親密度・頻度とも，4つのレベルの成績に影響を与えないことが確認されている[6]．

2────検査道具

検査語は1つずつ，横5cm×縦9cmの白紙上に黒で縦書き（漢字＋ふりがな）された文字カードとして提示される．記録用紙（表1）と所要時間を測定するためのストップウォッチ，録音機を用意する．

3────施行法

レベル1を開始するに当たり，「この2つの言葉をつなげて文にして下さい」と言いながら，被検者の眼前の机上に対の文字カードを横並べにして提示する．レベ

【表1】 文構成テスト記録用紙（後述の症例の検査結果）[6]

		反 応	正答	意味	統語	他	無答
レベル1	① 頭・洗う	頭を洗う	○				
	② 日・暮れる	日が暮れる	○				
	③ 校庭・遊ぶ	校庭を遊ぶ			○		
	④ りんご・切る	りんごを切る	○				
	⑤ 布団・寝る	布団で寝る	○				
	⑥ 飛行機・乗る	飛行機を乗る			○		
	⑦ バス・降りる	バスを降りる	○				
	⑧ 川・落ちる	川φ落ちる			○		
	⑨ 卵・割れる	卵を割れる			○		
		小計	5	0	4	0	0
レベル2	① お父さん・子ども	子どもがいるお父さん		○欠			
	② コーヒー・眠れない	コーヒーで眠れない		○欠			
	③ デパート・食べる	デパートの食事を食べる				○助	
	④ 男の人・噛まれる	男の人がにゃんこに噛まれる	○				
	⑤ 古い・剥がす	古いは剥がすsc古い方を剥がす		○欠			
	⑥ ポケット・落とす	ポケットが落とす				○	
	⑦ 石炭・走る	石炭で蒸気機関車は走る	○				
	⑧ ごみ箱・たかる	ごみ箱ではたかる			○		
		小計	2	3	1	2	0
レベル3	① 鉛筆・幼い	幼い子の鉛筆使いはつたない	○				
	② トンボ・懐かしい	懐かしいトンボが姿を見たsc昔懐かしいトンボを見た	○				
	③ 鉄道・雪	鉄道を雪で妨げる			○		
	④ 海・高い	高い海にsc海に波が高い				○助	
	⑤ 運転・見る	運転を見ることは仕事にしていますsc運転を見る仕事をしています		○欠			
	⑥ 木・潰れた	潰れた木の中はどうなっているのでしょう		○錯			
	⑦ 雨・干上がった	干上がった雨はどこゆった（どこ行った）のでしょう				○	
	⑧ 風・役立つ	風は風力発電で役立つ	○				
		小計	3	2	1	2	0
レベル4	① 本・なぜ	本はなぜ役に立つんでしょう		○欠			
	② 12時・元気	12時に元気になれないといけない		○欠			
	③ 服・せっかく	せっかく服を着たのに，どうして汚くしてしまったの	○				
	④ 秋・どこ	どこに秋の世界がsc秋の世界がどちらか（どちらか―どこか）に来ているよ		○錯			
	⑤ 階段・ならば	階段ならぶscならぼ（ならば）行ってみよう	○				
	⑥ 学校・そして	学校にそして来た				○	
	⑦ 一つ・けれど	一つだけれども2つ				○	
	⑧ 不注意・あるいは	あるいは不注意で，とまりたかったなあ				○	
		小計	2	3	0	3	
		合計	12	8	6	7	0

合計得点	12点
所要時間	34分

＊参考資料　健常群

合計得点	26～33点	平均30.4±1.5点
所要時間	6～23分	平均11.5±4.0分

ル2以降は「どちらの言葉を先にしてもかまいませんから，自由に考えて文を作って言って下さい」と指示し，反応を待つ．

正常な発話には内容や形式の正確さだけでなく，適切な時間で話すことも重要である．そのため，制限時間は設けず，検査開始から終了までに要した時間を計測する．

4 ── 採点法

日本語会話では必ずしも文法的に整った発話ばかりでなく，主語や格助詞の省略，言いさしも少なくない．そのため，項目ごとの健常群の反応を基準に正答の範囲を

【表2】 誤反応タイプ別頻度表（後述の症例の検査結果）[6]

レベル	意味的誤り			統語的誤り			その他の誤り			無反応
	錯語	必須語略	前提略	助詞	文末表現	配列	未完成	保続	その他	
1				4						
2		3		1					2	
3	1	1		1					2	
4	1	2							3	

【表3】 質的分析のめやす（後述の症例の検査結果）

		正答文における			複文のタイプ（✓で表示）				使用文型（自由記載）
		付加文節数	論理表現数	モダリティ数	並列節	連体節	名詞節	副詞節	
レベル2	①								
	②								
	③								
	④	1	0	0					
	⑤								
	⑥								
	⑦	1	0	0					
	⑧								
	平均	2／2	0／2	0／2					
レベル3	①	3	0	0					
	②	2	1	0					論理（た）
	③								
	④								
	⑤								
	⑥								
	⑦								
	⑧	1	0	0					
	平均	6／3	1／3	0／3					
レベル4	①								
	②								
	③	3	2	2				✓	論理（た，た）・モダリティ（てしまう，の？）
	④								
	⑤	1	0	1					モダリティ（てみよう）
	⑥								
	⑦								
	⑧								
	平均	4／2	2／2	3／2					

レベル	平均		
	付加文節数	論理表現数	モダリティ数
2	1.0	0	0
3	2.0	0.3	0
4	2.0	1	1.5

＊参考資料

レベル	健常群平均		
	付加文節数	論理表現数	モダリティ数
2	1.2	0.2	0
3	2.4	0.5	0.1
4	3.2	0.8	0.7

定め，正答であれば1点を与える．満点は33点である．詳細は高橋ら（2013）[6]を参照のこと．

5 ── 文構成テスト記録用紙（表1）

記録用紙左欄にはレベル1の第1項目から始まって，レベル4の第8項目までの33項目の刺激語対が表記されており，項目ごとに発話された文をそのまま反応欄に記録していく．施行の順序は記録用紙に従う．レベル1は同じ助詞が続かない

ように配列されているが，レベル2以降は失語群の項目別正答者率の降順に沿って並べられている．自発的な言い直しはscとマークして記録し，それを採点対象とする．

終了後，正誤の判定を行い，表1の最下段左側の欄に合計得点と所要時間を記入する．同右側の参考資料欄には健常群の合計得点と所要時間の範囲，平均正答数と平均所要時間および各標準偏差値が記載されている．これらの数値の比較により，被検者の自発話能力の水準および発話の効率性を評価することができる．

誤反応については意味的誤り（意味性錯語，必須語省略，前提情報省略），統語的誤り（助詞の誤用・省略，文末表現の誤り，配列の誤り），その他の誤り〔未完成，保続，その他（複数の誤反応タイプの重複，刺激語の一方使用など）〕，無反応（しばらく待っても応答がない場合，刺激語を羅列的に音読するのみ）の4タイプに分け，表1右列の各項目該当欄にチェックを入れ，レベルごとに個数を集計する．

誤反応タイプ別頻度表（**表2**）を利用して，誤り方の特徴をより詳細にみていくことができる．失語群では，失語症タイプそれぞれに特徴的な誤り（健忘型－意味的誤り，ブローカ型－無反応と統語的誤り，ウェルニッケ型－その他の誤り，交叉型－統語的誤り）がみられるが，個々の症例が抱える問題は必ずしもその失語症タイプと同じではない．右半球損傷では，刺激語の一方だけで文を作ったり，刺激語からの連想による冗漫な文をとりとめなく話す例も少なくない．認知症が疑われる例では，命題形成困難により，レベル3～4で無反応や保続的表現が多く出現する傾向がある．このように，各誤反応タイプを細分類して集計することで自発話を阻害している質的な問題を抽出することができる．

しかし，問題点の評価・解釈の際には，「3．対象となる症状」で述べたように，言語学的操作の側面だけでなく，コミュニケーションを規制し構成する諸要素も視野に入れることが肝要である．例えば，必須語省略は健常者でも比較的多い誤りであり，喚語困難だけの要因でなく，相手に正確に話が伝わるためにはどんな情報が必要かという談話規則を考慮していない場合にも起こりうる．文末表現を誤りやすい場合は形態を産生できない場合もあれば，記銘力低下による場合も考えられる．

さらに，詳細に情報を得たい場合には，「質的分析のめやす」（**表3**）を用いる．本検査で引き出される反応は比較的限定されているため，レベル2以降の各反応についてその文法的構造を分析する（**表4**）ことで，発話の機能的特徴を概観するのである．その手順は，各正答文につき，ⅰ）話された文の長さの指標として，命題部分の刺激語以外に付加された文節の数を計測する〈［付加文節数］欄に記入〉，ⅱ）命題以外の部分，つまり，論理表現（態や時制，アスペクトなど）とモダリ

【表4】 症例の反応の分析例

例）レベル4－③［服・せっかく］→ 「せっかく／服を／着たのに／どうして／汚くしてしまったの？」
ⅰ）付加文節数：3（「着たのに，どうして，汚くしてしまった」）
ⅱ）論理表現：2（た＜過去時制＞，た＜過去時制＞） 　　モダリティ・待遇表現：2（てしまう＜情意表出＞，の？＜疑問＞，）
ⅲ）文型：副詞節複文，情意表出文，疑問文

ティ・待遇表現（希望，命令など）の個数を計測する〈［論理表現数］［モダリティ数］欄にそれぞれ記入〉，ⅲ）使用された文型の種類を確認する〈〔複文のタイプ〕［使用文型（自由記載）］欄に記入〉．Ⅳ）付加文節数と論理表現数，モダリティ表現数については，それぞれレベルごとの和と正答文数を［平均］欄に記入し，割り出した平均値を表3の最下段左側の各欄に記入する．同右側の参考資料に健常群の各平均値が掲載されている．健常群ではレベルが進むにつれて文が長くなり（実際の発話は刺激語2語が加わるため，レベル2は平均3.2文節文，レベル3は4.4文節文，レベル4は5.2文節文となる），論理・モダリティ表現はほぼ必ず産生されることがわかる．これらの数値と比較することで，被検者の発話の特徴が捉えられる．

症例

50歳代，男性

■自営業で右利き・左中大脳動脈領域（第2・第3前頭回）脳塞栓により右片麻痺と重度失語症を発症．発症後2か月で中等度非流暢型失語症に改善．会話理解に困難はなかったが，自己修正の多い，短い努力性発話が特徴的であった．

1 │ 検査結果（表5）

【表5】 症例の検査結果と所見

検査名	検査結果	所見
発語器官・構音検査	Oral diadochokinesis（5秒間）： ／pataka／12回，／papepo／／tateto／4回 誤構音の傾向：／o／⇔[a]，／i／⇔[e][a]	子音に比べ，母音構音に困難が強い症状 母音に生じた発語失行
SLTA	口頭・書字命令に従う：6/10・9/10 呼称：11/20，動作説明：7/10，語列挙：1語 漫画説明：段階2，母音の歪み（＋） 仮名単語書字：1/5，一文字書取：3/10	収束的喚語力に比べ，拡散的喚語力により低下が疑われる 仮名書字力低下
文構成テスト	正答12点，所要時間34点	中度群成績（11.7点±3.2）(A) に合致
	誤反応の内訳 ・意味的誤り8（必須語省略6，錯語2） ・統語的誤り6（助詞誤用が主） ・その他の誤り7（統語的・意味的誤りの重複）	語想起力不足ないし必須情報選定力の不足 (B) 格助詞の混乱が明らか (C)
	文構造 ・レベル2～4の平均付加文節数：1.0・2.0・2.0 ・複文の種類：副詞節1 ・モダリティ・待遇表現：レベル4で平均1.5	長く，複雑な文を作る力はまだ弱い (D) が，話者の心的態度表現力は比較的良好

2 │ 検査から検出された問題点に対する介入法

構音・音韻面：発語器官・構音検査により，母音に歪みや置換が生じる特異な発語失行の随伴が確認された．本症状は発話全体の明瞭度を低下させると同時に，言い直しの頻発を招いてもいた．そのため，発語器官運動訓練，母音・半母音中心の構音訓練を行い，音韻強化のため仮名書字訓練

も合わせて行った．

語彙面：SLTAにより喚語力（特に拡散的）の不十分さが窺えたが，文構成テストでも必須語省略の誤りが多く，語想起力全般の不足ないし必須関連情報の想起・選択が不十分なことが示唆された（B）．そのため，呼称や語列挙課題，語の補充による文章作成課題などを行った．

統語・文構成面：文構成テストにより格助詞の混乱（C）と文構成力低下が明らかであったが，誤答の中には連体節複文（レベル3－⑤）も作られている（D）ことから，統語面は改善過程にあると推測された．そのため，格助詞挿入課題から開始し，3～5語での様々な難易度の文構成・文章産生課題を行うとともに，語彙力改善の後には4コマ漫画説明課題やその再話課題も行うこととした．

なお，文構成テストの失語重症度別平均得点（A）については高橋ら（2013）[6]を参照．

> **次に読むとよいお勧めの文献**
> 高橋真知子・他：臨床自発話能力評価法―文構成テストマニュアル，千葉テストセンター，2013．

文献
1) Chapey R：拡散的意味産生行動に基づく言語治療．失語症言語治療の理論と実際（横山　巌・河内十郎監訳），創造出版，1984，pp163-176．
2) Levelt WJM：Speaking- from intention to speech. MIT Press, Cambridge, 1993.
3) Huntley RA, Rothi LJG：Treatment of verbal akinesia in a case of transcortical motor aphasia. *Aphasiology*, **2**（1）：55-88, 1988.
4) 天野成昭，近藤公久：日本語の語彙特性　第1巻単語頻度，三省堂，1999．
5) 天野成昭，近藤公久：日本語の語彙特性　第7巻単語新密度，三省堂，2000．
6) 高橋真知子・他：臨床自発話能力評価法―文構成テストマニュアル，千葉テストセンター，2013．

▎執筆：高橋真知子

第7章

談話分析の特性を
活かす診かた

第7章 談話分析の特性を活かす診かた

第1節
談話分析と言語臨床

　談話（discourse）とは，文よりも大きな意味の単位であり，複数の文から成り立っている．談話分析は社会学や言語学を中心に発達した研究分野だが，言語臨床ではまず失語症に用いられ，その後，脳外傷のコミュニケーション障害の分析に用いられるようになった．談話分析にはmicrolinguistic discourse analysisとmacrolinguistic discourse analysisがある[1]．microlinguistic discourse analysisとは語レベル，文レベルでの分析であり，例えば音韻，語彙，統語の分析を行う．macrolinguistic discourse analysisとは文と文との間の関係や，テキスト全体の分析であり，例えば結束性や物語構造の分析を行う[1]．

　談話分析が患者のコミュニケーションの問題を把握するための有用なツールだという認識はあっても，談話分析は分析に時間を要するため，臨床の現場では敬遠されることもある．また談話分析を臨床で用いてみたいと思っても，どのような手順で行うとよいのか概説した文献がほとんどないため，独学しにくいという問題もあった．談話分析の適応となる障害は，失語症，非失語性の言語障害など，すべてのコミュニケーション障害である．本章では言語臨床に役立つと考えられる談話分析のいくつかを紹介したい．また本書には本章以外にも談話分析について触れた節があるのであわせて参考にしてほしい．本書をきっかけにより詳しく談話分析について研鑽したいという読者は後述する成書を参考にしてほしい．

1. 談話の種類と課題の選択（表1）

　1人の人が語る談話（ナラティブ）と，2人以上が参加者となる会話がある．どのような課題を実施するかは，どのような問題点を抽出したいかによる．例えば，4コマ漫画を用いた課題を行うことで，「ユーモアの理解（オチの理解）」ができているのか，また漫画の筋を適切に表現できるのか評価することができる．4コマ漫

【表1】 談話の種類と課題

発話者	談話の種類	課題
1人 ナラティブ（語り）	物語談話	情景画
		4コマ漫画
		昔話
		自分史
	手続き談話	手順の説明
2人以上 話し手と聞き手	会話	会話
		相手に依頼する
		手順の説明を相手にする
	電話での会話	電話で情報を収集する

画を用いた臨床研究には種村ら[2]があり，脳外傷患者の言語障害を詳細に検討している（110頁参照）．また「脳外傷談話機能検査（試案）」（114頁参照）は，脳外傷患者を対象として開発されたが，その他の障害にも適応できる．

2. 談話分析で用いられる主な基礎用語とその意味

本節では，談話分析を用いた臨床研究の文献を読み解き，それを活用するために役立つと思われる基礎用語とその意味を概説する．ただし，研究者により定義が異なる場合もあるので，それぞれの文献を読む時にその研究者の定義を確認してほしい．

- **テキスト（text）**：書き起こされた会話資料や書かれた文章のこと[3]．
- **協調の原則（cooperative principle）**：言語学者 Grice（1975）は，会話のやりとりは協調的作業であり，会話の各参加者が遵守するように期待されている原則があるとし，これを協調の原則と呼んだ[4]．
- **Griceの格率（会話公準, maxims）**：Grice（1975）は4つの格率を提案した（表2）．

　言語臨床ではGriceの格率に関連する問題点が散見される．例えば，患者Aさんが「明日映画に行かない？」と聞いたところ，患者Bさんは「明日病院に行くんだ」と答えたとする．Aさんは関係の格率に基づき，「明日Bさんは通院日なので，自分と一緒に映画に行けない」と推測するはずである．しかしAさんに談話の障害があり，この格率に基づく解釈ができない場合には，Bさんが映画に一緒に行けない理由を推測できず，「ふーん．で，明日映画に行かない？」とAさんは繰り返しBさんを誘うだろう．

　別の例を挙げる．患者Cさんが患者Dさんに「今いくらもっている？」と聞いたとする．Dさんはお財布の中に1,000円入れていたが，手にはもっていないので「もってないよ」と答えた．話し手の発話（この場合はDさんの発話）が格率に基づき解釈できない場合には，Dさんは会話に協力的でない（会話の協調の原則に反する）とみなされるか，冗談をいったとみなされる．

　このように言外の意味を理解できない，言葉を字義通りに解釈するので話がかみ合わない，といった相談を家族から受けることがある．患者自身は過ちをおかしているという自覚をもちにくい症状のため，日常生活での問題点を把握するためには家族や支援者から情報収集する必要がある．Griceの格率に基づく評価，介入は海外では数多く実施されているので参考にできる（「次に読むとよいお勧めの文献」参照）．

- **命題（proposition）**：談話分析の

【表2】 Griceの4つの格率[4]

I　量の格率（Maxims of quantity）	
a.	要求されている情報量の貢献をせよ
b.	要求されている以上の貢献をするな
II　質の格率（Maxims of quality）	
a.	偽と信じていることをいうな
b.	十分な証拠なきことをいうな
III　関係の格率（Maxims of relation）	
	関係のあることをいえ
IV　様態の格率（Maxims of manner）	
a.	不明瞭な表現を避けよ
b.	曖昧さを避けよ
c.	簡潔に述べよ
d.	順序立てて述べよ

（西山佑司, 1999）

分析単位．文の意味的な単位．「第7章第2節」参照．
- **C-unit**：談話分析の分析単位．「第7章第2節」参照．
- **T-unit**：談話分析の分析単位．独立節とその従属節[5]．「第7章第2節」参照．
- **話者交替（順番取り，turn-taking）**：一度に1人が話すこと，また話し手の交代が何度も起こることを指す．
- **隣接ペア（隣接対，応答ペア）（adjacency pair）**：隣接ペアの特徴は以下の通りである．

    ①隣り合っていること．

    ②異なった話者によって発せられること．

    ③「第1の発話（first part）」の次に「第2の発話（second part）」がくるという順序があること．

    ④第1の発話が特定の第2の発話を要求するという意味で型にはまっている（typed）こと．例えば，「申し出」は「受容」か「拒否」，「挨拶」は「挨拶」を要求すること[6,7]．

    廣實[8]は，高次脳機能障害の基礎知識とコミュニケーション・スキルの講義を実施し，講義前後の会話の能力の改善について検討するために，講義前後にPTとOTの学生が当事者と行った会話を分析した．その結果，講義前は「質問・応答」の割合が高かったが，講義後では隣接ペアの種類が増えていることがわかった．

- **会話の開始（opening section）と終結（closing section）**：典型的な例として電話の会話が挙げられる．会話の開始部と終結部の間を**中心部**と呼ぶ．電話の開始部と終結部には，「応答・応答」「挨拶・挨拶」「感謝・感謝回避」「謝罪・謝罪回避」などの隣接ペアが多くみられる[9]．
- **大局的一貫性**：文章全体の意味のつながり．因果関係，類似関係，時空関係，論証関係がある[10]．
- **局所的一貫性**：文と文の間のつながり．接続語，代名詞，語の言い換え，語の反復．結束性のこと[10]．
- **結束性（cohesion）**：様々な言語手段を使った談話の言語的つながり[11]．詳しくは「第7章第2節」参照．
- **一貫性（coherence；整合性）**：談話の意味的つながり[11]．詳しくは「第7章第2節」参照．
- **修復**：言葉が聞きとれなかった，理解できなかった，などというトラブルが起きた時に，会話が中断しないような対応策をとることを修復という．
- **あいづち**：聞き手が送る短い表現．「うん」「ふうん」「なるほど」などの言語を用いたあいづちと，頭を縦に振る，あるいは横に振るという非言語的なあいづちがある．あいづちは会話の促進に役立ち，「続けてというシグナル」「内容理解を示す」「話し手の判断を支持する」「相手の意見，考え方に賛成の意思表示をする」「感情を強く出す」「情報の追加，訂正，要求をする」表現として，重要な機能を担う[12,13]．

    メイナード[12]は，日本語会話と米語会話でのあいづちの頻度を比較し，日本

語会話では，米語会話の2倍という頻度であいづちを送っていたと報告している．喚語困難があると，グループでの会話に消極的になる患者がいる．そのような場合にも，日本語会話ではあいづちをうつことが会話への参加の一つの形であることを患者に説明することは重要なのではないか．

発動性の低下により，発話数が減少している高次脳機能障害患者でも，あいづちを計測し対話数という視点に立つと，必ずしも会話への参加は低下していない場合がある（自験例）．言語臨床では，分析の目的に応じて，発話数を計測するのか，ビデオ録画をすることにより，非言語性のあいづちも計測するのか，分析対象を明確にする必要がある．

■ **フィラー（fillers）**：「あのー」「えーと」など．フィラーを分析データから削除しても内容に関係しない．そのため結束性，一貫性の分析では分析対象とされない（「第7章第2節」参照）．

一方，フィラーには発話権保持の役割，注意喚起の役割，時間稼ぎの役割，発話権譲渡の手助けをする役割，心的態度を表現する役割がある[4]．

フィラーは，喚語困難がある患者に頻出する傾向がある．介入の立場からは，適度にフィラーを挟むことによって，処理速度の低下を補うことに用いることが可能であろう．健常者でも時間稼ぎには5拍以上相当のフィラーの連続を用いる（例：ナンテユーンデスカネ，ンー）[4]．

日本語教育の教科書でも，会話の開始部では「あのー」と相手に話しかける方法が紹介されている．

次に読むとよいお勧めの文献
- ■ 社会学的な観点から会話分析を学ぶために：
  好井 裕明・他編：会話分析への招待，世界思想社，1999．
- ■ 言語学的な観点から会話分析を学ぶために：
  メイナードK 泉子：会話分析，くろしお出版，1993．
- ■ 言語臨床の観点から談話分析を学ぶために：
  McDonald S, et al. eds.: Social and communication disorders following traumatic brain injury 2nd ed., Psychology Press. London. 2014.

文献

1) Togher L, et al: Social and communication disorders following traumatic brain injury 2nd ed, McDonald S, et al (eds), Psychology Press, London, 2014, pp1-25.
2) 種村 純・椿原彰夫：外傷性後の認知コミュニケーション障害．リハビリテーション医学，**43**：110-119，2006．
3) 砂川有里子：文法と談話の接点，くろしお出版，2005．
4) 西山佑司：語用論の基礎概念．談話と文脈（田窪行則・他），岩波書店，1999，pp93-98．
5) Hunt KW: Grammatical Structures Written at Three Grade Levels, 1965, pp36-37.
6) Shegloff EA, Sacks H: Opening up closings. *Semiotica*, **8**, 289-327, 1973.
7) ザトラウスキー ポリー：日本語の談話の構造分析－勧誘のストラテジーの考察－，黒潮出版，1993．
8) 廣實真弓：高次脳機能障害とコミュニケーション・スキルの基礎知識が対話者のコミュニケーションに与える影響－会話分析を用いた検討－，第35回日本コミュニケーション障害学会，2009．
9) 山根智恵：日本語の談話におけるフィラー，くろしお出版，2002．
10) 藤田郁代：第13章脳外傷 2コミュニケーション障害．高次脳機能障害学 第2版（藤田

郁代・阿部晶子編), 医学書院, 2015, pp252-260.
11) 亀山　恵：談話分析：整合性と結束性 談話と文脈（田窪行則・他）, 岩波書店, 1999, pp1-54.
12) メイナードK　泉子：会話分析, くろしお出版, 1993.
13) 堀口純子：日本語教育と会話分析, くろしお出版, 1997.

▌執筆：廣實真弓

第2節
談話分析で一貫性（整合性）を診る

第7章 談話分析の特性を活かす診かた

1. 一貫性・結束性とは

　一貫性・結束性とは，情景画や続き絵の発話，物語，手続き説明，会話といった「文以上の言語単位」をいうが，「意味的な単位」でもある．一つひとつの文が正しく発話されたとしても，前後の文のつながりや全体としてのまとまりがないと，メッセージとしてまとまった意味を伝えることはできない．

　例えば，「太郎は車を買った．花子は海に行った．コーヒーはおいしかった」この3つの文は一つひとつの文としては正しいが，全体としてはバラバラで何を伝えたいのかはよくわからない．理解するにはそれぞれの文を結びつけるために推測が必要である．しかし，下記のように文を変えると，すぐに理解できる．

　「太郎は車を買った．車で花子と海に行った．海で飲んだコーヒーはおいしかった」

それは，太郎の話（話題）としてまとまっているからである．また前後の文のつながりも明確である．「桃が流れてきた．玉手箱をもらった．鶴が飛んで行った」では3つの昔話が混在し，何の話か伝わらないが「桃が流れてきた．男の子が生まれた．鬼を退治した」となればすぐに桃太郎の話とわかる．前後の文のつながりを示すものがなくても同じ話題についての内容だからである．

　昔話の「桃太郎」でもAよりはBの方がより伝わりやすい．

　A：おばあさんが川に洗濯に行きました．桃が流れてきました．桃をひろって帰りました．

　B：おばあさんが川に洗濯に行きました．<u>すると</u>，川上から桃が流れてきました．<u>おばあさん</u>は，<u>その</u>桃をひろって帰りました．

　下線部が前の文とのつながりをより明確にしている．

　このように談話では意味を伝えるためには全体としてのまとまりや文と文のつながりが必要である．

　談話全体が意味のまとまりがあることを一貫性（首尾一貫性）があるという．複数の文が全体として意味的な連結関係がみられる場合には一貫性（coherence）がある[5]という．一貫性とは，物語を全体としてまとまりのあるものかを評価する視点である．

　また，文と文の間につながりがあることを結束性（cohesion）があるといい，結束には語彙的なつながり，指示代名詞，接続詞などがある（**表**1）．一貫性は大局的一貫性（global coherence），結束性は局所的一貫性（local coherence）ともいう[1]．

　談話の産生に必要なものとしてWright[2]は，①言語的要素（音素，形態素，内

【表1】 結束性とその例

語彙的つながり	昨日本を買った．その<u>本</u>は面白かった
指示代名詞	昨日本を買った．<u>その</u>本は面白かった
接続詞	昨日本を買った．<u>けれども</u>まだ読んでいない

注1) **内容単位（content units）**：伝達される情報量をさす．語あるいは句で，下記の文では下線部の6つが内容単位となる[10]．
例）The <u>little</u> <u>boy</u> is <u>on the stool</u> and <u>reaching up</u> for a <u>cookie</u> and he's going <u>to fall over</u>.

容単位[注1]，統語）の連続的流れの産生と，②意味あるメッセージを伝えるため，首尾一貫した情報の単位の結合を挙げている．つまり言語の形式的側面と意味的側面から談話を捉えることが必要と考えられる．これまでの失語症の談話に関する研究の多くは形式的側面から捉えたものが多く，発話された内容語や統語といったものだけでは意味的側面からは不十分といえる．

一貫性の評価には，大きく分けて，談話の構成に必要な命題がいくつ含まれているかといった評価と，談話の話題との関連性の評定尺度（4段階か5段階）による主観的な評価によるものがある．ここでは，失語症患者を対象とした情景画や続き絵，物語を用いた談話分析について一貫性，結束性を扱った先行研究の分析方法について以下にまとめ，談話の評価を検討する一助となることを目的とする．

2．方法

1──発話の課題

一貫性の評価として談話を引き出す方法としては，単一の情景画や続き絵の発話，手続き説明，絵のない絵本やよく知っている物語の発話，短いテレビドラマをみて内容を話す，記憶している経験について話すなどが用いられている．

2──分析の単位

談話の一貫性を診るにあたっては，まず長い談話をどのような単位で区切り分析するかが問題となる．先行研究をみると，命題，T-unit，C-unitの3つが書かれた談話や話し言葉の談話の分析に多く用いられている．命題（proposition）とは1つの述語をもつ最小の意味的な単位である．T-unitとはMinimal terminal unitの略称で，談話を分析するために，Hunt[4]によって作られた単位であり，1つの主節とそれに付随するまたは埋め込まれた従属節からなる単位を指す．C-unitとはCommunication unitの略で，T-unitをもとに話し言葉の分析のために，Loban[5]によって提案された単位である．T-unitに加え，動詞を伴わない独立した句や質問に対する答え「はい」といったものも1つのC-unitとしてカウントされる（例：「本はどこにありますか？」「机の上」）．

具体例を**表2**に示す．

3──分析の手順

録音した発話データは次のような手順で分析される[6]（**図1**）．
①発話された通りに文字化する．
②フィラー（「えーと」「あの」など）や言い直しなどの部分は削除する．
③分析単位に分ける（命題，T-unit，C-unit）．

このように分析単位に分けた後，下記の分析が行われる．

【表2】 分析の単位の具体例

発話サンプル：「昔，おじいさんとおばあさんが住んでいました．おじいさんは山に柴刈りに行き，おばあさんは川に洗濯に行きました．おばあさんが洗濯していると，川の上流から流れてくる大きな桃をみつけました．みつけた桃を家にもって帰り，割ったところ，子どもが生まれました」

分析の単位	分析の例	カウント数
命題 Proposition	昔，おじいさんとおばあさんが住んでいました おじいさんは山に柴刈りに行きました おばあさんは川に洗濯に行きました おばあさんが洗濯している 大きな桃が川の上流から流れてくる 大きな桃をみつけました その桃を家にもって帰る （桃を）割った 子どもが生まれました	9
T-unit Minimal terminal unit	昔，おじいさんとおばあさんが住んでいました おじいさんは山に柴刈りに行き， おばあさんは川に洗濯に行きました おばあさんが洗濯していると，川の上流から流れてくる大きな桃をみつけました みつけた桃を家にもって帰り， 割ったところ，子どもが生まれました	6
C-unit Communication unit	同上 「本はどこにありますか？」 「机の上」	6 1 1

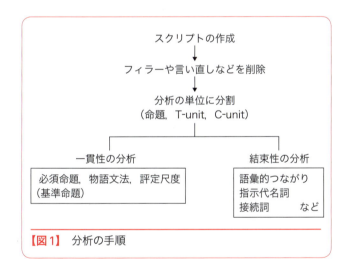

【図1】 分析の手順

4 ──── 命題などを用いた分析

　絵や物語が一貫性をもつために必要な命題（基準命題[11]，必須命題[12]）を抽出して，患者の発話から得られた命題が必要な命題を含んでいるかを評価するものである．必要な命題の抽出にあたっては，大きく分けて研究者らがあらかじめ検討し抽出する方法と健常者群から共通する命題を抽出する方法がある．必須ではないが関連している命題，同じ命題の繰り返し，または不適切な命題数も評価の対象として取り上げられる場合もある．同様にT-uniti，C-unitの単位で分析される．さらにこれらの命題を起承転結といった物語の流れや設定とできごとといった物語文法[注2)]に照らし合わせてどの部分が発話されていないかなどの分析も行われている．

注2）**物語文法（story grammar）**：文には文法的規則があるように，物語にもそれを構成する規則のようなものがあるとあり，読み手はその規則に基づいて物語全体を体制化し理解すると仮定して規則の定式化が試みられた[1]．有名なものにThorndyke（1977）の物語文法がある．

【表3】 4段階評定

段階	評価内容
4	絵や物語，話題の重要な人物，動作，事物が発話され，かつ明白に話題に関連づけられている
3	絵や物語，話題の重要な人物，動作，事物が一部欠けているまたは一部関連づけられていない．あるいは，話題の本質ではないが関連している
2	絵や話題にほんのわずかだけ関連している
1	絵や話題に全く関連していない．発話は談話についてのコメントであるかもしれない．あるいは，わずかな情報が単独で用いられる

5 ── 評定尺度を用いた分析

Wrightら[7]は，一貫性とは，談話の間，1つのテーマを維持する話し手の能力を聞き手が理解することであると捉えている．発話された談話をT-unitあるいはC-unitに分析し，それぞれのunitが4段階（あるいは5段階）のどの段階に当たるかを評価し，全体の平均を求める．段階についてはWrightの4段階評価を簡略にしたものを**表3**に示した．

6 ── 結束性の分析

発話の中の前に用いた語彙と同じ語彙や指示代名詞，接続詞をカウントする．結束の多い方が意味の理解を促進すると考えられる．

右半球損傷や認知症の談話では一貫性に問題があるといわれている．一方，失語症では談話の一貫性は比較的に保たれているという報告が多いが，タイプによる違いについてはまだ十分に検討されていない．命題を用いた談話の分析は，述語の産生が可能な流暢性失語では分析可能であるが，非流暢失語で述語の産生が困難な場合には分析が難しい．命題を用いた談話の分析は，失語症では中等度から軽度に用いられることが多く，重度の失語症にはほとんど行われていない．一方，評定尺度は主観的であるため，曖昧さが残る．また，具体的にどこの情報（人物，動作，事物など）が不足しているのか，どのように不適切なのか質的な評価がないことが臨床に結びつける際に問題であろう．

3. 介入

失語症患者を含めコミュニケーションに障害のある人々の訓練においての最終目標は発語できるようになった語や文が日常会話で使用できるようになることである．そして，言語訓練が会話における変化を促進し，その変化をいかに捉えるかということは重要な課題となる．しかし，会話は2人以上が関わるため話題や聞き手の影響を受けやすく，客観的な評価が困難である．Whitworth[8]は，日常の言語活動は，物語の枠組み（いつ，どこで，誰が，何を，どうする，なぜ　など）に似た構造をもっており，物語の枠組みは文構造を現実生活のコミュニケーションに近づいていくより広い枠組みに統合する次の段階を提供すると述べている．したがって物語談話を分析することが会話の評価につながると示唆している．また，談話を改善するアプローチには単語の想起や統語といった言語の形式的側面に働きかけて改善を促す介入と談話を用いて談話の産生に直接介入する方法がある．ここではWhit-

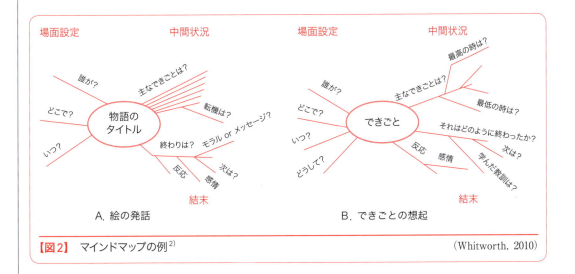

【図2】 マインドマップの例[2]　　　　　　　　　　　　　　　(Whitworth, 2010)

worth[8]が失語症患者に談話の構造を用いた訓練を実施し，談話の一貫性に改善を認めた報告があるので紹介する．

対象は，発症7か月の62歳の女性である流暢タイプの失語症患者と，発症27か月の41歳の女性である非流暢タイプの失語症患者の2症例である．方法は，週2回，10週間の介入の前後に実施した物語「シンデレラ」の発話を分析し，比較検討した．介入は，物語の構造の使用を促すため，マインドマップ[注3), 9)]が使用された．マインドマップは物語の構成を視覚的に描くものである（図2）．物語のタイトルを真ん中に描き，「いつ？　どこで？　誰が？　主なできごとは？　結末は？」といったものや，あるできごとについて，「誰が？　どこで？　いつ？　どうして？　主なできごとは？　反応は？」などといったものを中心に描かれた円から外に線を伸ばし，関連するものをさらに線でつないで全体を1つの図として表す．物語の想起の手がかりとして視覚的に提示するものである．評価項目としては，文の主題と文構造（項の数[注4]，埋め込み文の数），一貫性（主要なできごとが起きる数），結束性〔指示代名詞，語彙項目，接続詞，動詞のタイプ（Light動詞[注5]，Heavy動詞[注6]）〕などである．介入後，どちらの症例も一貫性を示す数値が有意に増加し，介入の効果を示した．つまり，物語の枠組みを使用することが，失語症の文処理障害と現実のコミュニケーションを橋渡しする有効な枠組みであることを示唆している．

談話の分析は，より日常のコミュニケーションに近い評価ができること，訓練などの介入の効果の測定の指標となること，また，談話の産生での困難さの要因や談話の産生を促進する要因を検討し，訓練方法を考案するためにも重要であると考えられる．談話分析による評価を言語機能の評価と併せて用いることで，どのような言語機能の問題から生じているのかを捉えることができると考えられる．

注3）**マインドマップ**：Tony Buzanが提唱した思考，発想，想起方法の1つで，頭の中で起こっていることを目にみえるように図式化した思考ツールである．

注4）**項の数**：情報完結のために述語が要求する要素を「項」と呼び，項の数は三つの項の数が最高と考えられている[10]．例）一項述語：子供が泣く／二項述語：女の人が　手紙を　書く／三項述語：お母さんが　荷物を　網棚に　置く．

注5）**Light動詞**：意味的に空疎．
例）have do go make

注6）**Heavy動詞**：特別な意味をもつ．
例）run swim remember

文献

1) 福田由紀：言語心理学入門，培風館，2012，pp127-151.
2) Wright HH: Discourse in aphasia: An introduction to current research and future directions. *Aphasiology*, **25**：1283-1285, 2011.
3) Yorkston KM, Bekelman DR: An analysis of connected speech samples of aphasic and normal speakers. *J Speech Hear Disord*, **45**：27-36, 1980.
4) Hunt KW: Grammatical Structures Written at Three Grade Levels, 1965, pp36-37.
5) Loban W:Language Ability Grades Seven, Eight, and Nine, Washinton, DC: Government Printing Office, 1966, pp6-7.
6) Christiansen JM：Coherence violations and propositional usage in the narratives of fluent aphasics. *Brain and Language*, **51**：291-317, 1995.
7) Wright HH, Capilouto GJ：Considering a multi-level approach to understanding maintenance of global coherence in adult with aphasia. *Aphasiology*, **26**(5)：656-672, 2012.
8) Whitworth A：Using narrative as a bridge:linking language processing models with real-life communication. *semminars in speech and language*, **31**：64-75, 2010.
9) トニー・ブザン，バリー・ブザン：ザ・マインドマップ　脳の無限の可能性を引き出す技術（近田美季子訳），ダイヤモンド社，2013.
10) 長谷川信子：生成日本語学入門，大修館書店，2001，pp21-23.
11) 小坂美鶴：シンポジウム脳病変による談話障害へのアプローチ　右半球損傷による談話障害へのアプローチ．言語聴覚研究，**6**（1）：22-30，2009.
12) 吉田　敬，長塚紀子，萩野　恵：言語学と言語障害学との接点：成人脳損傷者の談話・会話データの分析．コミュニケーション障害学，**22**（2）：100-108，2005.

▌執筆：相馬有里

第3節
認知症のための談話評定法

第7章
談話分析の特性を活かす診かた

　アルツハイマー病などの認知症では，表面的には会話が成り立つ場合も多く，しばしば全く問題がないかのように受け止められる一方，進行段階や症状の出かたによっては，流暢タイプの失語症に似た印象を与えることもある．いずれの場合も，経験のあるSTであれば，患者の談話から認知症を疑うことができるだろう．

　これまでの研究から，認知症患者の談話にはいくつかの特徴があることが明らかになっている．叙述課題における情報量および情報効率の低下，推論の困難，主題表出の困難，会話における話題の維持困難，話題転換の不適切さなどである．

　こうした談話特徴をふまえ，認知症患者の能力を評価する方法としての談話分析を紹介する．認知症患者の場合，検査場面に対する拒否感が強かったり，検査の手続きを理解できなかったりする状況を経験するが，談話による評価は導入しやすさの点でメリットが大きい．

　本節で紹介する「認知症のための談話評定法」は，本多ら[1]を発展させたものであり，認知症患者の会話における談話の特徴を評価するツールである．

1. 特徴，対象となる障害・症状

　認知症高齢者では，複数の病気や様々な要因が絡みあっている場合が多い．このため，特定の病気や障害をもつ人ではなく，認知症と考えられる人すべてを対象と考え，本人の拒否がない範囲でやりとりを行いながら評価する．

　対象となる症状は，認知機能低下による症状全般である．特に会話に関わる認知機能としては，質問内容や話題を保持するための記憶力，適切な言葉を想起し組み立てるための言語力，聞き手の意図を推測し，情報をまとめるための思考力などが挙げられる．こうした言語・認知機能の状態や変化を推定する一方法として，本評価法は有用と考える．

2. 目的

　認知症患者の談話の特徴を網羅的に捉えることを目的とした評価法である．談話の中で観察される問題点を明らかにし，認知機能のどういった側面に問題をきたしているかを推定する手がかりとする．

3. 評価手順

　"仕事""家族""旅行"の3つの話題について会話を実施し，得られた談話を評定表に従って評価する．"仕事"については「今までなさったお仕事について教えてください」，"家族"については「ご家族についてご紹介くださいませんか」，"旅行"については「旅行はお好きですか？　今までいらしたところでよかったところを教えてください」と話題をおおまかに提示する形で問いかける．その後の問いか

けは，患者の応答に合わせて，できるだけ答えやすい聞き方に変えていく．やりとりの中で，"仕事"であれば，最も長く従事した仕事についてその内容と時期など，"家族"であれば，同居の家族のメンバーや人数，子どもや孫の有無と人数，住んでいる所など，"旅行"であれば，どこに誰といつ頃行き，印象はどうだったかなどを，可能な範囲で聞き出すように努める．これらの話題は，一般的で，多くの人に馴染みが深く話しやすいことから選んだものであり，3つすべての話題で会話ができなくても，評価が可能であればよい．

4．評価の方法

評定項目の概要を**表1**に示す．評定項目は11項目からなる．いずれも評定は0～4の5段階で構成される．段階評定の目安として，正常が段階0，やや問題を認めるが，明らかな障害や異常ではない場合が段階1，明らかに問題を認めるが，聞き手側の理解や援助によって主要な情報伝達は可能な場合が段階2，顕著な問題を認め，聞き手側の理解や援助があっても重要な点が伝わらない場合が段階3，重篤な問題を認め，伝わる情報内容がほとんどない場合が段階4となる．なお，評価項目ごとの評定段階の詳細や具体例は別に定めている．

【表1】 認知症のための談話評定法　評定項目の概要

言語	①言語	明瞭・明確な言葉で話すか，言葉の誤り，不適切な表現，曖昧な表現はないか，有意味な言葉の表出か
応答	②応答性	聞き手側からの問いかけに何らかの応答をするか（ここでは応答の適切性は評価しない）
	③応答形式	自分の言葉で応答するか．はい-いいえ的応答や復唱的応答が目立つことはないか
	④適合性	質問に合った内容の応答か．質問との関連性の薄い内容，連想的な内容の応答ではないか．前の質問への応答ではないか．質問と無関連の応答ではないか
	⑤話題の逸脱	質問やその時の話題について一貫して話す，あるいは適切に話題転換を行うか．当初の話の一部から連想的に逸れることはないか．関連の薄い話，関連の不明な話に飛ぶことはないか．逸れた話のウエイトが大きくならないか
	⑥情報量	質問に対する応答として十分な情報があったか．聞き手が聞き出そうと努めたことがどの程度聞き出せたか（全体から評価する）
	⑦論理性	話は説得力があるか．不自然な理由づけはないか．話の順序や流れに混乱はないか．話の内容に矛盾する点はないか
	⑧繰り返し	同じ話を繰り返すことはないか．質問や話題が変わっても，同じ話が出現することはないか．質問にかかわらず，決まった内容を話すことはないか
相互関係	⑨感情表現	声や言葉の調子，表情，態度による感情表現は適切か．場に不適切な感情の表出はないか．感情の閾値が低すぎたり，高すぎたりすることはないか
	⑩話者交替	話者交替がスムースに行われているか．一方的に話しすぎることや話さないことはないか．応答のタイミングに問題はないか
	⑪思い込み	聞き手の知るはずのない用語，地名・人名や，聞き手には馴染みの薄い事柄（家や親戚関係のこと，仕事の詳細，専門的内容）についての情報は，前置きや説明をして話すか．こうした情報を聞き手と共有しているかのように話すことはないか

5. 事例報告

1 ── 対象
70歳代，女性，中等度アルツハイマー型認知症（CDR2）．

2 ── 検査結果
応答性には問題がなく，スムースに取り組めた（②応答性：評定段階0）．応答形式としては，問いかけに対して自分の言葉での応答が可能であり，「はい」「いいえ」で答えられる質問で問いかける必要はなかった（③応答形式：評定段階0）．しかし，「あれへ」「あれを」といった表現や省略が多く，話したい内容の大筋をかろうじて推測することができた印象であった（①言語：評定段階2）．また，"仕事""家族""旅行"いずれの話題についても，応答は「女学校を卒業したら，家族を助けなければいけない」という話になり（④適合性および⑤話題の逸脱：評定段階3），聞き手側が聞き出そうと努めた情報はほとんど得られなかった（⑥情報量：評定段階4）．話量は多く，聞き手の発話にかぶせるように話されたが，会話はスムースに進んだ（⑩話者交替：評定段階1）．話の具体的な内容の多くは曖昧であったが，聞き手を女学校の職員と思い込んで話していると考えると，納得できる折が多々あった（⑪思い込み：評定段階4）．

3 ── 介入の考え方
本症例の場合，喚語困難など，言語面にも明らかな障害を認めたが，形式的には会話のやりとりが成立するレベルにあった．しかし，話題や質問内容を保持しておくための記憶や，見当識を含めた最近の事柄の記憶に顕著な低下があること，さらに成人してからの自伝的記憶も薄れていることから，問いかけに対する正確な情報の伝達という面では，大きな困難を抱えていた．

支援として，見当識や記憶面の障害が顕著であることから，記憶面を補う方法を導入すると同時に，形式的であっても会話のやりとりが成立する状態をできる限り維持するための介入を行う．また，一見すると会話が成立し，話量は多い印象を受けるにもかかわらず，一般的な問いかけに対して意味内容のある情報を返すのは難しいことを周囲が認識しておくことが重要だろう．さらに，女学校時代の思い出が比較的残存していることがわかり，会話を楽しんでもらうことを目的にこの話題を活用していくとよいと考えた．

文献
1) 本多留美・他：軽度アルツハイマー病患者の談話の特徴─情景画の叙述ならびに手順の説明課題から─．失語症研究，**21**(2)：152-161，2001．

▎執筆：本多留美

第7章 談話分析の特性を活かす診かた

第4節
認知症のための読み能力評価法

　認知症があっても読み能力は比較的保たれやすいことから，記憶に障害をもつ認知症患者に対し，記憶を補助する目的で，文字刺激を活用した介入やケアの工夫がなされている．その代表的なものとして，Bourgeoisらが考案したメモリーブック[1,2]がある．
　「認知症のための読み能力評価法」は，こうした文字刺激を導入する際に，談話を通して患者の読み能力を評価する方法であり，Bourgeois[3]のアイディアをもとに，本多ら[4]に改訂を加えて作成された．

1. 特徴，対象となる障害・症状

　「第7章第3節　認知症のための談話評定法」同様，認知機能低下による症状をもつ患者全般を対象と考える．特に，記憶の代償手段として文字刺激を使用する場合などに，患者に残された音読能力および読解力を確認することができる．

2. 目的

　認知症患者の読み能力を実用性の視点から評価することを目的としている．刺激をはさんで談話を進めながら，患者の音読・読解能力を捉え，その人に適切な文字刺激を明らかにし，介入やケアへの活用を目指す．

3. 評価手順

1──実施手続きおよび評価の方法

　（1）短文の検査および（2）単語の検査からなり，いずれも提示した短文または単語について，患者に音読とコメントを求め，その反応から音読と理解の可否を判断する．使用する短文・単語と刺激の詳細を表1に示す．短文・単語の選択は，一般の高齢者にとっての親しみやすさやコメントのしやすさをもとに行われた．

2──短文の検査

　「どんな字が読みやすいか，教えてください」といって，刺激A（36ポイント明朝体，ふりがななし）を提示し，自発的な音読がなければ，「声に出して読んでください」と促す．もし刺激Aを読むことが難しそうであれば刺激B（48ポイント明朝体，ふりがななし），刺激Bで難しそうならば刺激C（36ポイント明朝体，ふりがなあり），刺激Cで難しそうならば刺激D（48ポイント明朝体，ふりがなあり）を順々に提示し，読めるところで音読を促す．刺激Dを読むことが難しそうであれば，刺激Dを提示したまま，検査者が短文を読み上げる．患者（または検査者）が音読した後，「○○さんはどうですか？」とできるだけ中立的なことばで，患者からのコメントを促す．理解の可否が明確でない時はさらに促す．患者から得られた反応が，提示した短文の理解を踏まえての反応か否かを，反応全体から

【表1】 認知症のための読み能力評価法に用いる刺激

（1）短文の検査	
①私には子供が三人います ②プロ野球は巨人を応援しています ③家の畑でジャガイモがとれました ④毎日30分，散歩をします ⑤飼い犬に餌をやります ⑥海外旅行はハワイに行きました ⑦お茶碗を洗うのは私の仕事です ⑧お酒も煙草もやめました	※①～⑧それぞれに刺激A～D 5種類の刺激を用意 刺激A：36ポイント明朝体　ふりがななし 刺激B：48ポイント明朝体　ふりがななし 刺激C：36ポイント明朝体　ふりがなあり 刺激D：48ポイント明朝体　ふりがなあり
（2）単語の検査	
①本　②テレビ　③新聞　④絵　⑤野球　⑥ピアノ　⑦体操　⑧料理　⑨猫　⑩花 ⑪将棋　⑫カラオケ ※①～⑫について，55ポイント明朝体で，「ふりがななし」カードと「ふりがなあり」カードを用意	

判断する．

3　単語の検査

（1）短文の検査の結果から，「ふりがななし」「ふりがなあり」のどちらのカードを使用するかを決める．1つずつ単語を提示し，自発的な音読がなければ，「声に出して読んでいただけますか」と促す．音読が難しそうであれば，検査者が単語を読み上げる．患者（または検査者）が音読した後，「どうですか？」「好きですか？」「しますか？」などの言葉で問いかけ，患者からのコメントを求める．理解の可否が明確でない時は，さらに中立的な言葉で促す．患者の反応全体から，提示した語の理解の可否を判断する．

4．事例報告

1　対象

80歳代，女性，重度認知症（MMSE：3/20），ADL全般にわたり全介助．

2　検査結果

（1）短文の検査において，自力での音読が可能であったのは5/8，うち，刺激D（48ポイント明朝体，ふりがなあり）で音読できたものが3つであった．自力で音読が難しかった短文は，検査者の読み上げに合わせて一緒に音読していた．短文について，「○○さんはどうですか？」とコメントを求めると，短文の内容にかかわらず「いい加減です」「別にどうということはありません」といったコメントを繰り返すにとどまった．明確な反応が得られなかったことから，理解できた短文はなかったものと判断した．（1）短文の結果から，ふりがながあった方が読みやすいと考え，（2）単語の検査では，ふりがなありのカードを使用した．単語の音読は，すべて自力でスムーズに可能であった．理解については，「好きですか？」と尋ねると「特に好きとかはありません」，「しますか？」と尋ねると「気が向ければします」といった反応が6/10であった．これらの単語については，理解は困難あるいは明確でないと判断した．一方，「③新聞」については，「どうですか？」という促しに対して「読むくらいはします」，「⑩花」については，「ちょっとみせて

もらいます」，といった動詞を含むコメントが得られたことから，ある程度は理解されているものと考えた．また，「⑨猫」と「⑫カラオケ」については，カードをみると即座に顔をほころばせて音読され，「嫌いじゃないです」と応答があった．表情や反応時間を含めた応答全体から，明確に理解されたと判断した．

　結果から，音読については48ポイント以上の文字，ふりがなつきであれば単語レベルは可能だが，短文では援助が必要な場合があること，また，音読できても理解できていない場合があることが明らかになった．文レベルの理解は困難で，単語も確実ではないが，馴染みのあるものならば理解可能であることがうかがわれた．

3 ── 介入の考え方

　本事例にコミュニケーションの補助手段として文字刺激を用いる場合は，馴染みのあることばを単語で提示するのが適当だろう．また，読み能力評価法を実施すること自体が，本事例にとって馴染みの深いものを見出す活動となっていた．刺激の範囲を広げて，こうした介入を続けることも支援の一環となろう．

文献

1) Bourgeois M: Enhancing conversation skills in Alzheimer's Disease using a prosthetic memory aid. *Journal of Applied Behavior Analysis*, **23**: 29-42, 1990.
2) 後藤麻耶・他：中等度アルツハイマー型認知症例に対するメモリーブックを活用した認知コミュニケーション訓練．言語聴覚研究，**11**（1）：21-28，2014．
3) Bourgeois M: Memory Books and Other Graphic Cuing Systems, Health Professions Press, Baltimore, 2007.
4) 本多留美・他：認知症の人の読み能力評価法開発の試み─実用性の視点から．第17回言語障害臨床学術研究会発表論文集，2009，pp60-67．

▌執筆：本多留美

第5節
医療コミュニケーション分析システム(RIAS)を用いた言語臨床

第7章
談話分析の特性を活かす診かた

1. 特徴

　本章では，ここまで患者本人の談話を産出する能力や理解する能力について分析する方法を紹介してきた．本節では，患者ではなく対話者のコミュニケーション・スタイルや，対話者と患者との相互関係を定量的に検討しようとする分析方法を紹介する．RIAS (Roter method of Interaction Analysis System) はDr. Debra L. Roter (米国Johns Hopkins University) によって開発された医療面接を定量的に分析するためのツールで[1]，世界各国の250件以上の研究に用いられている．わが国の医療現場ではコミュニケーション教育として，医学，歯学，薬学を中心に客観的臨床能力試験 (OSCE) が導入され[1]，リハビリを専門とする領域でも医療面接の実技教育が実施されるようになってきた．このように医療コミュニケーション研究への関心が高まる中，理論的なコミュニケーション教育法だけではなく，実際のコミュニケーション場面での実証的な分析の重要性が増し，コミュニケーションのどこに問題があり，どのように改善するべきなのかが研究されるようになってきた．また医学界ではEBM (evidence-based medicine) の重要性が謳われるようになり，定量的な分析が着目されるようになった．このような背景の中，RIASのような定量的な分析ツールが注目を集めるようになったわけである．ただし，「EBMでは数量的研究がメインとなるが，理論モデルの作成や仮説立てをする時などには質的研究法が用いられる」[2]という点に留意するべきであろう．言語臨床における面接の検討においても量的側面，質的側面両方からの分析が必要であることはいうまでもない．わが国においては，近年RIAS研究会日本支部[注1]が結成され，日本語版のマニュアルの出版やコーディング・トレーニングのためのワークショップを開催し，RIASの普及に貢献している．

　RIASの長所は，「①結果がカテゴリーの頻度という数量で得られるため，患者満足度などの患者アウトカムとの関係を検討しやすいこと，②医療会話の録音・録画を直接コンピュータ上でコーディングするため，文字起こしの手間が省けること，③基本は医師−患者の組み合わせだが，柔軟に変更可能であること」[1]である．

　RIASを言語臨床へ応用する可能性，有用性として次のようなバリエーションが考えられる．①分析対象をST−患者間，支援者−患者間，あるいはST−患者−家族 (付き添い) にすることが可能である．②逐語録を作成する手順に比べ，コンピュータ上でのコーディングをすると所要時間が短くなる．③定量的分析に慣れていない研究者にとっても，すでに多数の先行研究が発表されているため，分析のヒントが得られやすい．カテゴリーに分類した後，どのようにグループ化すると，どのようなことを考察できるのか，RIAS初学者が考えるのは必ずしも容易ではない

注1) RIAS研究会日本支部：RIASの日本語版マニュアルの出版や，コーディング・トレーニングのためのワークショップを開催している (http://plaza.umin.ac.jp/rias/)．

かもしれない．しかし多数の先行研究を参考に研究デザインを考えるとよいだろう．
　本節では，実際にRIASを用いた研究の流れを概説した後，RIASを言語臨床に用いた自験例を紹介したい．

2. 分析手順の紹介

分析の対象人数：2～3人．例えばST－患者間，支援者－患者間，ST－患者－家族（付き添い）である．

研究の目的とカテゴリーのグループ化：RIASでは会話を「発話（utterance）」と呼ばれる「区切ることができ，分類が可能な最小の単位」に区切り，それらを42のカテゴリーに分類する．この作業をRIASではコーディングと呼ぶ．どの研究でも，会話を発話に区切り，カテゴリーに分類するというプロセスは共通である．しかし，研究の目的によってカテゴリーのグループ化は異なる．コーディングの例を表1に，カテゴリーのグループ化の例については表2に示した．

手順：一般的には以下の手順をふむ．

①分析対象の医療会話を録画，あるいは録音する．

②専用ソフトでコーディングする．ソフトがない場合には，逐語録を作成し，手作業でコーディングするという方法がある．しかし，コーディングのためのソフトウェアを用いてパソコン上で直接分類作業を行い（図1），その結果をエクセルで自動計算させるという方法を用いた方が格段と効率がよい．コーディングを学び，ソフトウェアを入手するためには，ワークショップに参加し，その後課題を提出し合格する必要がある．詳しくはRIAS研究会日本支部のホームページを参照してほしい．

③2人のコーダーでコーディング（ダブル・コーディング）し，コーディングの一致度を検証する．コーダー間信頼性の検討については，Pearson correlation coefficientsで検討している研究が多い[1]．Pearson correlation coefficientsを用いた解析について学びたければFordら（1996）[3]の研究を参考にするとよい．

3. 先行研究

1───わが国の医療現場について分析した先行研究の紹介

研究の目的により，どのような視点からグループ化したのかを表3にまとめた．具体的なグループ化の例として，ここでは半谷ら（2008）[4]を表2に紹介した．

【表1】 コーディングの例[2]

医師	調子，どうですかね？	開放型の質問・医学的状態
患者	調子，だいぶいいです	情報提供・医学的状態
医師	だいぶいい？	確認
患者	ええ	同意
医師	仕事，もう行っているんでしたっけ？	閉鎖型の質問・ライフスタイル
患者	あ，はい	情報提供・ライフスタイル

（石川ひろの・他，2007）

【表2】 半谷ら（2008），廣實ら（2014）で用いたコミュニケーション分類[4,5]

研究[4,5]での分類	Roter[9]らの分類
信頼関係の構築（Building relationship）	
感情表現 （Emotional talk）	共感（Empathy），正当性の承認（Lagitimezes），不安・心配（Show concern or worry），パートナーシップ（Partnership），自己開示（Self-disclosure），安心させる言葉・励まし・楽観的な姿勢（Reassures, Encourages or shows optimism）
社交的会話 （Social chitchat）	個人的なコメント・社会的会話（Personal remarks, Social conversation）
関係改善 （Remediation）	謝罪・気遣い・関係修復（Remediation）
肯定的応答 （Positive talk）	同意・理解（Shows agreement or understanding），笑い・冗談（Laughs, Tells jokes），相手の直接的な承認・誉め（Shows approval-direct），相手以外の承認・誉め（Gives compliment-general）
否定的応答 （Negative talk）	相手への直接的な非同意・批判（Shows disapproval-direct），相手以外への非同意・批判（Shows criticism-general）
情報収集（Data gathering）	
閉鎖型の質問 （Closed-ended questions）	全ての話題（医学的状態，治療，ライフスタイル，心理的・社会的感情）に関する閉鎖型の質問（Asks closed-ended questions about medical condition, therapeutic regimen, lifestyle, psychosocial-feelings and other）
開放型の質問 （Open-ended questions）	全ての話題に関する開放型の質問（Asks open-ended questions about medical condition, therapeutic regimen, lifestyle, psychosocial-feelings and other）
情報提供・助言（Patient education and counseling）	
情報提供 （Gives information）	医学的状態，治療，ライフスタイルに関する情報提供（Gives information about medical condition, therapeutic regimen, lifestyle, psychosocial-feelings and other）
助言 （Councels）	全ての話題（医学的状態，治療，ライフスタイル，心理的・社会的感情）に関するカウンセリング・指示（Counsels or directs behavior about medical condition, therapeutic regimen, lifestyle, psychosocial-feelings and other）
促し（Activating and partnering）	
	言い換え・確認（Paraphrase, Checkes for understanding），あいづち（Back-channel responses），サービスの要求（Requests for services），意見の要求（Asks for opinion），許可の要求（asks for permission），安心・励ましの要求（Asks for reassurance），相手の理解の確認（Asks for understanding），繰り返しの要求（Bid for repetition）
その他（Other）	
	接続語・移行の合図（Transition words），指示・方向付け（Gives orientation, Instruction），意味不明の発話（Unintelligible utterances）

（半谷眞七子・他，2008より一部改変）

2 ── 言語臨床に活用した自験例の紹介

廣實ら（2014）は，新人STを対象に，高次脳機能障害患者との医療面接に必要な技能を習得できているのか，またどのようなコミュニケーション教育が不足しているのかを定量的，定性的会話分析を用いて検討した．

参加者： 新人ST5人と当事者10人，家族8人

方法： ①当事者の友の会への参加状況について半構造化した面接を実施した．②分析対象は10面接だった．③定量的分析にはRIASを用いた．面接の逐語録を作成し，2人のコーダーはRIASのマニュアルに従って，「発話」を42のカテゴリーに分類し，各カテゴリーの頻度をもとに会話の特徴を分析した．

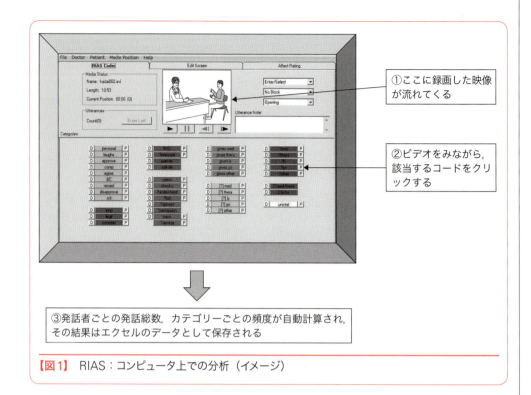

【図1】 RIAS：コンピュータ上での分析（イメージ）

【表3】 RIASを用いた先行研究の目的とグループ化[2, 4, 6, 7, 8]

研究者	目的	カテゴリーのグループ化
Ishikawaら (2002)*	①日本の癌診療における医師—患者間のコミュニケーションの特徴を西欧と比較する ②医師—患者間のコミュニケーションと患者満足度との関係を検討する	①開かれた質問，②閉じた質問，③情報提供，④助言・教育，⑤情緒的発話，⑥理解の確認など，⑦同意，理解など肯定的発話，⑧非同意など否定的発話，⑨指示・方向づけ，⑩サービスの要求，⑪社交的会話
石川ら (2007)	①外来癌診療場面における患者—医師間の相互作用の特徴を明らかにする ②診療における患者—医師間のコミュニケーションと患者満足感との関連を検討する	①総発話比＝患者の総発話数／医師の総発話数 ②話題比＝ライフスタイル・心理社会的な感情に関する発話／医学的状態・治療に関する発話 ③患者中心性＝(医師の促しと心理社会的・ライフスタイルに関する話＋患者の質問と心理社会的・ライフスタイルに関する発話)／(医師の閉鎖型質問と生物医学的情報提供＋患者の生物医学的情報提供)
半谷ら (2008)	適切な一般用医薬品を提供するための薬剤師のコミュニケーションのあり方について検討する	医療面接の4つの機能．①信頼関係の構築，②情報収集，③情報提供・助言，④対話への患者参加の促しに分類
野呂ら (2010)	①男子医学生と女子医学生ではコミュニケーション・スタイルに違いがあるかを検討する ②模擬患者のコミュニケーション・スタイルは男子医学生に対してと，女子医学生に対して違いはあるかを検討する	①社会的発話，②ポジティブな雰囲気を作る発話，③パートナー関係構築の発話，④感情表出の発話，⑤指示・方向づけの発話，⑥開かれた質問，⑦閉じた質問
Kubotaら (2011)*	薬学部の学生のコミュニケーション能力を評価する	①社会情緒的カテゴリー（社交的会話など），②業務的カテゴリー（医学的情報に関する情報提供など），③プロセス（理解の確認，指示・方向づけなど）

*カテゴリー名の日本語訳は野呂ら（2010）に基づいた

分析のポイントの1点目として，全発話数に対する参加者ごとの発話数の割合を算出した．2点目として，医療面接の4つの機能といわれている，(A) 信頼関係の構築，(B) 情報収集，(C) 情報提供・助言，(D) 対話への患者参加の促し，その他に分類した．3点目として，定性的分析ではアンケートで用意されていた質問以外にどのような話題に展開していったのかを分析した．

結果：2者間の面接では総発話数に対するSTの発話数の割合が6割を超えるST主導型の面接が3面接中1面接でみられた．3者間の面接の総発話数に対する家族の発話数の割合は0〜44%と参加度にばらつきがみられた．4つの機能の割合は，(A) 36%，(B) 13%，(C) 8%，(D) 26%，その他17%だった．定性的な分析から当事者からの回答に対しその理由を聞いていなかった面接が10面接中7面接あった．

考察：参加者の新人STは，信頼関係の構築や対話への参加の促し，情報収集はできていた．一方，今後のコミュニケーション教育の課題として，当事者の回答の背景にある思考や思いについて質問できるように指導すること，高次脳機能障害患者の面接に家族が同席する際は，面接開始時に家族の面接における役割を明確にして開始することを指導するべきだと考えた．

RIASは定量的な分析ツールなので，面接は十分な数を対象とすべきである．前述した自験例は面接の数が十分だったとは言い難いが，RIASと定性的な分析を用いることで，個々の面接における発話者の役割や問題点を抽出したり，患者−家族間のコミュニケーション・スタイルを分析するという目的で言語臨床に活用することは有用だと考えた．また，患者の満足度が医療スタッフのどのような発話と相関しているのか，医療スタッフの経験年数とコミュニケーション・スタイルには違いがあるのかなど，様々な視点から有用な検討が可能であろうと考える．

文献

1) 野呂幾久子・他：医療コミュニケーション分析方法：The Roter Method of Interaction Process Analysis System (RIAS)，第2版，三恵社，2011．
2) 石川ひろの，中尾睦宏：患者−医師間コミュニケーションにおけるEBMとNBM：Roter Interaction Analysis Systemを用いたアプローチ．心身医，47：201-211，2007．
3) Ford S, et al.: Doctor-patient interactions in oncology. Soc Sci Med, 42: 1511-1519, 1996.
4) 半谷眞七子・他：OTC薬選別時における患者と薬剤師間のRIASによるコミュニケーション分析．医療薬学，34：1059-1067，2008．
5) 廣實真弓，逸見　功：高次脳機能障害者への医療面接とコミュニケーション教育：定量的，定性的会話分析を用いた予備研究．第38回日本高次脳機能障害学会会議録，2014．
6) 野呂幾久子，阿部恵子，伴新太郎：客観的臨床能力試験 (OSCE) 医療面接におけるジェンダーとコミュニケーション・スタイルの関係．医学教育，41：1-6，2010．
7) Ishikawa H, et al.: Physician-patient communication and patient satisfaction in Japanese consultations. Soc Sci Med, 55: 301-311, 2002.
8) Kubota Y, et al.: Assessment of Pharmacy Students' Communication Competence using the Roter Interaction Analysis System during Objective Structured Clinical Examinations. Am J Pharm Educ, 75: 1-6, 2011.

■ 執筆：廣實真弓

索引

あ

あいづち ─ 168
アラーム機能 ─ 62
アルコール中毒 ─ 47
アルツハイマー型認知症 ─ 3, 46, 59, 179
アルツハイマー病 ─ 124

い

意識障害 ─ 124
一貫性 ─ 168, 171
意図的な発声困難 ─ 35
意味記憶 ─ 64
意味記憶障害 ─ 67
意味システム ─ 140, 153
意味障害型 ─ 48, 64
意味処理 ─ 11
意味性錯語 ─ 9
意味性錯書 ─ 13
意味性錯読 ─ 13
意味性認知症 ─ 47
意味理解障害 ─ 30
意欲・能動性 ─ 92, 94
医療コミュニケーション分析システム ─ 183
インテーク・シート ─ 21

う

ウェクスラー記憶検査 ─ 55, 95, 110
ウェクスラー成人知能検査 ─ 55, 86, 95, 110
ウエスト症候群 ─ 123
ウェルニッケ失語 ─ 3, 4, 5, 14, 22, 23, 151
ウェルニッケ野 ─ 3, 4
迂回反応 ─ 9
迂言 ─ 28
促し ─ 185
運動言語中枢 ─ 4
運動失語 ─ 2

え

エイズ ─ 47
鋭波 ─ 123
エトスクシミド ─ 127
エピソード記憶 ─ 64
エピソード記憶障害 ─ 68, 72
嚥下障害 ─ 35
縁上回 ─ 4, 80

お

応答形式 ─ 178
応答性 ─ 178
応答ペア ─ 168

思い込み ─ 178
音韻 ─ 11
音韻性錯語 ─ 9, 14
音韻性錯書 ─ 13, 14
音韻性錯読 ─ 13
音韻入力レキシコン ─ 140
音素 ─ 11
音読訓練 ─ 25

か

蓋然性 ─ 12
改訂水飲みテスト ─ 55
介入プログラム ─ 18, 19, 24, 25, 29, 33, 35, 38, 39, 41, 42, 61, 67, 71, 75
概念中枢 ─ 4
海馬 ─ 80
海馬傍回 ─ 80, 81
回避 ─ 148
開放型の質問 ─ 185
開放性頭部外傷 ─ 130
会話公準 ─ 167
会話の開始 ─ 168
会話の終結 ─ 168
書く ─ 142
核医学検査 ─ 125
角回 ─ 4, 80
画像検査 ─ 50
家族 ─ 177
活動制限 ─ 56
活動制限の評価 ─ 56
下頭頂小葉 ─ 4, 80
仮名ひろいテスト ─ 110
ガバペンチン ─ 127
カルバマゼピン ─ 127
眼窩回 ─ 82
感覚言語中枢 ─ 4
感覚失語 ─ 2
環境音失認 ─ 78
関係改善 ─ 185
喚語 ─ 7
喚語訓練 ─ 39, 42
喚語困難 ─ 9, 14, 17, 19, 23, 28, 39, 61, 67
観察 ─ 53
漢字の想起困難 ─ 42
漢字のふりがな選択課題 ─ 25
感情・情動 ─ 92, 94
感情の理解と表出に関わる障害 ─ 84, 85
感情表現 ─ 178, 185
間代発作 ─ 123
観念性失行 ─ 25
慣用句の理解に関する評価 ─ 86
緩和術 ─ 126

き

記憶障害 ─ 52, 61, 62, 106, 132
記憶障害の責任病巣 ─ 108

記憶テクニック獲得 ─ 76
記憶力の低下 ─ 103
聞き返し ─ 148
聴く ─ 142
機能障害 ─ 55
機能障害の評価 ─ 55
記銘力障害 ─ 47
記銘力の低下 ─ 61
キャリーオーバー ─ 136
共起 ─ 114
協調運動 ─ 133
協調の原則 ─ 167
強直間代発作 ─ 123
強直発作 ─ 123
協力的なかかわり方 ─ 115
局在関連性発作 ─ 123
局所的一貫性 ─ 168, 171
局所脳損傷 ─ 100
棘波 ─ 123
近時記憶障害 ─ 47

く

空間情報の操作 ─ 149
空虚な発話 ─ 23
薬カレンダー ─ 157
句の長さ ─ 7
くも膜下出血 ─ 130
繰り返し ─ 178
クロイツフェルト・ヤコブ病 ─ 47
クロナゼパム ─ 127
クロバザム ─ 127

け

計算 ─ 25, 30, 39
計算障害 ─ 25, 30, 39
軽症脳震盪 ─ 100
形態性錯書 ─ 13
携帯電話 ─ 58, 62
軽度認知障害 ─ 46, 54
軽度の記憶障害 ─ 75
血液検査 ─ 50
血管性認知症 ─ 46
欠神発作 ─ 123
結束性 ─ 168, 171, 172, 174
ケトン食療法 ─ 126
ゲルストマン症候群 ─ 132
言語 ─ 178
言語運用の障害 ─ 84
言語機能 ─ 133
言語自動症 ─ 131
言語障害 ─ 132
言語常同症 ─ 10
言語性意味理解障害 ─ 154
言語性記憶 ─ 133
言語停止 ─ 131
言語・認知機能 ─ 149

言語の理解・表出 —— 149	再認 —— 61	順番取り —— 168
言語発動性低下 —— 42	錯語 —— 7, 9, 14	状況文脈 —— 149
言語野孤立症候群 —— 4	左右障害 —— 132	症候発現領域 —— 122
幻視 —— 47	参加継続 —— 67	上小脳脚 —— 103
見当識障害 —— 47, 52	参加制約 —— 56	冗長性 —— 135
原発性進行性失語 —— 2, 48, 64, 69	参加制約の評価 —— 57	焦点発作 —— 123
健忘型 —— 74	残語 —— 10	上頭頂小葉 —— 80
健忘型 MCI —— 54		小児欠神てんかん —— 123
健忘失語 —— 4, 5, 14, 27, 28	**し**	情報収集 —— 16, 22, 27, 32, 36, 40, 53, 59, 64, 69, 74, 185

こ

語彙・統語・語用の障害 —— 159	視覚失認 —— 79, 132	情報提供 —— 185
構音運動 —— 4	視覚情報処理経路 —— 79	情報量 —— 178
構音訓練 —— 19, 20	視覚性記憶 —— 133	初回面接 —— 16, 17, 23, 28, 33, 37, 40, 60, 65, 70, 74
構音検査 —— 55	視覚性記憶障害 —— 78	
構音障害 —— 52	視覚性錯読 —— 13	助言 —— 185
構音能力 —— 7	視空間 —— 78	書字訓練 —— 25, 39, 42
高次脳機能障害 —— 25, 106, 132, 153, 158	視空間認知障害 —— 78	書字障害 —— 25, 30, 39, 72
高次脳機能障害患者 —— 185	自己修正 —— 148	しりとり —— 42
甲状腺機能低下症 —— 47	自己中心的態度 —— 103	神経心理学的検査 —— 51
構成失行 —— 78	仕事 —— 177	神経心理学的障害 —— 103
構成障害 —— 25, 78, 132	視床 —— 5	神経ベーチェット病 —— 47
向精神作用 —— 128	失語 —— 103	神経変性疾患 —— 2, 3
交通事故 —— 100	失行 —— 103, 132	進行性核上性麻痺 —— 3, 47
肯定的応答 —— 185	実行機能 —— 81	進行性非流暢性失語 —— 47
抗てんかん薬 —— 127	失語指数 —— 106	新造語 —— 9
抗てんかん薬の副作用 —— 126	失語症 —— 2, 7, 52, 105, 132, 142, 148, 153, 158, 163	新造語ジャルゴン —— 10, 23
口頭言語関連領域 —— 3		心像性 —— 143
後頭葉てんかん —— 123	失語症タイプ —— 14	新造文字 —— 13
項の数 —— 175	失語症評価法 —— 140	身体的障害 —— 103
口部顔面失行 —— 19	失語症をきたす疾患 —— 3	心不全 —— 47
口部顔面失行検査 —— 17, 19	失語発作 —— 131	腎不全 —— 47
コーディング —— 184	失語をきたす脳領域のMRI —— 5	親密度 —— 143
語音認知 —— 11	失算 —— 132	信頼関係の構築 —— 185
語音弁別訓練 —— 25	失書 —— 132, 142	心理言語学的変数 —— 143
語義失語 —— 4, 67	失読 —— 142	心理社会的障害 —— 103
呼吸不全 —— 47	失文法 —— 10	心理的サポート —— 76
国際電極配置法 —— 121	失名辞 —— 9	
呼称障害 —— 8, 9, 132, 134	実用コミュニケーション能力検査 —— 86, 147	**す**
語性錯語 —— 14	失立発作 —— 123	髄液検査 —— 50
古典的言語野 —— 3	自発性の低下 —— 103	遂行機能 —— 81, 92, 94
古典的失語分類 —— 5, 13, 14	自発的な意思表示の欠如 —— 35	遂行機能障害 —— 47, 61, 81, 106, 132
古典的脳震盪 —— 100	自閉性障害 —— 154	遂行機能障害症候群の行動評価日本版 —— 95, 110
コミュニケーション障害 —— 61	ジャーゴン —— 10	
コミュニケーション・ストラテジー —— 148	社会性 —— 92	遂行機能障害症候群の行動評価日本版質問表 —— 95
コミュニケーションノート —— 25	社会的行動障害 —— 103, 106	
コミュニケーションのとり方の指導 —— 61	社会的認知障害 —— 82	遂行機能障害の責任病巣 —— 109
コミュニケーション場面での観察 —— 34	若年ミオクロニーてんかん —— 123	遂行機能の低下 —— 103
コミュニケーション分類 —— 185	社交的会話 —— 185	数唱 —— 60
コミュニケーション・レベル —— 148	ジャルゴン —— 10, 25	スクリーニング検査 —— 55
語用論の障害 —— 84, 85	自由会話 —— 39	ストループテスト —— 55, 75, 110
語流暢性課題 —— 110	重度失語症検査 —— 33, 55	
根治術 —— 126	重度失語症検査プロフィール —— 34	**せ**
	重度の理解障害 —— 35	生活設計への助言 —— 76
さ	柔軟性の低下 —— 103	生活の支援 —— 58
再帰性発話 —— 10, 14	修復 —— 168	整合性 —— 168
	手指失認 —— 132	正常圧水頭症 —— 47
	出産時外傷 —— 124	

精神機能高度低下 ── 35
精神機能低下 ── 30, 42
精神発達遅滞 ── 149
生理検査 ── 50
接近行為 ── 9
舌状回 ── 80
全失語 ── 4, 5, 14, 32
染色体異常 ── 124
前頭側頭型認知症 ── 47
前頭側頭葉変性症 ── 2, 3, 47
前頭葉機能障害 ── 154, 156
前頭葉症状をきたす脳部位 ── 82
前頭葉症状をきたす部位のMRI ── 83
前頭葉損傷 ── 81, 91
前頭葉損傷による障害が疑われる際に
　使用される主な評価・検査ツール ── 95
前頭葉底面 ── 101
前頭葉てんかん ── 123, 132
前頭連合野の機能 ── 92
全般性注意の障害 ── 84
全般発作 ── 123
前部側頭葉 ── 4
前部帯状回 ── 82
前部内側前頭前野 ── 82

そ

相貌失認 ── 78, 79, 132
側頭葉てんかん ── 123, 132
ゾニサミド ── 127

た

大局的一貫性 ── 168, 171
代償反応 ── 148
代替手段の活用 ── 76
大脳基底核 ── 5
大脳基底核変性症 ── 3
多剤併用療法 ── 126
脱抑制 ── 132
脱力発作 ── 123
他人への気遣いのなさ ── 103
多発性硬化症 ── 47
タブレット型PC ── 58
単語の意味理解 ── 11
単語の意味理解訓練 ── 25, 30, 39
単語の検査 ── 181
単語の情報処理 ── 144
単語レベル ── 8
単純部分発作 ── 123
短文の書き取り訓練 ── 30
短文の検査 ── 180
談話 ── 166
談話の検査 ── 114
談話の産出能力 ── 134
談話の種類 ── 166
談話の理解・産生障害 ── 84, 85
談話評価のポイント ── 87

談話評定法 ── 177
談話分析 ── 113, 166, 171
談話レベルの処理障害 ── 84, 85

ち

置換 ── 8
地誌失認 ── 103
地誌的見当識障害 ── 132
知能の低下 ── 103
着衣失行 ── 78, 79
注意 ── 92
注意集中力の低下 ── 103
注意障害 ── 35, 52, 106, 132
注意障害の責任病巣 ── 108
中下側頭回 ── 4, 80, 81
抽象的思考力の低下 ── 19
中心前回下部 ── 5
中枢神経系奇形 ── 124
中前頭回 ── 4
聴覚的音韻分析 ── 140
聴覚的把持力 ── 11
聴覚的理解 ── 7, 9
聴覚的理解の障害 ── 67
聴覚的理解のプロセス ── 140
聴覚入力 ── 4
長期記憶 ── 94
超皮質性運動失語 ── 4, 5, 14, 40
超皮質性感覚失語 ── 4, 5, 14, 36, 37, 144
超皮質性混合失語 ── 4, 5, 14
超皮質性失語 ── 36, 40

て

低酸素脳症 ── 47
定性的会話分析 ── 185
定量的会話分析 ── 185
適合性 ── 178
テキスト ── 167
てんかん ── 120, 130
てんかん，てんかん症候群の国際分類 ── 123
てんかん患者に実施した言語検査 ── 135
てんかん原性領域 ── 122
てんかんとてんかん症候群分類 ── 122
てんかんの病因 ── 124
てんかんの分類 ── 123
てんかん発作 ── 122, 130
てんかん発作型国際分類 ── 123
てんかん発作型分類 ── 122
てんかん発作観察のポイント ── 128
てんかん発作時の対応 ── 128
てんかん発作性の言語症状 ── 131
伝導失語 ── 4, 5, 9, 14
転倒・転落事故 ── 100

と

島 ── 5
頭蓋骨骨折 ── 100

統語 ── 172
統語構造 ── 19, 25
統語の障害 ── 72
頭頂側頭葉 ── 80
頭頂葉 ── 22, 36
頭頂葉てんかん ── 123
動揺性の認知機能障害 ── 47
トークンテスト ── 51
時の見当識障害 ── 47, 61
特異的言語発達障害 ── 154
独自の認知スタイル ── 153
時計・立方体 ── 55
読解訓練 ── 39
読解障害 ── 39
トピラマート ── 127

な

内側側頭葉てんかん ── 133
内容単位 ── 172
ナラティブ ── 113, 166
難治性 ── 126
難聴 ── 149

に

日本版 BEHAVE-AD ── 54
認知機能低下 ── 177, 180
認知システム ── 153
認知症 ── 46, 52, 142, 149, 154, 177, 180, 181
認知症患者のコミュニケーション障害の要因
　── 52
認知症診断における主な神経心理学的検査
　── 51
認知症の高次脳機能障害を評価する
　代表的な検査 ── 55
認知症の行動・心理症状 ── 52
認知症の重症度 ── 55
認知症臨床診断の流れ ── 49
認知神経心理学 ── 140

の

脳炎 ── 47, 124
脳外傷 ── 100, 105, 124, 158
脳外傷の後遺症 ── 103
脳外傷の分類 ── 100
脳外傷者の認知─行動障害尺度
　── 87, 95, 111
脳血管障害 ── 2, 3
脳血流SPECT ── 50, 102, 125
脳梗塞 ── 2, 3, 32, 40, 47, 124
脳挫傷 ── 47
脳磁図 ── 125
脳出血 ── 2, 3, 27, 47, 124
脳腫瘍 ── 2, 3, 36, 47
脳症 ── 124
脳性麻痺 ── 149

脳塞栓 ― 130, 163	病態失認 ― 78	右片麻痺 ― 17
脳の機能を評価する機器 ― 101	病態失認的態度 ― 84	右顔面神経麻痺 ― 19
脳の形態を評価する機器 ― 101	評定尺度 ― 174	右半球症状と損傷部位 ― 78
脳波 ― 121	非理性的行為 ― 103	右半球損傷 ― 78, 84, 149, 158
脳梁膨大後部領域 ― 80	非流暢／失文法型 ― 48, 69	右半球損傷症状をきたす部位のMRI ― 80
は	非流暢性失語 ― 2, 5	右半球損傷症状を呈しやすい領域 ― 80
パーキンソン症状 ― 47	頻度 ― 143	右半球損傷による障害が疑われる際に使用される主な検査 ― 86
胚芽異形成性神経上皮腫瘍 ― 124	**ふ**	右半側空間無視 ― 27, 35, 39
背外側前頭前野 ― 82	不安感 ― 39	道順障害 ― 78, 79
梅毒 ― 47	フィラー ― 113, 169, 172	宮城県版高次脳機能障害チェックリスト ― 87
長谷川式認知症スケール ― 49, 110	フェニトイン ― 127	三宅式記銘力検査 ― 51, 55, 110
発語器官・構音検査 ― 163	フェノバルビタール ― 127	**め**
発語失行 ― 7, 8, 9, 14, 17, 19, 132	副甲状腺機能亢進症 ― 47	名詞の喚語訓練 ― 30
発声発語器官スクリーニング検査 ― 70	複雑部分発作 ― 123	名詞の喚語困難 ― 30
発達性ディスレクシア ― 154	復唱 ― 12	迷走神経刺激法 ― 126
発動性の低下 ― 42	複数の刺激の整理・統合 ― 149	命題 ― 113, 167, 172, 173
発話速度の低下 ― 72	部分発作 ― 123	迷路課題 ― 110
発話単位の長さ ― 7	プリオン病 ― 47	メモ ― 62
発話の流暢性 ― 7	プリミドン ― 127	メモリーノート ― 157
発話量 ― 7	ブローカ失語 ― 3, 4, 5, 9, 14, 16, 17, 149	メモリーブック ― 58
話しにくさ ― 72	ブローカ野 ― 3, 4	メロディライン ― 7
話す ― 142	プロソディ ― 7, 8	**も**
バルプロ酸 ― 127	プロソディの障害 ― 84, 85	物語の再生検査 ― 60, 75
反響言語 ― 10, 14, 40	文・会話レベル ― 9	物語文法 ― 173
半側空間無視 ― 78, 84, 103, 132	文構成テスト ― 135, 158, 163	モノローグ ― 113
判断・思考の障害 ― 52	文構成テスト記録用紙 ― 160	**や**
ひ	文の復唱 ― 7	薬剤抵抗性 ― 126
被殻 ― 5	文の理解 ― 12	**ゆ**
皮質基底核変性症 ― 47	文法形態 ― 7	融通性の低下 ― 103
非失語性のコミュニケーション障害 ― 105	分類不能てんかん発作 ― 123	**よ**
尾状核 ― 5	**へ**	抑制 ― 92, 94
歪み ― 8	閉鎖型の質問 ― 185	読み書き ― 12, 13
ビタミンB_{12}欠乏症 ― 47	ベントン視覚記銘検査 ― 51, 110	読み能力評価法 ― 180
左前頭葉 ― 22	**ほ**	読む ― 142
左前頭葉内側面 ― 40	紡錘状回 ― 80	**ら**
左側頭葉 ― 22, 36	補完現象 ― 10, 40	ラモトリギン ― 127
左側頭葉内側 ― 27	ボストン失語症鑑別診断検査 ― 7	**り**
左中大脳動脈領域 ― 2, 32, 163	保続 ― 10	理解障害 ― 37, 39
左被殻出血 ― 16	補足運動野 ― 4	離断症候群 ― 4
必須語の省略 ― 114	発作間欠期精神病 ― 127	リバーミード行動記憶検査 ― 55, 95, 110
否定的応答 ― 185	発作周辺期精神症状 ― 127	流暢性 ― 7
びまん性軸索損傷 ― 100, 101	発作性パリラリア ― 131	流暢性失語 ― 2, 5
びまん性脳損傷 ― 100	発作の焦点部位 ― 132	旅行 ― 177
評価計画 ― 17, 18, 23, 24, 28, 33, 37, 41, 60, 65, 70, 75	母斑症 ― 124	隣接対 ― 168
病識の低下 ― 103	掘り下げ検査（テスト）― 55, 140	隣接ペア ― 168
表出能力の低下 ― 42	**ま**	**る**
標準意欲検査法 ― 86, 95	マインドマップ ― 175	類音性錯書 ― 13
標準高次視知覚検査 ― 86	街並失認 ― 78, 79	
標準失語症検査 ― 19	慢性硬膜下血腫 ― 47	
標準失語症検査補助テスト ― 28, 86, 95	**み**	
標準注意検査法 ― 86, 95, 110	ミオクロニー発作 ― 123	
標準抽象語理解力検査 ― 153		
病前性格の先鋭化 ― 103		

類音性錯読 ——————————— 13

れ

レーヴン色彩マトリックス検査 — 17, 55, 110
レスパイトケア ——————————— 61
劣位半球症状 ——————————— 153, 154
レビー小体型認知症 ———————— 46
レベチラセタム ——————————— 127
レンノックス・ガストー症候群 —— 123

ろ

ロゴジェンモデル —————————— 141
論理性 —————————————————— 178

わ

ワーキングメモリ ————————— 92, 94
話者交替 ———————————— 115, 168, 178
話題の逸脱 ————————————————— 178

数字

4 コマまんが ———————————————— 42
10 単語記銘検査 ————————— 60, 61, 75
10-20 電極配置法 ——————————— 121

A

AAC ——————————————————————— 58
Activating and partnering ———— 185
AD ———————————————————— 46, 47
adjacency pair ——————————————— 168
amnestic MCI ———————————————— 46
amnestic タイプ ————————————— 54
AMSD ——————————————————————— 55
AQ ————————————————————————— 106
AVLT —————————————————————— 156

B

BADS ———————————————— 51, 55, 95, 110
BDAE ———————————————————————— 7
Behavioral and psychological
　symptoms of dementia ———— 52
Behavioral pathology in Alzheimer's
　disease ————————————————— 54
BIT 行動性無視検査 ——————————— 86
BPSD ————————————————————————— 52
Bryan の談話評定スケール ————— 86
Building relationship ———————— 185

C

CADL ————————————————— 55, 86, 147
CADL プロフィール ——————— 149, 151
CAS ———————————————————— 86, 95
CAT ——————————————— 55, 86, 95, 110
CDR —————————————————————————— 53
Clinical Dementia Rating —————— 53
Closed-ended questions ———————— 185

closing section ——————————————— 168
coherence ——————————————————— 168
cohesion ——————————————————— 168
cohesive tie ————————————————— 113
collocation —————————————————— 114
Communication ADL Test ———— 147
Communication unit ————————— 172
Communicative Abilities in Daily Living
　————————————————————————— 147
content units ———————————————— 172
cooperative principle ———————— 167
Councels ——————————————————— 185
CT ——————— 16, 27, 32, 36, 40, 50, 101, 102
C-unit ————————————————— 113, 168, 172

D

D.D.2000 ———————————————————— 55, 70
Data gathering ———————————————— 185
Disability Rating Scale —————— 107
discourse ——————————————————— 166
DLB ———————————————————— 46, 47
DRS ———————————————————————— 107
DSM-5 ————————————————————————— 46
dysarthria ——————————————————————— 9
Dysarthria テスト ———————————— 17, 19

E

Emotional talk ———————————————— 185
epilepsy ———————————————————— 122
epileptic seizure —————————————— 122
epileptogenic zone ———————————— 122

F

FAB —————————————————— 51, 55, 110, 156
FAST ————————————————————————— 53
FDG-PET ——————————————————— 50, 125
fillers —————————————————————— 169
FLE —————————————————————— 132, 133
focal seizure ————————————————— 123
Frontal Assessment Battery ———— 110
frontotemporal dementia —————— 47
frontotemporal lobar degeneration — 47
FTD ———————————————————————— 47, 48
FTLD ——————————————————————————— 47
Functional Assessment Staging —— 53

G

GCS ———————————————————————— 101
GDS —————————————————————————— 51
generalized seizure ————————————— 123
Gennarelli らの分類 ———————————— 100
Gives information —————————————— 185
Glasgow Coma Scale ———————————— 101
global coherence —————————————— 171
Grice の格率 ————————————————— 167

H

HDS-R ————————————————— 49, 55, 110
Heavy 動詞 ————————————————— 175
Huntington 病 ———————————————— 47

I

IADL ———————————————— 54, 61, 65, 67
ICD-10 ——————————————————————— 46
Instrumental activities of daily living
　———————————————————————————— 54
iomazenil SPECT ———————————— 125

J

Japan Coma Scale —————————— 101
JCS ————————————————————— 33, 101

K

Kohs 立方体組み合わせテスト
　——————————— 17, 19, 30, 42, 51, 55, 110

L

LASMI 精神障害者社会生活評価尺度 — 87
Lee Silverman Voice Treatment —— 116
Light 動詞 ————————————————— 175
local coherence ——————————— 171
localization related seizure ———— 123
logopenic variant ———————————— 48
logopenic 型 ————————————————— 48
LSVT ———————————————————————— 116

M

macrolinguistic discourse analysis - 166
magnetoencephalography ————— 125
maxims ——————————————————— 167
MCI ———————————————— 46, 54, 74, 158
MCIS ———————————————————————— 60
MEG —————————————————————— 125
microlinguistic discourse analysis - 166
mild cognitive impairment ——— 46, 54
Minimal terminal unit ——————— 172
Mini-Mental State Examination
　————————————————————————— 49, 110
MMSE — 49, 55, 60, 61, 65, 70, 75, 110
MPT ———————————————————— 70, 72
MRI ———————————— 5, 22, 50, 101, 102, 125
mTLE ——————————————————————— 133
multiple domain ———————————— 46

N

N-ADL ——————————————— 60, 61, 65, 67
Negative talk ————————————————— 185
non-amnestic MCI ——————————— 46
non-amnestic タイプ ——————————— 54
nonfluent/agrammatic variant —— 48

N式老年者用日常生活動作能力評価尺度 ─ 60

O

Open-ended questions ─ 185
opening section ─ 168
oral diadochokinesis ─ 8, 9, 70, 72

P

partial seizure ─ 123
PASAT ─ 110
Patient education and counseling ─ 185
PNFA ─ 47, 48
Positive talk ─ 185
PPA ─ 48
PQRST法 ─ 76
primary progressive aphasia ─ 48
progressive nonfluent aphasia ─ 47
proposition ─ 167, 172

R

RBMT ─ 51, 55, 75, 95, 110
RCPM ─ 17, 51, 55, 60, 65, 70, 72, 75, 110, 156
Remediation ─ 185
Rey-Osterrieth 複雑図形検査 ─ 110
Rey 聴覚性言語学習検査 ─ 110
RIAS ─ 183
RIAS 研究会日本支部 ─ 183
ROCFT ─ 55, 60, 65, 67, 70, 72, 75, 110, 156
Roter method of Interaction Analysis System ─ 183

RSST ─ 55
Rusk の通院プログラム ─ 96

S

SALA ─ 140
SALA 失語症検査 ─ 140
SALA モデル ─ 141, 144
SALA モデルの全体像 ─ 143
SCTAW ─ 153, 156
SD ─ 48, 64
SDMT ─ 110
SDS ─ 51, 54, 75
self-rating depression scale ─ 54
semantic dementia ─ 48, 64
semantic variant ─ 48
Serafetinides による言語自動症の分類 ─ 131
single domain ─ 46
SLTA ─ 51, 55, 65, 67, 70, 135, 156, 163
SLTA-ST ─ 28, 86, 95
SLTA プロフィール ─ 18, 24, 29, 38, 41, 66, 71
Social chitchat ─ 185
SPTA ─ 55
STA ─ 70, 72
story grammar ─ 173
subclinical aphasia ─ 105
symptomatogenic zone ─ 122

T

TBI ─ 105
TBI-31 ─ 87, 95, 111
text ─ 167

The Standardized Comprehension Test of Abstract Words ─ 153
TLE ─ 132, 133
TLPA ─ 135
TMT-A ─ 110, 156
TMT-A・B ─ 55, 65, 75
TMT-B ─ 61, 67, 110
Trail Making Test-A ─ 110
Trail Making Test-B ─ 110
Traumatic Brain Injury ─ 105
T-unit ─ 113, 168, 172
turn-taking ─ 168

V

vagus nerve stimulation ─ 126
VBM ─ 50
VD ─ 46
VNS ─ 126
voxel-based morphometry ─ 50
VPTA ─ 55, 86

W

WAB ─ 51, 55, 135
WAIS-III ─ 51, 55, 86, 95, 110, 132
WCST ─ 51, 95, 110
Wernicke-Lichtheim の図式 ─ 4
Wisconsin Card Sorting Test ─ 95, 110
WMS-R ─ 51, 55, 95, 110
Wright の4段階評価 ─ 174

【編著者略歴】

廣實真弓（ひろざねまゆみ）

1990年	上智大学言語学専攻言語障害研究コース修了
1990年〜	言語聴覚士として勤務
2007年	国立精神・神経医療研究センター病院リハビリテーション科
2011年	帝京平成大学健康メディカル学部言語聴覚学科准教授
2013年	上智大学にて博士（言語学）取得
2014年〜	帝京平成大学健康メディカル学部言語聴覚学科教授

気になるコミュニケーション障害の診かた　　ISBN978-4-263-21531-9

2015年5月15日　第1版第1刷発行
2017年1月10日　第1版第2刷発行

編著者　廣　實　真　弓
発行者　大　畑　秀　穂
発行所　医歯薬出版株式会社

〒113-8612　東京都文京区本駒込1-7-10
TEL. (03)5395-7628(編集)・7616(販売)
FAX. (03)5395-7609(編集)・8563(販売)
http://www.ishiyaku.co.jp/
郵便振替番号 00190-5-13816

乱丁，落丁の際はお取り替えいたします　　印刷・あづま堂印刷／製本・皆川製本所
© Ishiyaku Publishers, Inc., 2015. Printed in Japan

本書の複製権・翻訳権・翻案権・上映権・譲渡権・貸与権・公衆送信権（送信可能化権を含む）・口述権は，医歯薬出版（株）が保有します．
本書を無断で複製する行為（コピー，スキャン，デジタルデータ化など）は，「私的使用のための複製」などの著作権法上の限られた例外を除き禁じられています．また私的使用に該当する場合であっても，請負業者等の第三者に依頼し上記の行為を行うことは違法となります．

[JCOPY] <(社)出版者著作権管理機構 委託出版物>

本書をコピーやスキャン等により複製される場合は，そのつど事前に(社)出版者著作権管理機構（電話 03-3513-6969，FAX 03-3513-6979，e-mail：info@jcopy.or.jp）の許諾を得てください．